组织库基本原则

[美] 乔治·盖拉 Geroge Galea　主编

郑　虹　王政禄　主译

沈中阳　主审

Essentials of
Tissue Banking

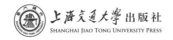

上海交通大学出版社
SHANGHAI JIAO TONG UNIVERSITY PRESS

上海市版权局著作权合同登记号：图字：09-2018-513

图书在版编目（CIP）数据

组织库基本原则 / （美）乔治·盖拉（George Galea）主编；
郑虹，王政禄主译 . —上海：上海交通大学出版社，2020
ISBN 978-7-313-23492-6

Ⅰ．①组⋯ Ⅱ．①乔⋯ ②郑⋯ ③王⋯ Ⅲ．①骨骼—
移植术（医学）Ⅳ．① R687.3

中国版本图书馆 CIP 数据核字（2020）第 121447 号

组织库基本原则
ZUZHI KU JIBEN YUANZE

主　　编：〔美〕乔治·盖拉		主　　译：郑　虹　王政禄	
出版发行：上海交通大学出版社		地　　址：上海市番禺路 951 号	
邮政编码：200030		电　　话：021-64071208	
印　　制：苏州市古得堡数码印刷有限公司		经　　销：全国新华书店	
开　　本：787mm×1092mm　1/16		印　　张：13	
字　　数：302 千字			
版　　次：2020 年 11 月第 1 版		印　　次：2020 年 11 月第 1 次印刷	
书　　号：ISBN 978-7-313-23492-6			
定　　价：178.00 元			

版权所有　侵权必究

告读者：如发现本书有印装质量问题请与印刷厂质量科联系

联系电话：0512-65896959

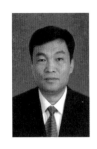

郑虹，教授，肿瘤学博士，主任医师，博士生导师。南开大学附属天津市第一中心医院副院长，中华医学会器官移植学分会常委、中国研究性医院学会器官移植分会副主任委员、中国医药生物技术协会组织样本库分会 常委、全国生物样本标准化技术委员会器官移植专业组组长、中国医药生物技术协会组织样本库分会器官移植学组组长、天津市医学会器官移植学分会主任委员、天津市人体器官移植质量控制中主任、天津市器官移植重点实验室副主任、中国医学科学院移植医学重点实验室副主任、天津医院协会临床试验管理专业委员会副主任委员、天津市抗癌协会转化医学委员会副主任委员、《实用器官移植电子杂志》副主编辑等。南开大学医学院与天津医科大学外科学博士生导师。

从事肿瘤外科工作三十余年，专注于肝脏移植为主的临床与科研工作二十余年，主持生物样本库建设与管理工作十余年。开展肝外科相关新技术20余项，累计完成各种术式肝脏移植手术1500余例，先后指导国内十余家医疗机构开展肝脏移植近200例。以肝癌肝移植及器官移植围术期管理为主要科研方向，先后承担或参与国家及省部级科研课题20余项，发表SCI及中华级医学科技论文40余篇。主编、主译、参编、参译专著20余部，获专利3项。作为主要完成人，获国家科学技术进步二等奖1项，天津市科学技术进步奖一等奖2项，天津市科学技术进步奖二等奖1项，中华医学科技三等奖1项，中国抗癌协会科技奖三等奖1项。

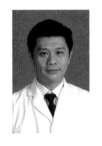

王政禄，主任医师，南开大学附属天津市第一中心医院生物样本资源共享中心主任。全国生物样本标准化技术委员会委员、国际生物和环境样本库协会（ISBER）会员、中国抗癌协会肿瘤样本整合研究分会常委、中国医药技术学会组织生物样本库分会委员、中国研究性医院学会临床数据与样本资源库专业委员会委员、全国生物样本标准化技术委员会器官移植专业组副组长、中国医药技术学会组织生物样本库分会器官移植学组副组长、天津市制冷学会小型制冷机低温生物医学专业委员会主任委员等。长期从事生物样本库建设和管理工作，制定行业标准、指南、规范5项，主编、主译、参编、参译专著10部；获省部级科技进步奖3项，科研成果12项，专利2项、发表文章50篇，填补空白2项。

《组织库基本原则》编委会

主　译

郑　虹　王政禄

主　审

沈中阳

副主译

张玮晔

译者名单（按姓氏笔画排序）

马　诚　马婷婷　冯　湛　毕博文　毕森盛

刘　艳　刘光晶　杜焕民　李　妍　段可然

姜亦瑶　曹　磊　梁　昭　蔡文娟

校译者名单（按姓氏笔画排序）

王政禄　孔祥荣　刘增业　李小兵　张玮晔　郑　虹

译 序

1952 年美国建立了用于战伤急救的全球首家人体组织库，继而人体组织在灾害救治中发挥出重要作用。科技进步与医疗需求，推动了人体组织处理与保存技术的进步与成熟。医用组织库保存的组织或器官包括：骨骼、肌腱、血管、心脏瓣膜、角膜及皮肤等，人体组织产品正在广泛覆盖现代医学的各专业学科领域；诸如骨科、烧伤科、整形科、口腔外科、神经外科、血管外科、心脏外科及运动医学等。自上世纪 70 年代始，欧美诸国相继建立大型医用人体组织库，并不断完善相关政策、法规及操作管理流程，构建从组织器官获取、处理、保存到分配、利用的安全与质量体系。近 20 年间，亚洲国家也创建了多个标准化医用组织库，以满足临床与科研之需。

科技推动了组织器官保存技术的成熟与发展，多数保存组织的效用期可长达五年以上。规范化采集、处理和保存人体组织器官是确保医疗安全与质量的前提保证；医用组织库规范化建设与管理，是人体组织长期保存与有效利用的必然要求。为此，我们组织本领域专家完成了乔治·盖拉主编的《组织库基本原则》译本，全书以管理、原则、安全、质量保证及法律与道德为篇目框架，全面、系统地介绍了当前组织库建设与管理的基础性知识与国际化规范。本书从供体获取开篇，依次介绍了脐带血库、角膜库、心瓣膜库及皮肤库的建设内涵与要求；随后，围绕组织的加工、保存、低温储藏、辐照消毒的原理及其安全性检测等详尽阐述；进而，以质量体系和 IT 系统为提升主线，表述了组织库质量保证的关键内容；最后，对组织库建设涉及的法律、道德及伦理问题做以概述。本书内容丰富而简练、规范且实用，是指导组织库建设的重要参考书籍。

本译著付梓在即，感谢著名器官移植专家沈中阳教授的鼓励与支持，感谢各位译者和校译者的辛勤努力，感谢上海交通大学出版社与南开大学附属天津市第一中心医院的通力合作。本书知识体系广泛、领域背景复杂，加之原文行文范式与译者翻译力参差有别，译文内容难免出现瑕疵、疏漏乃至差错，恳请读者予以批评与指正。

郑　虹　王政禄

2020.10

前 言

从获取到加工、保存到临床应用，组织库正在经历全面提升标准的模式转变。在组织库应遵循的 GMP 和质量管理体系方面，一些出版的专著给予了指导；也有一些指南良好阐释了业已颁布的新规则的重要意义。

虽此，诠释组织库实践以其自身方式发展的科学基础和内在原因的信息十分匮乏。很多开发的业务没太经过验证并持续多年，并从一个组织库复制到另一个组织库。组织库实践相关科学领域曾发表过一些优质论文，但相对陈旧并刊登在不太知名的期刊。本书特邀一系列杰出专家总结组织库实践的最新信息，每位撰写一至两章，旨在填补这一空白。

此外，在当今的组织库领域，组织的安全和质量承负日趋重要作用。事实上，安全和质量活动已成为创建组织库诸多许可程序的基础，本书也力图涵盖这方面内容。

尽管组织库操作规范包罗所有类型的细胞，其中包含干细胞，但本书特意做了省略。干细胞的目标受众不同，且保存设置也与脐带血存在很大差异，而脐带血与组织颇为相似，故而予以含括。为将本书篇幅限制在允许范围内，仅约定作者撰写当前实践的基础内容而不涉猎未来发展；诸如，胚胎细胞发育、组织工程及基因治疗等，更属于细胞治疗范畴而非组织库本身。各种专业机构刚刚开始设置颁发证书和文凭的课程，此举对志在从事该领域工作的科技人员很重要，因为组织库正在成为一种独立的专业形态。我相信，这样的读者将非常渴望利用本书，而工作在此领域的科技与医疗人员同样会对其抱有兴趣。本书还将为许多利用组织开展日常临床工作的外科医生们提供帮助。

我非常感谢本书的所有作者，他们在撰写中无一例外地献出了很多时间、努力与精力。他们无疑是各自领域的领导者，均呈献了最新、高质量的章节内容；他们以其惬意的风格撰写，故而未做修改。本书的主要目的是汇总领域内全面信息，在编撰过程中我学到了很多知识，希望读者像我一样专心阅读。

乔治·盖拉

于 苏格兰 爱丁堡

目 录

第二篇　原则

第四篇　质量保证

第五篇　法律与道德

第一篇　管　理

第一章　活体供者组织

第一节　活体供者组织获取过程

活体移植物包括骨骼、脐带血、羊膜、角膜缘干细胞和心脏瓣膜。心脏瓣膜移植物可能包括心肺功能障碍患者提供的心脏。骨髓和外周血干细胞的同种异体造血干细胞也是活体移植物，由于这类移植物捐献后直接使用不需储存，故本章不做讨论。本章主要讨论活体组织细胞及其获取条件，如表 1.1 所示。

活体组织捐献过程与献血有诸多共同的特点，除了供者选择和检测外，还包括知情同意、所有权、捐献者关怀等一系列伦理问题。然而，二者也有许多不同之处，献血是一种自己主动选择的过程，而活体组织捐献通常需要在手术过程中进行，且捐献者会获得一定的利益。

对于活体骨捐献者来说，一般是外科医生或组织机构人员积极发现寻找，将需要进行髋关节置换术的骨关节炎患者作为潜在捐献者，询问其是否愿意将治疗性髋关节置换术中移除的一部分股骨进行捐献。

潜在的羊膜供者，一般是即将接受剖宫产手术分娩婴儿的产妇。脐带血捐献者主要是分娩后进行脐带血捐献的母婴。但这种情况下谁是真正的脐带血捐献者，与股骨头捐献相比，就不太明晰了。因为即使母亲同意捐献，提供其医疗及行为史，但是有人认为脐带血真正的捐献者是婴儿，母亲同意捐献只是其代理行为，虽然这尚存争议，法庭目前还没有遇到过此类案件。

骨组织、羊膜和脐带血捐献者同样也是接受医疗干预的患者，这意味着这类捐献者不能像献血那样拒绝捐献。因为作为患者，他们担心如果拒绝捐献，他们接受的医疗服务质量在一定程度上可能会有所下降。当然，我们要确保这些活体供者在同意捐献过程中不存在胁迫，这一点在本书其他章节将会进行详细讨论。然而，捐献者作为患者对捐献的相关认知，可能会影响知情同意书的给予和病史，这与活体的特殊组织及所有捐献行为有关。

表 1.1 活体组织和细胞捐献者

组织	供体来源	手术	捐献者沟通人员	器官获取人员	组织利用情况
骨	需要进行髋关节置换术的骨关节炎患者	髋关节置换术	·组织机构工作人员 ·与组织器官机构签订正式合同的医院外科医师	手术室的外科医生	采用嵌入式髋关节修补术
羊膜	产妇	选择性剖宫产	·组织机构工作人员 ·签订正式协议的医院工作人员 ·在组织机构和医院沟通的工作人员	助产士或产科医生	·可作为眼科手术中的生物敷料，特别是化学烧伤时造成的眼表溃烂时 ·角膜缘干细胞置换时的生物敷料 ·皮肤置换
脐带血	无血缘关系捐献（公共脐血库）	理想情况是，胎儿分娩后，胎盘排出，在不影响产妇和婴儿护理的情况下收集脐带血	·不同组织机构获取知情同意和病史的方式有所不同 ·理想情况下，专门获取患者知情同意的工作人员和专业照顾产妇婴儿的工作人员	·脐血库工作人员 ·合同制的产科医生和助产士 ·合同制的静脉取血人员	骨髓和免疫替换，用于治疗下列疾病： ·血液恶性肿瘤 ·免疫缺陷 ·代谢紊乱 ·沉积病 ·包括地中海贫血和镰状细胞病在内的造血系统异常 ·用于再生医学非骨髓干细胞的可能来源 ·间质干细胞的免疫调节活性

续表

组织	供体来源	手术	捐献者沟通人员	器官获取人员	组织利用情况
脐带血	高风险家庭相关捐献	· 理想情况下，胎儿分娩后，胎盘排出，在不影响产妇和婴儿护理前提下，收集脐带血 · 某些情况下，可能会根据患者的具体情况和评估风险结果，在分娩早期收集脐带血	与脐带血库程序有关的医院产科工作人员或助产士	不同医院模式不同，但均需要受到脐带血库的监督： 使用电话支持，有文件和工具包的当地助产人员或产科工作人员	骨髓和免疫替换，用于治疗下列疾病： · 血液恶性肿瘤 · 免疫缺陷 · 代谢障碍 · 沉积病 患者包括地中海贫血症和镰状细胞病等造血血液系统疾病的患者，家族的新生儿能够与患者进行匹配
脐带血	低风险家庭的自体或家庭捐献（商业组织库）	理想情况下，胎儿分娩后，胎盘排出，在不影响产妇和婴儿护理前提下，收集脐带血	商业机构模式不同	模式不同，收集脐带血的可能人员： · 达成协议的产科工作人员与助产士 · 达成协议的静脉取血人员 · 临时工作人员。因为临时安排的工作人员在收集脐带血过程中可能有技术操作上的问题，所以不是很理想	· 因脐带血中可能包含易患疾病细胞，很少用自体移植治白血病 · 如果是遗传缺陷性疾病，那么自体脐带血也有同样的缺陷 · 可用于治疗高危家族中兄弟姐妹的疾病，通常采用骨髓移植，但高危家族以外的人群患这类疾病的风险较低 · 未来可能用于治疗退行性疾病（仍在研究阶段）

续表

组织	供体来源	手术	捐献者沟通人员	器官获取人员	组织利用情况
华通氏胶	产妇	脐带周围华通氏胶（非脐带血）可用作间质干细胞的来源		目前还没用作治疗的华通氏胶库	含有大量的间质干细胞，可作为免疫调节或组织工程的细胞来源 [46]
心脏瓣膜	囊性纤维化患者进行心肺阻断移植术，但心脏可能未受影响	移植心脏可作为心脏瓣膜来源	·组织机构工作人员 ·有明确合同的外科医生	心肺移植前进行心脏和心/肺的获取	置换后或先天性异常瓣膜
角膜缘干细胞捐献	·可能是自体捐献，一只眼不受角膜缘干细胞丢失的影响 ·可能是相同基因（同卵双胞胎捐献） ·不太可能是无血缘关系的人提供，因为非亲属匹配概率很低，而且因捐献带来的身体不适和风险很大，因此这类捐献可能性不大，且是不道德的	·自体手术 ·利他选择	·对供者进行术前评估的医生 ·对有血缘关系的供者进行术前评估并且器官捐献协调员	由眼外科医生获取并且直接进行移植	·自身免疫性疾病累及眼睛后，使用角膜缘干细胞替代 ·化学和热灼伤 ·眼天疱疮

与活体供者沟通组织捐献问题可能并不是由组织机构的工作人员直接进行，而是通过为患者进行捐献手术的外科或产科医生进行。因此，外科或产科人员需要由组织机构进行医疗、行为和旅行史记录，以及征得患者知情同意方面的培训。这既适用于进行捐献沟通的工作人员的基本培训，也适用于随着程序和规章的变化而不断进行的继续教育和更新。审计，作为审查是否遵守标准的一种手段，可用于确定需要进一步培训的领域。组织库相关学科的发展也促使相关工作人员接受进一步培训。

第二节　活体捐献：活体捐献者的组织如何获得？

能够识别不同类型的捐献并确定其潜在捐献者十分必要，并且不同类型的捐献所处的环境也不同。

一、股骨头捐献

活体股骨头捐献者需要从到医院门诊就诊但尚未进入手术的人群中选择。对于那些行术前评估的医院来说，门诊是接触潜在供者的理想时机，因为潜在供者会对即将进行的手术进行咨询。医生可以询问潜在供者是否愿意捐献股骨头，因为股骨头如果不捐献的话，就要被丢弃。如果潜在供者同意捐献，术前就不能使用某些药物，术后也不能使用镇痛药物，因此，潜在供者需要具有知情同意能力，清楚药物的使用情况。潜在供者可能会担心他们不同意捐献的决定，可能会对其手术过程、时间产生影响，因此，相关工作人员必须确保自己不会在无意中强迫患者捐献股骨头。

获取股骨头捐献知情同意的模式有几种。根据程序，潜在供者需要与组织机构的工作人员或训练有素的医院相关工作人员进行面谈。医院工作人员可与组织机构签订合同，并接受培训，使用正式问卷，事先征得同意，并使用质量管理中定期更新的文件控制系统。他们可以通过电话进行洽谈和安排面谈，如果洽谈有数字录音，那么谈话是潜在供者记录的一部分，与使用的问卷内容相同。电话洽谈的优点相当多：①洽谈时间可以由潜在供者决定，可以在潜在供者方便的时间进行；②电话洽谈录音可以审计，还可用作培训工具；③电话洽谈录音时要获得对方同意和事先知情。但是，这样的系统需要资源和基础架构来支持。采用的所有方法都必须确保保密，洽谈时间必须考虑到潜在供者的能力问题，避免药物、麻醉药和语言理解能力对内容的理解产生影响。

应告知潜在供者以下内容：如果同意捐献股骨头，那他们需要进行微生物标志物检测。在英国，需要检测的微生物包括乙型肝炎、丙型肝炎、HIV、HTLV 1、HTLVII 和梅毒。如果检测结果与他们健康状况有关，则会告知检测结果，并告知如何进行治疗。如果潜在供者有旅行史，根据实际情况，还需要检测是否有疟疾和美洲锥虫病等传染病。还需要告知潜在供者，在捐献后 6 个月后，如果活体组织保存于组织库内，其供者还需要进行一次微生物标记物检测，因此，需要潜在供者提供一份血样，或是在移植手术时，再进行一次检测。另外，还需要潜在供者做一份全面的医疗和行为记录，评估其是否可以成为供者。采集病史所花费时间相对较长，最好告知潜在供者会询问到的所有问题。还需要告知潜在供者，如果捐献的股骨头不能用于治疗，还可以用于研发。股骨头治疗最常用的方法是髋关节置换术。研究可能在公共部门进行，其研究结果可能会公布出来。组织机构内的开发工作会导致组织库程序处理和其他方面的改进。在商业领域，股骨头也用于研究，研究工作包括药物研发，但这种研发工作不会使供者有经济上的受益。这些因素都会使潜在供者捐献股骨头的意愿下降。对同意捐献的供者，第一次采血是在受者髋关节置换术前麻醉时进行；第二次采血是在捐献6个月后由社区医生（初级保健医生）进行。根据欧盟指令，可以进行移植物的核酸测试（nucleic acid testing, NAT），代替让供者多次检测。应该告知潜在供者，经过供者选择过程和检测后，并不意味着所有的股骨头都可以用于治疗 [2]。

在手术室，进行过股骨头收集培训的工作人员负责保存由组织机构提供的无菌器皿。外科医生将股骨头从供者体内取出后，需保存盛放在无菌器皿中。外科医生将取出一份能够代表股骨头的样本，通常是从股骨头上取下的少量骨组织，将其放在培养基中，根据相关组织库要求，进行有氧和厌氧细菌培养及检测。根据程序，所有文件、保存股骨头的器皿、用于培养检测的骨组织和血样均需贴标签、条码或其他能够识别供者和样本的方式，以便能够从供者那里开始追踪相关的样本和文件，一直到受者那里。理想情况下，标签需要与实验室检测设备兼容，避免人工转录有关供者信息，并确保计算机可追踪性。这是欧洲编码系统制定的 EC 组织和细胞指令的要求 [3]。

股骨头捐献时，组织库、门诊和手术室工作人员应相互合作，通过考查和培训，不断提高业务技能。

股骨头库的一般原则也适用于其他组织的活体捐献。其他类型活体捐献物的具体考虑事项根据实际情况进行。

二、羊膜捐献

对于羊膜，其潜在捐献者可以在产科选择剖宫产的孕妇名单中选择。选择剖宫产手术的孕妇比紧急剖宫产的更有优势，因为对于选择剖宫产手术的孕妇来讲，医生在分娩前有充分的时间与其进行商讨，提前获得知情同意或拒绝捐献的意愿。这种商讨内容与骨捐献时相似，涉及病史和行为史、微生物检查，虽然羊膜捐献用途的相关信息与骨捐献有很大不同。在英国，羊膜主要用作眼科手术中的生物敷料 [4]，有时也可用在其他地方，如皮肤烧伤的替代品。同样也需要助产士、产科门诊和产科住院工作人员之间的密切合作。

三、角膜缘干细胞捐献

角膜缘干细胞可用于修复眼上皮组织。角膜缘干细胞位于角膜边缘区域的栅状皱纹（Palisades of Vogt, POV）处。角膜缘干细胞具有很强的增殖潜能，并能够维持角膜正常功能。化学烧伤和热烧伤、Stevens-Johnson 综合征和眼天疱疮等都会导致角膜缘干细胞失去功能。此时，就可能需要移植角膜缘干细胞来解决这些问题。如果一只眼睛受累，可以移植对侧眼的角膜缘干细胞。如果两只眼睛都受累，可以移植家人或已故捐献者的角膜缘干细胞。组织匹配度越高越好，因此自体移植角膜缘干细胞为最佳。然而，干细胞扩增和革新获取方式是我们努力的方向。免疫抑制可改善移植物预后。角膜缘干细胞和羊膜移植可以同时进行。这类移植具有创新性，因此评估移植预后的最佳方法是相当明确的。

四、脐带血捐献

脐带血可以是非亲捐献，具有利他性，此时，只要有骨髓移植需要，且能与捐献者匹配，就可以移植脐带血。这类脐带血移植需要通过国际合作才能找到匹配的供体。

此外，还有为高危家庭成员、已患相关疾病儿童或其他家庭成员提供骨髓移植治疗的专门的脐血库。这种储存脐带血的方法似乎非常有效[5]，这是因为该法具有近亲配型优势，会最大限度地找到合适供体。这种家庭捐献会避免延迟情况的发生，不需要等待与之匹配的同胞供体达到足够年龄后进行骨髓捐献。未进行移植前供者与受者组织匹配测试时，具有相同双亲两个人之间 HLA 匹配成功率高达 1/4。对于患有遗传疾病的患者，供者也可能携带有该致病基因。

第三类是商业脐带血库，储存脐带血仅供其家庭成员使用。这些类型脐带血很少使用，存储这种用途的脐带血基于这样的假设——即其中的细胞将来能够用于再生，特别是用于治疗退行性疾病。其中有些脐血库会与公共机构或私营机构合作，在尊重一些家庭进行私人存储脐带血意愿的同时，提供公共服务。

不同机构收集非亲脐带血的方式不同，一些中心由脐带血库工作人员负责与产妇沟通获取脐带血，另一些则由助产士负责。有些人胎盘在子宫内时就采集脐带血，而其他人是等胎盘排出后才开始采集脐带血。英国皇家妇产科医学院发布的指南[6]建议采集脐带血不应干扰正常的分娩过程和母婴护理。

所有采集脐带血的方式都包括对供者病史、供者微生物学检查结果以及脐带血获取的无菌操作进行仔细彻底审查。因为对母亲的评估结果只是婴儿疾病的间接指标，因此对供体的评估相当复杂。另外，与受者匹配的脐带血有可能储存了几十年，在移植之前，还需要进行一系列相关检查，因此，需要保存供者相关病历资料，以便未来核查。

在与供者沟通过程中，训练有素的工作人员需要询问其病史、行为史和旅游史，对于脐带血捐献者还要询问其种族史。供者的选择将降低遗传病或传染病传播的风险。某些脐血库会进行新生儿血红蛋白病筛查，这主要是针对易患这类疾病的少数民族捐献者，其目的是识别出生时未发现的血红蛋白异常疾病（如：镰状细胞性贫血），这种疾病可通过移植传染给受体。镰状细胞性贫血患者[7]可能没有严重症状，但是一旦将这种缺陷基因传递给受者，后者可能会诱发严重疾病。公共机构会提供细胞遗传学检测服务，这类服务有助于发现婴儿供体的遗传疾病。医疗卫生服务人员（包括母亲的初级保健医生）和母亲本人需要提供病史信息，这有助于发现脐带血捐献后的，与传染病、遗传病或恶性疾病有关的并发症。

在无菌收集脐带血之前，要对脐带进行消毒，在专门的洁净室内进行收集，有条件的话在封闭系统中进行，或者在受控环境和层流罩，如果不适用密封系统，需氧菌和厌氧菌可能会感染脐带血。

第三节 供者选择：证据基础和总则

通过移植器官、组织和细胞传播的疾病[8]，包括传染性疾病和非传染性疾病，后者包括恶性肿瘤、自身免疫性疾病和其他疾病。红细胞同种免疫性疾病并不是严格意义上的传播性疾病，但可能是移植的并发症。美国平均每年有 150 万例组织移植，基于该数据对组织移植所致传染病传播进行了综述性分析[9]。该综述分析对 2001—2004 年间美国食品药品监督管理局收到的报告进行了研究，结果发现，不良反应报告的改善与组织机构管理能力和组织移植安全性的提高有关。欧盟委员会法令［10］要求应当向欧洲成员国主管当局（European Member States Competent Authorities）报告不良事件和不良反应，随后由 EUSTITE 项目组对此进行进一步梳理（http://www.eustite.org/.）。已有研究表明，在美国，组织供者会通过血液感染病毒［11］，虽然患病率低于普通人群，但首次献血者患病率较高。Brant 发现在英国，组织供者病毒感染患病率较低，但是在新献血者中感染风险较高［12］。

为避免受体因移植组织细胞感染上传染性疾病，需要采取下列安全措施：避免组织在获取、处理或储存过程中发生感染；严格筛选供者；对供者进行血源性感染检测；有可能的话，对移植物进行消毒。本章主要针对供者选择方面进行论述。

与供者面谈可以在第一轮淘汰掉不合适的潜在供者。捐献的活细胞组织与非活细胞组织在传播疾病的风险方面存在差异，同时受体因素也会影响感染性疾病的发生率。免疫力强和无免疫能力的受体对供者来源疾病的易感性不同。还与其他类型的疾病传播有关，例如，供者服用了具有致畸性的药物，育龄期女性受者使用这类供者的捐献的活体组织后，会使胎儿发生儿童致畸的风险增加，另外，含有血液或骨髓的股骨头进行捐献时，需要检测 RhD 红细胞抗原是否匹配。这同样适用于脐带血受者，通过移植可能将脐带血供者的某种疾病传播给受者。组织和细胞供者新的选择标准已经建立，根据旧的选择标准选择出来的供者，其组织细胞供体需要使用新的评估策略进行检测。这些策略在处理供体选择标准发生变化以及术后移植物风险评估方面有效。本章通过几个有关活体供者选择标准的例子来说明组织或细胞供者选择的方法，并强调这些标准哪里需要改进。当然，还有很多排除标准，但我们仅举几个例子来说明排除原则。

第四节　活体骨供者排除标准

在美国国家卫生系统血液与移植机构（National Health Service Blood and Transplant，NHSBT）中，组织服务部（Tissue Services，TS）负责活体和已故供者组织库项目。活体骨供者项目组与骨科合作，收集手术中摘除的股骨头。不同机构，供者筛选的标准不同，比如，英国血液部门（UK Blood Services Tissue Donor Selection Guidelines）组织供者选择指南（www.transfusionguidelines.org.uk），及英国输血机构（UK Blood Transfusion Services）的指南［13］。前者罗列的排除标准包括自身免疫性疾病、感染性疾病、高危行为和恶性疾病等。股骨头供者没有年龄限制，但是如果患有骨质疏松症或具有骨质疏松的高危因素的供者就有年龄限制了。

一项调查结果显示［2］，股骨头供者最常见的排除标准是骨科疾病、关节疾病和恶性肿瘤。股骨头供者排除标准中所指的"恶性肿瘤"是恶性疾病处于活动期、非转移性肿瘤疾病或患者多年处于缓解期。另外，有些没有恶性肿瘤病史的供者可能患有隐匿性恶性肿瘤，有时可在捐献的股骨头中检测到。同种异体股骨头经检测后，如果未发现低分化淋巴瘤［14］、恶性淋巴瘤和低分化软骨肉瘤，那么这类股骨头为符合条件的移植物［15］。虽然有研究表明恶性肿瘤可通过器官传播给他人，但这种风险非常低。目前已知只有两例，外科医生为组织细胞瘤患者和结肠癌患者做手术时，因刺伤而患上肿瘤〔16,17〕。在这两个病例中，均不是骨组织，且患者组织没有经过处理或冷冻，这与储存于骨组织库的骨组织或用于移植的组织不同。

在英国，排除标准的增加，旨在降低一般疾病和库贾氏症（Variant CJD，vCJD）的转移风险，但可能会进一步减少供者基数人群。新鲜冷冻的包含血液和骨髓的股骨头未经处理的以及经过 γ 射线照射处理的这两种股骨头，均可用于临床。如果细胞敲除和灭菌消毒等股骨头处理的新方法一旦证实可行〔18〕，那么就考虑重新修订与供者恶性肿瘤和自身免疫疾病有关的现有排除标准。冷冻处理的股骨头能够传播人嗜 T 淋巴细胞病毒（HTLV）〔19〕，这表明冷冻处理并不能降低 HTLV 这类病毒的传播风险。然而，冻融、热低渗洗涤、乙醇和过氧化物洗涤、再冷冻、冷冻干燥、25 kGy γ 射线照射和环氧乙烷处理会损害细胞，因此可能对组织的其他环境也可能造成损害。过氧乙酸是否会杀死恶性肿瘤细胞和病毒〔20, 21〕，这需要验证，以确定股骨头经过此类处理后，可消除恶性肿瘤细胞及其病原体，使传播给受体相关疾病的风险降低。

〔2006/23/EC 欧盟指令〕规定，恶性肿瘤是捐献的禁忌证，除少数特殊情况外。然而，人们认为供者纳入和排除标准应基于疾病传播证据的风险评估结果。对于患有恶性肿瘤或自身免疫性疾病的供者，如果有方法将疾病细胞消灭掉，可考虑这类患者作为合格供者。致癌病毒去除、供者与受者组织不相容以及受者自身较强免疫力会降低受者体内恶性肿瘤存活的概率，这意味着在骨移植时，是否将恶性肿瘤的供者真正排除在外，需要综合考虑上述因素。如果排除标准既能防止任意排除某些组织供者，又能确保移植物的质量和安全，我们必须要建立坚实可靠的证据基础。

第五节　活体组织供者选择中降低疾病传播风险的其他实例

应仔细询问血液和组织供者有关行为，评估其携带血液或组织源性病毒的风险。详细询问供者是否有与医疗干预和生活方式有关的病毒暴露，因为相较其他人群，这类人群感染病毒的风险较高。生活方式相关危险因素包括文身、性行为和服用非处方药。许多国家要求对开展文身和针灸服务的机构和个人进行注册登记，这是因为未注册登记的机构重复使用针头或文身墨水的风险较高，如果潜在供者在这类机构进行过文身或针灸，且无法排除这类机构有没有重复使用过针头和墨水，这类供者就需要排除文身。另一种处理该风险的方法是 12 个月后再考虑捐献，以确保供者未处在血清学感染窗口期。另一种方法是，如果献血时可进行 NAT 检测，乙肝核心抗体检测排除血源性病毒感染的窗口期的供者，捐献时间需推迟 6 个月〔13〕。

在获取文身或其他具有类似风险行为的一手行为学资料方面，从活体供者（例如：股骨头供者）获取，比从已故供者的近亲或家人那里获取，更容易、更准确。如果一个国家没有文身相关注册登记系统，对文身机构的安全性进行专责调查将会耗费大量时间。欧洲社区感染监测和预警项目组〔22〕会定期提供数据，更容易识别危险因素，这为供者制定筛选标准提供有效证据基础。该项目可识别风险领域和行为活动，有助于发现不同国家之间以及国内不同地区之间的风险差异。

然而，供者筛选必须始终保持谨慎平衡，确保入选标准和排除标准恰当合适，否则用于同种异体移植的组织无法充分满足患者的需求。另外，在使用组织进行同种异体移植时，外科医生有责任确保恰当地使用组织，仔细斟酌选择适宜的治疗方式。

传统观点认为某些特定群体携带血源性病毒的风险较高，例如：男同性恋者（males who have ever had sex with men, MSM）。有些国家规定，男同性恋者终身不得献血和捐献组织。有人认为这一标准过于严苛，血液传播性疾病的排除标准应该与入选标准相适应。男同性恋群体患艾滋病等血液传播疾病的感染风险远远高于普通人群［23］。不同地区的风险也不同，因此，供者入选标准也因地区而异。无论是针刺伤还是男同性恋群体，病史和行为史是评估供者感染风险的关键。使用 NAT 来检测血源性病毒，可减少因移植发生病毒感染的风险，但同时也会减少同种异体组织供体的来源。

第六节 脐带血供者的筛选

一、母亲和脐带的微生物学筛查

从 1988 年到 1996 年，异性恋人群中艾滋病感染率增加了 6 倍，这引起了人们的担忧，脐带血供者（母亲）可能处于 HIV 血清阴性窗口期。首先，在征得孕妇知情同意情况下，通过沟通发现导致 HIV 感染风险增加的行为。目前已有通过骨髓移植进行传播 HBV 的病例［25］。单独检测乙肝表面抗原 (HBsAg) 会漏掉一部分 HBV 感染捐献者，因为部分 HBV 感染的孕妇，体内只有 HBV 抗核抗体 (anti-HBc)，这也是 HBV 潜在感染的唯一标记。然而，孕妇分娩时将病毒传染给婴儿的风险很低，而且脐带血不太可能携带乙肝病毒。乙肝表面抗原 (HBsAg) 通常在感染后的一个月内，可在患者血液循环中检测到。在一些亚洲和非洲加勒比地区的人群中，通常在婴儿期感染 HBV，往往是 HBsAg 阳性母亲传染给婴儿，慢性 HBV 感染相对常见。乙肝流行地区，潜在脐带血供者中抗 HBc（连同抗 –HBs）阳性率达 50% ～ 80%。如果在无抗 HBs 检查的情况下使用抗 HBs 筛查，可能会导致假阳性，错失部分无 HBV 感染供者［26］。

丙型肝炎可通过血液供体、冷冻骨组织以及脐带血传播，其中有 6.2% ～ 10% 的丙型肝炎是通过母婴途径传播的［27］。用于移植的脐带血除了进行必要的微生物标记物检测外，还需要进行其他高灵敏度技术检测，以降低微生物传播的风险。

供者招募要求在产前母婴学习班为孕妇提供传单、录像带、海报等宣传资料，为潜在供者提供适当的语言版本资料，尤其是接收多族裔人口的产科病房。最初捐献沟通过程中，需要获得书面知情同意书、医疗记录、行为史、种族史和旅行史等资料。孕妇血样可以在与孕妇沟通时采集，也可以在采集脐带血时进行。采集脐带血时，将胎盘递给工作人员，用封闭式收集袋上的针头实施静脉穿刺采集脐带血。有些医疗中心则是胎盘还在子宫内，就开始采集脐带血。采集脐带血时，脐带血样本可用于细胞表型、组织分型和细菌学筛选等分析。需要保存备份样本，以备将来检测需要。从母亲和脐带血中采集的样本必须进行微生物学筛查和 CMV 检测，需要保存 DNA 和血浆检测结果，以便将来出现问题时用于复查。不同脐血库，采集脐血的方法不同，这与脐血量或细胞计数有关。

有些药物不仅会导致常见疾病，而且还会产生比较复杂的症状，但这其中的关联还不甚清楚。HTLV 会导致虹膜炎和关节痛，但这种关联尚未被广泛认识 [28-31]。结节病可能与人疱疹病毒 8 型 (HHV-8) 感染有关 [32]。

Regamey 认为 HHV-8 会通过肾移植感染给受者 [33]。因此，肾移植时 [34]，医生应该在移植前要考虑供者 HHV-8 感染的可能性。如果 HHV-8 感染会给中度免疫抑制肾移植体受者带来严重威胁，那么在骨髓和脐带血移植时，该感染对重度免疫抑制受者带来的威胁更大。目前还没有 HHV-8 的筛查方案，且检测方法的特异性也不确定。假阳性较高的检测方法将会排除部分符合条件的供者，使潜在供者对自己的健康状况徒增顾虑。HHV-8 感染可能会导致卡波西肉瘤，如果患者为重度免疫抑制状态，医生需要考虑这一情况 [33]。

在孕期或分娩期间，并非所有疾病都发生垂直传播，但 HIV 的垂直传播风险却得到充分证实 [35]，因此，母亲行为风险评估在脐带血移植安全性方面具有重要意义。目前尚不清楚母亲患有恶性肿瘤对脐带血移植受者是否有影响。在确保安全和保证脐带血来源充足之间达到平衡，近年来，也有学者对供者来源的恶性肿瘤传播性移植进行了综述性研究 [36]。

二、通过脐带血传播的其他疾病

母亲与胎儿之间会发生细胞运输 [37]，且在母体循环中的胎儿细胞可能会存活很长时间。分娩结束后，男性胎儿的细胞会在母亲血液中存活数十年 [38]。有研究发现在女性系统硬化症患者的皮肤病变部位有胎儿 DNA 和细胞 [39]。这提示在母体内的胎儿细胞可能具有克服 HLA 排斥的能力 [40]。母体淋巴细胞可以通过胎盘进入胎儿体内并存活，其中存活 5 年以上的母体淋巴细胞占婴儿总淋巴细胞的 4% [41]。有些胎儿细胞在母亲血液循环中就被破坏 [42]，但有一个案例研究发现淋巴瘤可以垂直传播给婴儿，且母婴均死于淋巴瘤 [43]。

如果有严重的早年发病的恶性肿瘤家族史，那么恶性肿瘤易感性可能会通过移植传给脐带血受者。有多个供者可供选择时，家族史对于是否选择有脐带血风险的供者起到决定作用。这需要移植医生和脐血库医学主任共同决定。这类家族史也可用于评估移植受者人群继发性肿瘤的发生风险，因为受者中继发性肿瘤也较常见 [36]。其他遗传风险标记物将来可能会成为筛查的主要项目。脐带血库通常会保存有 DNA 信息数据。例如：已发现急性淋巴细胞白血病（ALL）与一种异常融合蛋白有关，这种蛋白会在胎儿出生前就出现在体内，且病变前几年体内就有该蛋白。有一个案例研究发现，受者移植脐带血后患上急性淋巴母细胞白血病，而供者是 7 岁健康儿童 [44]。有 4 例非亲脐带血移植后，移植受者患上了供者细胞源性急性髓性白血病，而供者是出生后 6 ～ 12 个月的健康婴儿 [45]。这些案例说明了脐血库特有的伦理问题。

（一）遗传疾病

镰状细胞性疾病 [7] 是一种可以通过脐带血移植传播的遗传病。通过移植传播的镰状细胞性疾病主要表现为血红蛋白病、地中海贫血、免疫缺陷、范可尼贫血和代谢性疾病。

（二）旅行史

少数群体来自病毒流行地区，这类人群的脐带血对受者的影响较大。出生于疟疾流行区且儿童期是在疫区度过的人群会处于半免疫状态，尤其是提供移植物的前 3 年返回疫区的供者，其脐带血对受者的影响较大。

（三）细菌感染风险

产妇产褥期高热或胎膜长时间破裂可能会使产妇细菌感染的风险增加。婴儿先天性细菌感染可能与羊膜炎有关。坦率地说，菌血症供者其脐带血细菌培养结果一般为阳性。脐带血细菌感染风险可能与母亲、胎儿、环境以及从事脐带血收集、加工、冷冻或储存的工作人员有关。为了尽量降低母体感染而导致的细菌感染，脐带血供者最好在经历过正常妊娠的孕妇中选择，与自然分娩或剖宫产分娩方式无关。

参考文献

[1] Commission Directive 2006/17 /EC of 8 February 2006 implementing Directive 2004/23/EC of the European Parliament and of the Council as regards certain technical requirements for the donation, procurement and testing of human tissues and cells [R]. Official Journal of the European Union, L38/4009/02/2006.

[2] Pink F, Warwick RM, Purkis J, et al. Donor exclusion in the National Blood Service Tissue Services living bone donor programme [J]. Cell Tissue Bank. 2006, 7(1): 11–21.

[3] Commission Directive 2006/86/EC of 24 October 2006 implementing Directive 2004/23/EC of the European Parliament and of the Council as regards traceability requirements, notification of serious adverse reactions and events, and certain technical requirements for the coding, processing, preservation, storage and distribution of human tissues and cells [R]. Official Journal of the European Union, L294/3225/10/2006.

[4] Saw VP, Minassian D, Dart JK, et al. Amniotic membrane transplantation for ocular disease: a review of the first 233 cases from the UK user group [J]. Br J Ophthalmol. 2007, 91(8):1042–1047.

[5] Smythe J, Armitage S, McDonald D, et al. Directed sibling cord blood banking for transplantation: the 10–year experience in the national blood service in England [J]. Stem Cells. 2007, 25(8):2087–2093.

[6] Royal College of Obstetricians and Gynaecologists Scientific Advisory Committee, The national sentinel caesarean section audit report [M]. London: RCOG Press, 2006.

[7] Ruiz–Arguelles GJ, Reyes–Nunez V, Garces–Eisele J, et al. Acquired haemoglobin S trait in an adult patient with secondary acute myelogenous leukaemia allografted with matched unrelated umbilical cord blood cells using a non–ablative conditioning [J]. Haema. 2005, 8(3): 492‐496.

[8] Eastlund T, Strong DM. Infectious Disease Transmission Through Tissue Transplantation. [M]// Phillips GO, Kearney JN, Strong DM, et al. Advances In Tissue Banking. Singapore:

Scientific Publishing, 2004.

［9］ Wang S, Zinderman C, Wise R, et al. Infections and human tissue transplants: Review of FDA Med Watch reports 2001-2004 [J]. Cell Tissue Bank. 2007, 8(3):211 - 219.

［10］ Directive 2004/23/EC of the European Parliament and of the Council of 31 March 2004 on setting standards for quality and safety in the donation, procurement, processing, preservation, storage and distribution of human tissues and cells[R]. Official Journal of the European Union L 102/4807/04/2004.

［11］ Zou S, Dodd RY, Stramer SL. Probability of Viremia with HBV, HCV, HIV, and HTLV among tissue donors in the United States [J]. N Engl J Med, 2004, 351(8): 751 - 759.

［12］ Brant LJ, Davison KL. Infections detected in English surgical bone and deceased donors (2001 - 2006) and estimated risk of undetected hepatitis B and hepatitis C virus [J]. Vox Sang. 2008, 95:272 - 279.

［13］ Guidelines for the Blood Transfusion Services in the United Kingdom [M]. 7th ed, London: TSO (The Stationary Office), 2005.

［14］ Sugihara S, Van Ginkel AD, Jiya TU, et al. Histopathology of retrieved allografts of the femoral head [J]. J Bone Joint Surg. 1999, 8(B):336 - 341.

［15］ Palmer SH, Gibbons CLMH, Athansou NA. The pathology of bone allograft [J]. J Bone Joint Surg. 1999, 81(B):333 - 335.

［16］ Gartner HV, Seidl C, Luckenbach C, et al. Brief report: genetic analysis of asarcoma accidentally transplanted from a patient to a surgeon [J]. N Engl J Med. 1996, 335:1494 - 1497.

［17］ Gugel EA, Sanders ME. Needle-stick transmission of human colonic adenocarcinoma [J]. N Engl J Med. 1986, 315: 1487.

［18］ Lomas R, Drummond O, Kearney J N. Processing of whole femoral head allografts: a method for improving clinical efficacy and safety. CATB1. 2000, 193 - 200.

［19］ Sanzen L, Carlsson A. Transmission of human T-cell lymphotrophic virus type 1 by a deep-frozen bone allograft [J]. Acta Orthop Scand. 1997, 68 (1): 72 - 74.

［20］ Pruss A, Kao M, von Verson R, et al. Virus safety of a vital bone tissue transplants: evaluation of sterilization steps of spongiosa cuboids using a peracetic acid methanol mixture [J]. Biologicals. 1999, 27: 195 - 201.

［21］ Pruss A, Baumann B, Seibold M, et al. Validation of the sterilization procedure of allogeneic avital bone transplants using peracetic acid-ethanol [J]. Biologicals. 2001, 29(2): 59 - 66.

［22］ Fehily D, Delvecchio C, Di Ciacco P, et al. The EUSTITE Project: working towards harmonised implementation of European regulation of tissue and cells [J]. Organs Tissues Cells. 2007, 10 (1): 31 - 36.

［23］ Soldan K, Sinka K. Evaluation of the de-selection of men who have had sex with men from blood donation in England [J]. Vox Sang. 2003, 84: 265 - 273.

［24］ Nicoll A, McGarrigle C, Brady AR, et al. Epidemiology and detection of HIV-1 among pregnant women in the United Kingdom: results from national surveillance 1988–96 [J]. BMJ. 1998, 316 (7127): 253–258.

[25] Tedder RS, Zuckerman MA, Goldstone AH, et al. Hepatitis B transmission from contaminated cryopreservation tank (J). Lancet. 1995, 346: 137–140.

[26] Ohto H, Terazawa S, Sasaki N, et al., Transmission of hepatitis virus from mothers to infants [J]. N Engl J Med. 1994, 330: 744–750.

[27] Dore GJ, Kaldor JM, McCaughan W. Systemic review of role of polymerase chain reaction in defining infectiousness among people infected with hepatitis C virus [J]. BMJ. 1997, 315: 333–337.

[28] Sullivan MT, Williams AE, Fang C, et al. The American Red Cross HTLV–I/II collaborative study. Transmission of human T–lymphotropic virus types I and II by blood transfusion. A retrospective study of recipients of blood components (1993 through 1988) [J]. Arch Intern Med. 1991, 151: 2043–2048.

[29] Okochi K, Sato H, Hinuma Y. A retrospective study on transmission of adult T cell leukaemia virus by blood transfusion: seroconversion in recipients [J]. Vox Sang. 1984, 46: 245–253.

[30] Nightingale S, Orton D, Ratcliffe D, et al. Antenatal survey for the seroprevalence of HTLV–1 infections in the West Midlands, England [J]. Epidemiol Infect. 1993, 110（2）: 379–387.

[31] Tosswill JHC, Ades AE, Peckham C, et al. Infection with human T cell leukaemia / lymphoma virus type I in patients at tending an antenatal clinic in London [J]. BMJ. 1990, 301: 95–96.

[32] Lucadi A, Piattelli A, Artese L, et al. Human herpes virus 8 variants in sarcoid tissues [J]. Lancet. 1997, 350: 1655–1661.

[33] Regamey N, Tamm M, Wernli M, et al. Transmission of human herpesvirus 8 infection from renal–transplant donors to recipients [J]. N Engl J Med. 1998, 339(19): 1358–1363.

[34] Ho M. Human herpes virus 8 – Let the transplant physician beware [J]. N Engl J Med. 1998, 339:1391–1392.

[35] Sperling RS, Shapiro DE, Coombs RW, et al. Maternal viral load, zidovudine treatment, and the risk of transmission of human immunodeficiency virus type 1 from mother to infant. Pediatric AIDS clinical trials group protocol 076 study group [J]. N Engl J Med. 1996, 335: 1621–1629.

[36] Gandhi MJ, Strong DM.Donor derived malignancy following transplantation: a review [J]. CATB8. 2007, (4): 267–286.

[37] Lo YM, Lo ES, Watson N, et al. Two way cell traffic between mother and fetus: biologic and clinical implications [J]. Blood. 1996, 88: 4390–4395.

[38] Bianchi DW, Zickwolf GK, Weil GJ, et al., Male progenitor cells persist in maternal blood for as long as 27 years postpartum [J]. Proc Natl Acad Sci U S A. 1996, 93: 705–708.

[39] Artlett CM, Smith JB, Jimenez SA. Identification of fetal DNA and Cells in skin lesions

from women with systemic sclerosis [J]. N Engl J Med. 1998, 338: 1186 - 1191.

［40］Nelson JL, Furst DE, Maloney, et al. Microchimerism and HLA compatible relationships of pregnancy in scleroderma [J]. Lancet. 1998, 351: 559 - 562.

［41］Hutchinson DL, Turner JH, Schlesinger ER. Persistence of donor cells in neonates after fetal and exchange transfusion [J]. Am J Obstet Gynecol. 1971, 109: 281 - 284.

［42］Bonney EA, Matzinger P. The maternal immune system's interaction with circulating fetal cells [J]. J Immunol. 1997, 158（1）: 40 - 47.

［43］Catlin EA, Roberts JD Jr, Erana R, et al. Transplancental transmission of natural-killer-cell lymphoma [J]. N Engl J Med. 1999, 341（2）: 85 - 91.

［44］Fraser CJ, Hirsch BA, Dayton V, et al. First report of donor cell-derived acute leukemia as a complication of umbilical cord blood transplantation [J]. Blood. 2005, 106(13):4377 - 4380.

［45］Nagamura-Inoue T, Kodo H, Takahashi TA, et al. Four cases of donor cell-derived AML following unrelated cord blood transplantation for adult patients: experiences of the Tokyo Cord Blood Bank [J]. Cytotherapy. 2007 9(8):727 - 728.

［46］Sarugaser ER, Lickorish D, Bash D, et al. Human umbilical cord perivascular (HUCPV) cells: a source of mesenchymal progenitors [J]. Stem Cells. 2005, 23:220 - 229.

译者：杜焕民　校译：张玮晔

第二章 死亡供者组织

第一节 引 言

很多国家都开展了器官或组织捐献活动，这两项活动具有下列共同特征：

（1）这两项活动是由少数专业人士实施，其责任是帮助患者家属面对死亡，捐献死者器官和组织。

（2）捐献是一种利他行为，整个过程都是匿名的。

（3）有些器官和组织可以从活体上获得，但这并不能满足需求。另外，一些器官或组织，如心脏和角膜是无法从活体上获得。

另一方面，器官移植和组织移植也有很大差别。

1. 移植的主要目的不同

器官移植是为了挽救生命，而组织移植是为了提高生命质量。这一点有利于理解器官捐献的重要性。从世界各国每百万人中器官捐献的比例来看（见图2.1），器官捐献数量远不能满足移植需求。家属虽然理解器官捐献的必要性，但是能让家属们接受的器官捐献方式却非常有限。

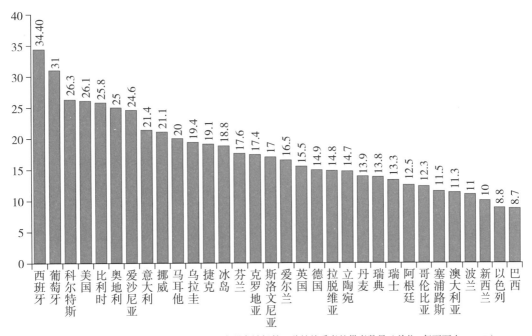

原始数据来自 IRODaT - TPM。至少一个器官被捐献且移植给受者的供者数量（单位：每百万人，PMP）

图2.1 2009 年死亡器官捐献人数

17

2. 器官移植和组织移植的特点不同

移植给患者的器官是新鲜的，而移植给患者的组织可能是经过长时间保存、进行过深度加工处理的。因此，对于器官捐献而言，受者接受器官存活后，一般都会告知供者家属；而组织捐献，一般只需说明受者接受移植后的效果。

3. 潜在器官捐献供者和组织捐献者供者的数量不同

器官捐献者供者只能来源在医院死亡的，且死于某些疾病具有特定情况的患者（例如：脑死亡、非心因性死亡），而潜在组织捐献者供者来源范围较广，可以是在医院内死亡的，也可能是医院外死亡的，且限制条件不是很多。只要符合当地立法和有关组织选择的科学标准，就可以获取到组织。如图2.2～图2.5所示，欧洲捐献组织的采集情况。这些数据具有组织特异性，虽然该地区组织采集数据是新近的、不完整的，且有的国家并没有报告组织库的情况，但仍然看出在不同国家，收集组织的数量和类型也是不同的。

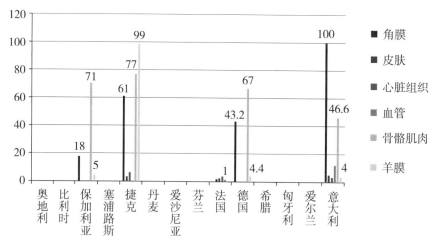

图2.2　欧盟国家组织捐献数量（单位：PMP）

来源：www.eurocet.org and Newsletter September 2009,Vol.14,no.1.

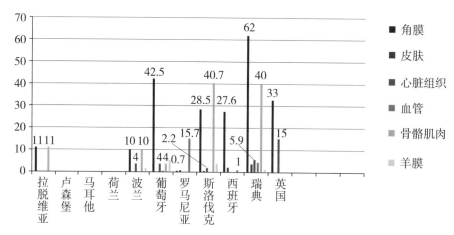

图2.3　欧盟国家组织捐献数量（单位：PMP）

来源：www.eurocet.org and Newsletter September 2009, Vol.14, no.1.

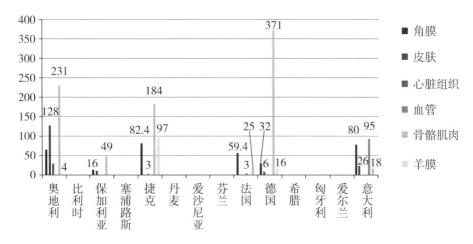

图2.4　欧盟国家组织移植数量（单位：PMP）

来源：www.eurocet.org and Newsletter September 2009, Vol.14, no.1.

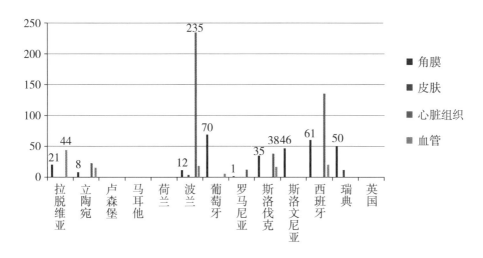

图2.5　欧盟国家组织移植数量（单位：PMP）

来源：www.eurocet.org and Newsletter September 2009, Vol.14, no.1.

4. 器官和组织捐献移植的时间间隔不同

器官保存时间很短，在摘取后的几个小时内就移植完毕；而组织经过处理，可以保存几个月，甚至数年。有时，影响组织保存时间的唯一因素就是包装方式，只要包装合格，就能够保存很长一段时间。

组织获取已经建立了多种质量体系，来规范其行为，这些质量体系包括ISO体系、良好生产（或组织）规范或和EFQM这类卓越体系。这些质量体系包括规则、法律和科学标准，确保组织质量，减少整个组织移植过程中疾病传播的风险。

组织库要负责确保从组织捐献到移植整个过程的可追溯性，包括与捐献家庭的联系。

第二节 组织供者检查

组织供者检查涉及很多重要方面，获取组织时，需要考虑下面几个问题。

一、来源

组织供者来源是指从哪里寻找供者。医院组织捐献项目一般是在医院开展，专业人员参与项目的实施。通常情况下，潜在器官或组织的供者死亡时，医院内移植项目工作人员会告知这些供者。该项目的第一步是从所有器官供者身上获取组织，然后重点检测潜在的组织供者。通常是在供者死亡的科室内进行，一般是在重症监护室、急诊室和内科病房进行。组织供者死亡不久，医院就会对其进行检查，患者死亡很短时间内采集血液进行血清学检查，短时间内获取组织，通常在死亡12小时内进行。与死亡亲属协商也是在医院通过面谈的方式进行，因为进程开始时，患者亲属一般都还在医院。

也可以在病理解剖室对已故供者做检查。在该科室进行基于两大重要原因：第一，大多数医院，每天都会进行尸体解剖，因此，医院是潜在供者的重要来源。第二，负责尸检的病理医师拥有的医学知识，有利于组织供体进行筛查和评估。病理医师能够为组织采集小组提供建议，甚至可能会参与组织采集过程。

患者死亡后，也可能在殡仪馆对其进行检测。但该检测最具争议性，因为此时检测，组织选择和获取都已经太晚了。此外，还需要与已故供者家属通过电话进行沟通。在某些文化中，移植协调员与死者家属之间只能通过非面谈的方式进行沟通，这会导致很多家属拒绝捐献，即便此时能够获取组织，也只有部分有用，通常是角膜［1，3］。

二、人力

当组织项目开始后，要指定专业人士负责供者检测、选择以及跟进整个捐献过程。有时涉及不同工种的工作人员，包括管理人员、负责与家属沟通的工作人员、医生和护士。最大限度地利用其专业知识技能获得组织和器官供体。如果负责采集的工作人员需要同时负责医院其他工作，那么工作的效果就不会很理想。我们要重视移植协调员的专业性，因为这样才能极大地提高工作效率，不仅会增加组织供体数量，同时也会向其他医疗专业人士和供者家属展示其专业性。

三、结构 / 支持 / 预算

卫生系统中开展的所有活动其结构要清晰明确。医院要重视捐献组织器官的收集工作，确保有专门人员负责，且有一定的预算来支持。

四、文化 / 社会

实施组织器官捐献时，在特定文化和社会中要制定相适应的模式。

西班牙器官组织捐献模式就是一个很好的例子。西班牙模式是在20世纪90年代初建立的，该模式不是单一的，而是多模式的综合体。

在充分考虑伦理的基础上，通过立法来定义脑死亡，设立负责检测和管理组织器官供者职位——医院协调员。该项目直属于医院院长，参与该项目的移植协调员通常是重症监护医生，从事该项目时，这些人员可以是兼职，也可以是全职。在中小型医院，移植协调员通常是兼职。其他管理人员是国家／地区移植协调员，这些协调员一般是委员会的主席，负责审查和分析器官捐献行为。

为了组织和支持该项目，西班牙成立了全国移植组织（National Organization for Transplantation，ONT）。自 ONT 成立以来，为获得移植器官，中央政府通过拨款向地方各中心提供财政支持，对从事该项目的不同专业的工作人员提供继续教育机会，促进大众媒体与国家有关机构合作，为大众科普这方面的知识。综合性战略计划后供者家属面谈数量和拒绝率的对比，如图 2.6 所示。

有关组织器官捐献活动的其他系统包括建立器官获取组织（organ procurement organizations，OPO），例如：美国建立了器官获取组织的院外机构，当患者发生死亡或即将死亡时，要求将患者送往当地的 OPO 或组织库。联邦法律有这方面的转诊规定。该系统的好处在于器官、组织获取活动能够有序进行，良好管理，并满足组织器官需求。死亡患者转诊工作由组织库专业的工作人员负责，进行相关性风险评估，筛查组织器官是否满足条件。

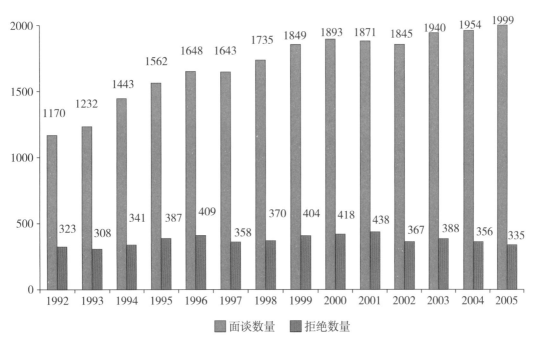

图 2.6　1992—2005 年西班牙家庭面谈数量和拒绝数量。1992 年，家属拒绝率为 27.6%；2005 年为 16.7%

五、法规

立法、组织捐献专门法规和欧洲指令对组织从捐献到移植的这个过程都做了规定。大部分规范一致认为组织器官获取原则包括匿名、自愿和无偿、安全高标准和保护人类健康。所有国家的组织捐献规范中均包括知情同意的推定同意或明确同意机制。大多数欧洲国家采用的推定同意制。这种推定同意制是在"排除"规则的基础上制定的，不同意捐献组织器官的公民可以进行登记，未经登记的公民视为同意。推定同意制也可以建立在"纳入"规则基础之上，登记时，公民可以写明自己的捐献意愿，可以同意，也可以拒绝，如果没有填写意愿，则推定同意。

美国、英国、加拿大和澳大利亚主要采取明确同意或知情同意方式，这种同意机制要求供者在捐献卡或捐献登记簿上明确表示自己同意捐献组织器官。

第三节 组织供者筛选与评估

如前所述，大部分情况下，组织移植能够改善受者的健康状况，而不是挽救生命。因此，组织供者筛选标准比器官供者更系统、更全面。

这种情况会在未来一直持续下去，因为在全球范围内，等待器官移植的人越来越多，一些人可能在等待中就死去了。与此相比，组织需求患者名单就没有那么严峻了，因为在某些情况下，会有组织替代品，除了严重烧伤患者以外，几乎不会因为组织移植物缺乏而导致死亡。例如，没有松质骨供体时，可以用髂嵴上的自体骨质和人工合成物质来替代。对于患有心内膜炎、先天性心脏病的年轻患者而言，人类心脏瓣膜是首选，但是如果人类心脏瓣膜缺乏，可以使用机械瓣膜来代替。

潜在组织供者数量远高于器官供者。组织供体系统建立的优势在于组织在移植给受者之前，可以数小时、数天甚至数月前，对组织供者进行评估。该系统的建立为组织供者是否合格提供了明确具体标准，一般是在获取组织前，根据该标准对供者是否合格进行评估，有时可以组织采集处理之后进行评估。

移植协调员在供者检查、筛查、组织获取、处理和消毒中都要严格遵守组织筛查标准。一开始就应该建立标准，提高组织获取的效率。

对于移植协调员来讲，组织供者检查是一项非常重要的工作，在这方面需要花费很多精力，因为供者家属在面对困境时，会感到十分震惊，而移植协调员的主要工作是从组织供者那里获得合格的组织。

目前，不同国家针对不同组织供体制定了多种筛查标准，且多个研究机构制定了欧洲指南和标准。所有这些行为为获得高质量的组织奠定了基础，同时也能够最大限度降低疾病传播的风险。

这些规范性文件根据其法律效力，对供者的选择具有不同的影响力。科研机构提出的标准是组织库工作人员进行实践的规范和指南。法律、指令和条例具有法律约束力，必须由该地区的组织机构执行。

从历史上看，不同国家制定了规范性文件来规范组织供者选择、组织获取和保存等行为。欧洲议会和欧盟理事会制定了指令，确保这些行为在欧洲各国的实施能够实现最低标准的统一。目前，在欧洲，欧洲议会和欧盟理事会制定了〔欧洲指令2004/23/EC〕，该指令是关于组织和细胞的捐献、获取、检查、处理、保存和分配安全和质量方面的最新规范性文件［4］。

为了有效实施这个指令母文件，欧洲制定并出版了关于人类组织和细胞的捐献、获取、检查方面的技术性规范——〔欧洲指令2006/17/EC〕和〔欧洲指令2006/86/EC〕。后者对可追溯性、严重不良反应和不良事件的报告以及人类组织和细胞的编码、保存、分配方面等技术问题提出了具体的技术性规范［5,6］。

这些文件均具有法律约束力，适用于人类组织和细胞的选择、获取、处理、保存和分配等行为。在本章中，我们将重点讲述供者筛选标准的有关内容，确保获得安全的组织移植物。

按照标准，组织供者入选标准涉及以下内容：

（1）查看供者病史。

（2）供者一般排除标准。

（3）组织绝对禁忌证和年龄标准。

（4）供者体格检查。

（5）采集血样。

（6）活检/尸检结果。

第四节　回顾供者病史

在决定是否收集组织之前，要对组织供者的整体情况做一个了解。

整体了解需要对照排除标准，分析供者的病史资料。供者往往会患有多种疾病，需要专业人士来分析供者是否是合格供者。

可以从不同途径获得资料，形成完整病史，这些病史包括医院病历、家庭医生报告和最近检查结果。因此，建议组织供者方面选择专业人士，通常是组织机构的医疗主管做出最后决定。

所有决定都必须根据客观数据做出，且需要做风险评估。风险评估的内容是组织供体可能给受者带来风险的严重程度和发生这种风险的可能性大小。

第五节　供者一般排除标准

除了宫颈原位癌、基底细胞癌和原发性脑肿瘤外，其他恶性肿瘤患者均不能做供者。对于角膜捐献而言，只要肿瘤没有扩散到眼前房或不具有嗜眼特征，实体肿瘤患者可以是合格供者。视网膜母细胞瘤和血液病供者不适用于角膜捐献。

大多数国家的相关原则中都包括这一标准，实际上〔欧洲指令 2006/17/EC〕中指出肿瘤患者不适于作为组织供者。目前，一些组织机构认为癌症患者痊愈后，其捐赠的组织是可以作为移植物的。《AATB 组织库标准》[7] 中认为"如果供者目前或之前患过恶性肿瘤，应该由医疗主管或是由有执照的医生根据组织库 SOPs 标准来评价这类供者提供的组织是否能够用于移植。评估内容包括恶性肿瘤类型、临床病程以及治疗过程。认为供者合格的评估过程和理由应该记录在供者病例中。"在美国通用的这些标准，适用欧洲指令的欧洲各国却并不采纳。

某些脑肿瘤患者可作为合格供者，这些脑瘤类型包括：

（1）脑膜瘤。

（2）松果体细胞瘤。

（3）颅咽管瘤。

（4）腺瘤。

（5）畸胎瘤。

死因不明或病因不明的供者提供的组织不能作为移植物。通常情况下，如果死因不明，需要进行尸检。尸检后，很多会发现死因，尸检结果出来后，根据组织检查结果判断该供者是否适合作为供者。在其他复杂情况下，未发现死因，医疗主管可以决定不收集这类供者的组织。

患有败血症、系统性真菌病和病毒性疾病等无法控制的感染性疾病的患者无法作为组织供者。必须与主治医生一起分析无法控制的感染性疾病，评估感染性组织可作为移植物的风险。即使在组织获取和处理过程中进行会组织培养，但如果没有有效的消毒灭菌手段，这种感染性疾病供者是无法作为合格供者的。有些组织库会将血液培养结果作为组织是否有感染的补充性信息，这种做法有争议 [8‑12]。如果怀疑，或有病史表明有 HIV、HCV 或Ⅰ‑Ⅱ型 HTLV 方面的危险因素，这类供者将被排除。HTLV Ⅰ/Ⅱ高发地区为日本、南美洲北部、加勒比海、美国东南部、非洲中部一些地区、中东和印度。在美国和欧洲，HTLV Ⅰ/Ⅱ患者主要是吸毒者及其伴侣。

不明病因的神经退行性疾病（例如：肌萎缩性侧索硬化症、帕金森病和多发性硬化症）患者无法作为组织供者。大多数神经退行性疾病均病因不明，一般与遗传因素、环境因素甚至病毒感染有关。

CJD 和 vCJD 家族史、不明原因的痴呆、生长激素治疗史、不育患者（1985 年以前）以及硬脑膜、角膜或巩膜受者都无法作为合格供者，因为这类人提供的组织将朊病毒传播给受者的风险较高。

对于自身免疫性疾病而言，如果这类疾病累及多个系统，将影响组织供体质量，这类供者将被排除。需要注意的是，如果患者正在使用免疫抑制药物，常规标志物血清学检查结果通常无效。

异种移植（含有活体动物细胞的组织）受者是不合格供者。

第六节　组织供者绝对禁忌和年龄标准

对供者做完全面评估后，需要根据选择标准对组织进行检查。

组织库通过制定年龄标准来收集高质量的组织，使组织适用于移植的可能性提高。不同的组织库其年龄标准不同，这与组织需求、等待人数和潜在目标供者的特征有关。

特殊组织排除标准，如表 2.1 所示。这些标准并不全面，但是代表了需要评估的类型。

一、心脏瓣膜

肺动脉瓣：< 65 岁。

主动脉瓣：< 50 岁。

二尖瓣：< 50 岁。

心脏瓣膜供者需要符合下列要求：

（1）无细菌性心内膜炎、冠状动脉搭桥术、风湿热、心瓣膜病、不明病因的心肌病或病毒性心肌病的病史。

（2）南美洲锥虫病评估结果为阴性。

（3）评估前心脏手术史、胸外心脏按压史和心脏穿通伤史。

（4）马凡综合征。

（5）评估二尖瓣疾病的病史，包括瓣膜脱垂。

二、血管

动脉：< 50 岁。

静脉：< 60 岁。

如果供者出现下列情况，不适合作为供者：

（1）动脉：动脉硬化疾病史或动脉外伤史。如果发现三种以上与动脉硬化相关的危险因素（高血压、糖尿病、吸烟、肥胖和高脂血症），那么供者动脉无法作为移植物使用。

（2）静脉：静脉供者有静脉剥脱史、静脉曲张史或腿部溃疡史。

三、皮肤

皮肤：< 75 岁。

查体应该包括可能影响皮肤质量或数量的各种检查。

四、骨骼肌肉

松质骨：无年龄限制。

同种异体骨关节和肌腱移植物：< 55 岁

下列疾病是骨骼肌肉供者的绝对禁忌证：

（1）结节病、系统性红斑狼疮、类风湿性关节炎或临床代谢性骨病。

（2）长期类固醇治疗导致骨质疏松发生的风险增加。

（3）确诊骨质疏松者。

（4）发生过化学试剂中毒，例如：氰化物、铅或汞。

（5）存在被辐射可能。

五、眼部组织

角膜：无年龄限制，但大多数组织库都设立年龄标准，以确保较高移植率。

巩膜：< 60 岁。

下列疾病是眼部组织供者的绝对禁忌证：

（1）角膜炎、可疑前房黑色素瘤。

（2）眼前节疾病：角膜瘢痕、营养不良、圆锥形角膜、角膜扩张性病变和角膜白斑。

（3）视网膜母细胞瘤、前房黑色素瘤以及可能转移到眼部的任何肿瘤。

六、供者家属同意程序和供者社会史

获取组织时，必须征得供者家属的同意，且征得同意的过程必须合法。

组织捐献的相关信息应该全面。与亲属面谈应该在一个合适的环境下进行，这样家属可以自由询问有关捐献的问题，移植协调员需要根据国家或地方法律提供正确信息。

征得家属同意后，与家属面谈获取供者的相关信息时，需要进行以下行为：核实供者病史，确认供者健康状况，评估行为风险因素，评估性风险以及询问旅行史。此外，还要告知家属需要采集供者血样进行传染病检测。

表 2.1　特殊组织排除标准

心脏瓣膜病	动脉	皮肤	骨骼肌肉	角膜
< 65 岁	< 50 岁	< 75 岁	松质骨：无年龄限制 肌腱 < 55 岁	无年龄限制
半月瓣病 梗阻性肥厚心肌病 心内膜炎 马凡综合征 冠状动脉搭桥 风湿热	无动脉硬化 创伤 高血压 糖尿病 吸烟 肥胖	结缔组织病 痣 皮肤病变 多毛症 摄入或接触有毒物质	感染 中毒 长期类固醇治疗 骨质疏松症 义肢 风湿性关节炎 系统性红斑狼疮 结节性脊髓灰质炎 结节病 具有临床意义的代谢性骨病	视网膜母细胞瘤与前房黑色素瘤 HSV 角膜炎 眼部转移癌 溃疡 前房活动性感染 瘢痕和翼状胬肉

进行这些调查有时会找最佳商谈对象，而这个商谈对象有时与知情同意的家属可能不是同一个人。

需要向家属了解的信息应该做成调查问卷的格式，待家属同意捐献后，将调查问卷交予家属。这样，家属容易理解后续所有问题，有助于移植成功。

问卷应该通过不同问题涵盖不同环境各种高传播风险的疾病。不同国家，预防组织、细胞移植造成疾病传播的标准不同，因此，不同国家应该根据当地流行病特征制定预防标准。

这些标准是在社会经验基础上制定的。某些行为 / 病史排除标准会让供者永远不合格，或是至少在 5 年内不合格，或是在 12 个月内不合格。

如果供者前 5 年有过下列行为，那么该供者为不合格供者：

（1）男性供者与另外一名男性发生性行为。

（2）注射毒品行为。

（3）性工作者。

如果供者前 12 个月有过下列行为，那么该供者为不合格供者：

（1）供者与上述 3 类人发生过性行为。

（2）经皮或通过开放性伤口接触过或疑似接触过艾滋病毒、乙肝病毒、丙肝病毒。

（3）艾滋病毒感染者或可疑感染者的婴儿，如果年龄在 18 个月以下或捐献组织前 12 个月内有母乳喂养史，不适合做组织供者。

（4）与有病毒性肝炎的人共同生活。

（5）梅毒或淋病患者。

（6）用共用工具做过刺青、针灸、耳洞或身体穿孔等。

（7）目前正在收容所或是曾经监禁时间超过 72 小时。

潜在供者成为真正供者的时间限制一直有争论。随着高敏感度分子检测方法的应用，窗口期缩短到几天。人们经常问这个问题——为什么潜在供者成为真正供者需要这么长的时间？原因很复杂，其中包括病毒传播可能，在短期内无法确认。

最后是询问有关旅行史或去过西尼罗河病毒、疟疾和南美洲锥虫病等疫区等情况。如果供者在这些地区生活过一段时间，就要做这对这类供者进行检查。

第七节　供者体格检查

供者体格检查有助于发现病史、社会史等未发现的信息。

组织供者体格检查应由专业人士进行，旨在通过体格检查发现危险行为、感染或病毒性疾病。检查时，如果发现下列体征，应询问体征出现的时间以及相关情况（例如：穿孔和文身）。如果发现其他重要体征，那么供者可能会无法作为供者。

体格检查是一个系统活动，所有患者都要进行体格检查，往往以同样方式地进行；从头到脚，或是从脚到头都可以，只要方法系统即可，并知道自己要寻找什么线索。需要特别注意的体征至少有 6 个。

体征 1. 具有性传播疾病风险的特征：梅毒、溃疡、疱疹、软下疳和肛周病变。

体征 2. 非治疗性皮肤药物滥用、针灸或文身（包括耳部或身体穿孔）。

体征 3. 淋巴结明显增大。

体征 4. 卡波西肉瘤表现：口腔鹅口疮、蓝斑或紫斑。

体征 5. 提示脓毒症的全身皮疹、不明原因黄疸。

体征 6. 接种后坏死性病变。

供者体格检查结果应该记录在病历中，并经审核小组核查。

第八节　血液样本采集

从死体供者身上采集到血样会有质量方面的问题。

进行血清学检测时，采集到血样质量直接与两个方面有关：采集血样时间和血浆稀释。

血样采集一般在供者死亡前或死亡后尽快进行。一般在心脏停止跳动 24 小时以内进行。

在死亡 24 小时后采集的血样出现假阳性结果的风险较高，而死亡后越短时间内采集血样出现假阳性结果的风险越少［13,15］。

如果供者心脏停止跳动前 48 小时内滴注了大量血液或胶体溶液，或是超过 2 000 ml 的晶体溶液，因血浆稀释，血清学的假阴性结果出现的风险增加。在这些情况下，进行血液或液体输注之前，有必要提前获得血样。

如果无法获得这种血样，需要使用一种方案来判断血浆稀释程度是否超过 50%。具体方案见下文。

血样采集前 48 小时

    A. 总输血量 =............. ....ml

    B. 总胶体溶液输注量 =........... ....ml

血样采集前 1 小时

    C. 总晶体溶液输注量 =........... ....ml

供者数据

    PV: 血浆量 = 体重 /0.025..... ......ml

    BV: 血容量 = 体重 /0.015..... ....ml

如果 $B+C > PV$ 或 $A+B+C > BV$，提示供者不合格。

血清学检测必须在经过认证的实验室进行，且用认证试剂盒进行。

用于死体供者样本乙肝表面抗原检测的有效试剂盒有多种。

检测完毕后，应该将样本保存，以备之后的血清学检测。

样本保存的目的在于如果怀疑受者因组织移植而获得某些疾病，或是发现是一种新疾病时，需要对所有样本进行复检。组织移植后，样本保存期限至少十年。

尸体供者需要进行的血清学检测项目通常包括：

（1）乙型肝炎表面抗原 (HBsAg)。

（2）乙型肝炎核心抗原抗体 (抗 –HBc)。

（3）丙型肝炎病毒抗体 (抗 –HCV)。

（4）人类免疫缺陷病毒 1 型和 2 型抗体 (抗 HIV–1 和抗 HIV–2)。

（5）梅毒。

（6）人类 T 淋巴细胞病毒Ⅰ型和Ⅱ型抗体（抗 HTLV– Ⅰ和抗 HTLV–II ）。

为了缩短窗口期，建议对 HIV 和 HCV 进行 NAT 检测。

上述检测项目只要有一项结果为阳性，组织就不能用于移植，但抗 –HBc 和梅毒除外。抗 –HBc 和梅毒阳性时，需进一步检测。

AATB 标准认为抗 –HBc 阳性组织不能用于移植，并建议所有抗 –HBc 阳性组织均不能用于移植。

在其他的标准和规范中，建立了演算方法。当抗 HBc 为阳性时，还需进行其他检查，例如：抗 –HBs 抗体和 NAT 检测等。梅毒阳性时，需要采取合适的方法来排除梅毒螺旋体活动性感染。

第九节　活检 / 尸检结果

尸检评估和报告（如果有的话）需要包括组织供者病历，这可作为捐献过程中各种信息的补充。如果获取一个器官，需要对供者做全面的检查；如果仅获取组织，建议进行活检，以发现迟发病变。

第十节 结 论

从尸体上获得组织是一个复杂过程，需要多个专业的医学专业人员参与。组织获取的成功与多种因素有关，但是其中的关键因素是国家在这方面的总体政策。可以从已故供者身上获取多种用于移植的组织，但是需要制度体系来确保组织的质量和安全，规范所有这些活动都能在多种质量体系和规则下进行。

参考文献

［1］ Geissler A, Gerbeaux PR, Maitrejean C, et al. Cornea donation: evaluation of a training session to obtain consent by telephone [J]. Transplant Proc Dec. 2005, 37(10): 4634－4636.

［2］ Rodríguez-Villar C, Ruiz-Jaramillo MC, Paredes D, et al. Telephone consent in tissue donation: effectiveness and efficiency in postmortem tissue generation [J]. Transplant Proc. 2007, 39 (7): 2072－2075.

［3］ Gain P, Thuret G, Chiquet C, et al. Cornea donation consent by telephone [J]. J Fr Ophtalmol. 2002, 25(6):577－583.

［4］ Directive 2004/23/EC of the European Parliament and of the Council of 31 March 2004 on setting standards of quality and safety for the donation, procurement, testing, processing, preservation, storage and distribution of human tissues and cells [R] (7 April 2004).

［5］ Commission Directive 2006/17/EC implementing Directive 2004/23/EC of the European Parliament and of the Council as regards certain technical requirements for the donation, procurement and testing of human tissues and cells [R] (8 February 2006).

［6］ Commission Directive 2006/86/EC implementing Directive 2004/23/EC of the European Parliament and of the Council as regards traceability requirements, notification of serious adverse reactions and events and certain technical requirements for the coding, processing, preservation, storage and distribution of human tissues and cells [R] (24 Oct 2006).

［7］ American Association of tissue banks. Standards for tissue banking [R]. 11th ed. 2006, Section D. Acquisition of tissue consent, donor screening, and tissue retrieval. D4.340 Malignancies.

［8］ Saegeman V, Verhaegen J, Lismont D, et al. Influence of postmortem time on the outcome of blood cultures among cadaveric tissue donors [J]. Eur J Clin Microbiol Infect Dis. 2009, 28(2):161－168.

［9］ Malinin TI, Buck BE, Temple HT, et al. Incidence of clostridial contamination in donors' musculoskeletal tissue [J]. J Bone Joint Surg Br. 2003, 85(7):1051－1054.

［10］Vehmeyer S, Wolkenfelt J, Deijkers R, et al. Bacterial contamination in postmortem bone donors [J]. Acta Orthop Scand. 2002, 73(6):678 - 683.

［11］Vehmeyer SB, Bloem RM, Petit PL. Microbiological screening of postmortem bone donors - two case reports [J]. J Hosp Infect. 2001, 47(3):193 - 197.

［12］Martinez OV, Malinin TI, Valla PH, et al. Postmortem bacteriology of cadaver tissue donors: an evaluation of blood cultures as an index of tissue sterility [J]. Diagn Microbiol Infect Dis. 1985, 3(3):193 - 200.

［13］Padley D, Ferguson M, Warwick RM, et al. Challenges in the testing of non-heart-beating cadavers for viral markers: implications for the safety of tissue donors [J]. Cell Tissue Bank. 2005, 6(3):171 - 179.

［14］Heim A, Wagner D, Rothämel T, et al. Evaluation of serological screening of cadaveric sera for donor selection for cornea transplantation [J]. J Med Virol. 1999, 58(3):291 - 295.

［15］Aswad S, Khan NS, Comanor L, et al. Role of nucleic acid testing in cadaver organ donor screening: detection of hepatitis C virus RNA in seropositive and seronegative donors [J]. J Viral Hepat. 2005, 12(6):627 - 634.

译者：毕博文　校译：张玮晔

第三章 脐带血库

第一节 引言

造血干细胞移植（hematopoietic stem cell transplantation，HSCT）能够在很大程度上治疗一些恶性和非恶性疾病。脐带血移植（umbilical cord blood transplantation，UCBT）也是一种造血干细胞移植，用于治疗其他造血干细胞无法治疗的疾病。Gluckman 等人于 1989 年报道［1］，一位重度范可尼贫血患者通过移植与其具有相同 HLA 的脐带血干细胞（来自其同胞）后痊愈，这是脐带血干细胞首次正式成功地被植入患者体内。这次成功移植为同种异体造血干细胞移植开创了一个新局面，因为这种干细胞移植表明：①含有足够造血干细胞的单个脐带能够为受者淋巴造血系统的重建提供足够的干细胞；②脐带血可以在出生时采集，不会对新生儿造成任何伤害；③脐血造血干细胞可以冷冻保存，解冻后可移植于清髓受者体内，而增殖能力不受影响。自此，我们对脐带血细胞生物学特性的认识不断增加，尤其是脐带血干细胞移植方面的优势。同时，还建立能够为 500 000 多个血源性或非血源性 UCBT 提供脐带血干细胞的脐带血库，已经为恶性、非恶性疾病的儿童患者和成人患者进行了脐带血移植。

从理论上来说，脐带血因新生儿细胞的不成熟性而具有很多优势。脐带血富含造血干细胞，这些干细胞在体内能够长期产生再生干细胞［2］。与成人细胞相比，脐带血造血干细胞增殖能力更强，对生长因子的要求也不同，且能够在体外长期培养，这些特征会弥补脐带内干细胞数量较少的缺点，且能够通过快速增殖，为清髓患者重建淋巴造血系统。尽管脐带血细胞的增殖能力非常好，但是临床研究结果显示，脐带干细胞移植给受者后，其造血功能恢复延迟，需要经过一段时间后才能恢复。移植与有核细胞、CD34+ 细胞输注数量以及 HLA 差异性有关［2］。然而，最近一项研究结果显示，在儿童受者中，与骨髓干细胞同种异体移植相比，脐带血干细胞移植后在长期造血重建中早期造血干细胞更多更有效［3］。

UCBT 的第二大优势与新生儿出生时免疫系统不成熟有关。免疫系统不成熟会减少淋巴细胞同种异体免疫反应性，因此，脐带血干细胞移植发生 HLA 匹配性或非匹配性移植物抗宿主病（graft versus host disease，GVHD）的风险和严重程度会比较低。脐带血淋巴细胞幼稚且不成熟，通过体外或体内激活，可诱导出大多数功能；早期 NK 和 T 细胞的细胞毒性受损，可通过第二次激活来发挥其作用。因此，可以推测，尽管 GVHD 发生风险降低了，但仍会有抗白血病作用，简称移植物抗白血病（graft versus leukemia，GVL）。急性 GVHD 是同种异体骨髓移植的早期不良事件，其部分原因是细胞因子释放导致的，因此，我们有理由认为 UCBT 导致急性和慢性的 GVHD 发生率和严重程度比成人 HSCT 要低，这是因为成人 HSCT 中含有的活化 T 细胞数量较多［4］。UCBT 这些特征导致 HLA 供受者选择标准不需要像骨髓移植那么严格。

与其他来源的同种异体 HSCT 相比，脐带血在来源和临床上具有很多优势，例如：①入库冷冻保存脐带血的有效性恢复时间显著缩短，脐带血解冻后应用到移植的时间比骨髓干细胞短，提前时间中位数为 25 ～ 36 天［2］；②脐带血能够接受 6 个 HLA 匹配中 1 ～ 2 个不匹配，这大大增加了供者来源（高 HLA 非匹配率与低植入率有关）；③脐带血急性移植物抗宿主病发病率和严重程度都比较低；④潜在病毒传染风险更低，例如：巨细胞病毒（cytomegalovirus,CMV）和 EB 病毒（Epstein–Barr virus,EBV）；⑤供者损耗少；⑥供者风险低；⑦脐带血注册的稀有单倍型比骨髓更多，更适于少数民族［5，6］。UCBT 的缺点是：①与 BM 或外周血干细胞（peripheral blood stem cells，PBSC）相比，脐带血中造血祖细胞和造血干细胞的数量比较少，这会使移植失败的风险增加和造血功能恢复延迟；②不能够为免疫治疗的受者输注供者的淋巴细胞。骨髓和脐带血干细胞移植的优缺点以及区别如表 3.1 所示。

表 3.1　寻找和确认可替代的干细胞供者，需要考虑的主要因素

	UBMT	UCBT	单倍体 HSCT
A+B+DRB1 类型信息 (%)	16 ～ 56	～ 80	100
搜寻中位数时间（月）	3 ～ 6	<1	立即
确认供者但是不适用于移植的比例 (%)	20 ～ 30	～ 1	无
稀有单倍型 (%)	2 ～ 10	20	不适用
移植获得物的主要限制因素	HLA 匹配	细胞量	活化不良
细胞注入时间重新安排难易程度	难	易	易
免疫治疗的可能性	有	无	有（有限）
病毒传播给受者的可能性	有	有	有
先天性疾病传播给受者的可能性	无	有	无
供者风险程度	低	无	低
需要克服的主要问题	GVHD	移植物移入	免疫缺陷、恶化

第二节　脐带血收集与保存

一、脐带血库的发展

脐带血移植领域的发展与世界各地脐带血库建立和发展是同步的。目前共有 100 多个脐带血库，能够为 500 000 多个受者提供脐带血干细胞。这些库在脐带血移植中起到重要作用。脐血库国际组织（Netcord Group）成立于 1998 年，其目的是在全球范围

内为脐带血储存建立良好规范、便于供者寻找、提高移植物质量、使质量控制标准化以及根据细胞治疗认证基金会（Foundation on Accreditation Cell Therapy，FACT）规范建立脐血库认证程序 [7–9]。Netcord 库存是个经验丰富的大型 UCB 库的合作网络，目前库内冷冻保存有 200 000 个能够移植给无关联受者的 UCB，已经为 8 624 个受者提供的了脐带血干细胞（如表 3.2 所示）。最近，美国国家骨髓捐献项目（National Marrow Donor Program，NMDP）在国会的资助下建立了类似脐带血库网络。Netcord–Eurocord 和 NMDP 建立了合作关系，旨在为特定患者提供最合适和高质量的脐带血。

表 3.2　Netcord 库存

2018 年 9 月 NETCORD 脐带血库存量和使用量				
NETCORD/FACT 认证				
脐带血库	库存量	用于移植的量	儿童	成人
悉尼 + 墨尔本	16 044	476	239	237
巴塞罗那	9 831	436	186	240
杜塞尔多夫	14 344	540	264	251
达勒姆	19 056	898		
法国	6 585	913	283	630
赫尔辛基	2 930	19	10	9
休斯敦	5 555	83	40	43
列日	1 994	114	47	67
伦敦	9 907	226	126	101
米兰	7 134	370	194	176
纽约	43 385	2 730	1 724	1 006
帕维亚	2 200	89	36	53
合计	138 965	6 893	3 147	2 813
非 NETCORD/FACT 认证				
雅典	1 036	6	5	1
布里斯班	3 716	36	17	19
佛罗伦萨	1 086	63	31	22
高廷	2 374	46	18	28
莱顿	3 642	80	35	45
鲁汶	8 308	120	63	57

2018 年 9 月 NETCORD 脐带血库存量和使用量			
非 NETCORD/FACT 认证			
卢万	1 862	89	33	56
布鲁塞尔	1 313	26	9	17
马拉加	11 829	92	32	60
曼海姆	1 661	29	17	12
墨西哥城	1 237	101	68	33
帕多瓦市	1 379	47	18	29
佩斯卡拉	375	3	3	0
布拉格	2 945	22	10	12
罗马和拉齐奥	1 225	48	26	22
圣地亚哥·德康波斯特拉	4 997	49	27	21
首尔	5 755	23	10	13
特哈休莫	1 463	18	10	8
东京	5 324	833	226	607
合计	61 527	1 731	658	1 062
总计	200 492	8 624	3 805	3 872

目前还有其他类型的脐带血库，例如：同胞脐带血库或自体同源脐带血库（或商业性家庭脐带血库）为没有家族疾病的受者提供 HSCT。根据经济利益和财政支持，可以将脐带血库分为两类：公共和私有；也可以根据移植物类型和用途将脐带血库分为三类：无关联型、同胞型和自体型。无关联供者移植项目的脐带血库为公共性质的脐带血库（donor cord blood units，DCBU）。这些脐带血库内的脐带血是由足月分娩健康婴儿的产妇自愿捐献的。私人脐带学血库是以营利为目的的机构，存储的是由产科医生从家族婴儿那里获得的脐带血（自体供者），其目的是在将来，为了家庭其他成员未来移植干细胞。同胞供者脐带血库（sibling donor cord blood banks，SDCBB）有公共性性质的，也有私人性质，是为有造血干细胞移植指征的家庭成员移植脐带血干细胞。这三类脐带血库的差异见如表 3.3 所示。

表 3.3　三种脐带血库比较

	自体同源	无关联	同胞
运营模式：			
财务状况	营利	非营利	非营利

	自体同源	无关联	同胞
捐献性质	商业交易	自愿行为	动机行为
供者状态	付款人	不需要付款，也无法获得经济利益	非信托利益
脐带血所有者	根据付款情况而定	公众	家庭
运营地点	地点不固定	少数指定地点	地点不固定
潜在规模/市场	非常大	大	小
安全性 QA：			
适合性	只要付款就可以	医疗和实验室递延	很少绝对递延很少
ID 检测	标准未公布	全血检测 ±NATa	供者复检 ±NAT
遗传病检测	标准未公布	已经公布，其他检查方法正在考虑中	已经公布，往往对家族基因突变有针对性
对脐带血收集量是否有要求	无	无	不排除
供者-受体关系	明确的金钱关系	正在讨论中	固有关系
训练有素的采集专业人士	无	有	采集专业人士受到的培训有限
质量控制标准	未公布	已公布	正在使用血液中心模型制定中
脐带血特征：			
完全组织相容的可能性	100%	低	～25%
用于移植的可能性	低至0	中等	相对较高
被搜索到的可能性	低至0	较高	中度到高度
供公众使用的可能性	无	不相关	正在讨论中

a 嵌套抗原检测

二、无关联脐带血库

全球范围内，无关联脐带血库以及脐带血库内的脐带血都在增加。据估计，很多国家都有脐带血库，全球脐带血库已经超过 100 个，共储存有 500 000 多个脐带血单位（www.bmdw.org，2008 年 11 月的统计数据）。www.wmda.org 网站显示脐带血库涉及的活动如图 3.1 和图 3.2 所示。一个脐带血单位的价格为 15 000～35 000 欧元。目前，国际间交换脐带血单位跨国移动数量在不断增加。例如，从 2008 年 1 月至 10 月 1 日，法国 3 个脐带血库共收集 6 586 单位的脐带血，已有 290 单位的脐带血用于治疗患者，其中 115 个用于治疗法国患者，59 个用于治疗外国人。在同一期间，法国从国外脐带血库获得了 175 单位的脐带血（数据来源：Agence de la Biom é decine）。

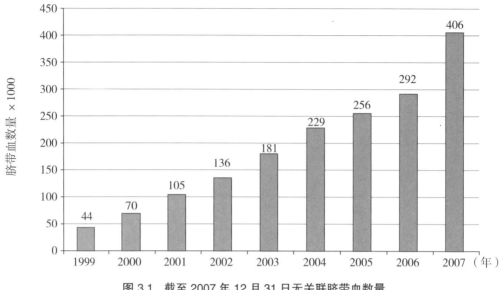

图 3.1　截至 2007 年 12 月 31 日无关联脐带血数量

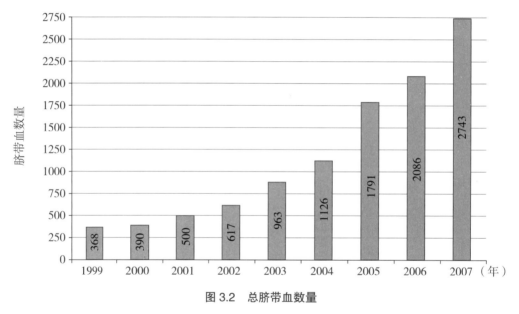

图 3.2　总脐带血数量

　　国家管理机构和移植中心认识到需要有国际标准来规范脐带血采集、处理、检测、保存、选择和发放。2006 年，Netcord-FACT 出版了第三版《脐带血国际标准》。Netcord 成立于 1998 年成立，是欧洲脐带血库（Eurocord）的国际脐带血库分支机构。Netcord 的使命是，旨在提高脐带血库质量，促进脐带血干细胞同种异体移植的临床应用。Netcord 共有 20 个脐带血库，大多数在欧洲，几乎占全球脐带血库数量的 50%。脐带血库要想成为 Netcord 的活跃成员，除了遵守相关标准外，还要通过 Netcord-FACT 认证。有些脐带血库已经通过该认证，另外一些正在认证过程中。这些标准的主要目标是为了提高脐带血库整个操作过程中的医疗质量和实验室水平，提供高质量的胎盘和脐带血，提高移植成功率。这些标准覆盖范围如下：①脐带血细胞的收集，与收集的方法或地点无关［10，11］；② 根据适用的法律，进行筛查、检测，判断母婴脐带血是否适合捐赠；③脐带血样本处理和存储的整个过程，包括检疫、检测和特征确定；④制备可用于移植的脐带血单位，包括直接移植或是通过查询登记信息进行间接移植；⑤搜索选择合适脐带血过程；⑥脐带血运输过程，包括新鲜脐带血和冷冻脐带血的运输［12，13］。为了符合这些标准，脐带血库必须使用经过验证的方法、用品、试剂和设备；必须具备综合、全面、适当的文档质量管理体系；必须具有受者接受脐带血移植后的后续跟踪流程，监测移植结果。认证程序包括提交书面材料，说明脐带血的收集地点、处理过程和储存设施。Netcord-FACT 每三年需要对其 CBB 成员进行重新认证。

在脐带血库的所有操作方面，如产妇知情同意、收集技术、标签和识别、传染病和遗传病检测、HLA 分型、细胞处理方法、冷冻储存、运输和发放等，已有大量文献。所有这些问题在 Netcord-FACT 标准最新版本（www.factwebsite.org）中进行了详细说明。随着脐带血数量的增加，有必要改善脐带血库的质量管理，进而提高脐带血库的成本效益。脐带血最佳数量应达到多少，目前还不清楚，但是人们认为应达到 9/10 万人这个水平比较合适。大多数脐带血库喜欢收集 70 ml 以上的最大单位脐带血，以获得至少 3×10^7 个 /kg 的有核细胞。如果要求最低细胞量达到 2.3×10^7 个 /kg，脐带血库存量就会从 50 000 增加到 300 000，儿童受体找到合适脐带血的机会就会增加到 19%，成人受体找到脐带血的机会增加到 10%［14，16］。这是因为儿童体重较轻，这增加了获得可提供具有合适细胞数量的供者脐带血的机会。

三、同胞脐带血库

同胞供者脐带血库（sibling donor cord blood banks，SDCBB）项目是针对有造血干细胞移植需要家庭而建立的。这是因为，新同胞与其兄姐具有相同人类白细胞抗原（human leukocyte antigen，HLA）的可能性为 25%，家人和家庭医生一般认为保存新生儿脐带血是一个谨慎的做法，万一有家人发生疾病时，可通过脐带血移植进行治疗，这时脐带血库就派上用场了。目前，同胞脐带血由某个医院收集和冷冻保存后，如果孩子需要通过脐带血移植治疗疾病时，大部分都会在该医院进行。为了统一协调脐带血采集和处理，建立了同胞脐带血库监管程序。一部分家庭会选择在小型医院分娩，但这些医院在提供高质量的 SDCBB 服务方面难度较大。例如，美国奥克兰儿童医院的 SDCBB 就是这种类型的国家脐带血库项目［17，18］。国家综合性 SDCBB 项目有关的操作规程和医疗政策已经建立。

对 SDCBB 服务的需求量，虽然远远小于无关联脐带血库但数目也相当大。在美国，每年 0 ~ 14 岁儿童恶性肿瘤新发人数约为 5 000，其中约 40% 为造血系统恶性肿瘤［19，20］。美国奥克兰儿童医院 SDCBB 项目登记的脐带血来源就符合这一流行病学特征；半数的脐带血由造血系统恶性肿瘤患儿的家庭捐献。当家庭中有孩子患有地中海贫血或镰状细胞病等这样的先天性疾病时，相关脐带血库的成本效益会非常好，同源 HLA 同胞脐带血移植成功率为 90%。目前，SDCBB 已经收集到 2 531 份脐带血，镰状细胞病患者同胞占 28%，地中海贫血患者同胞占 5%，其他遗传病患者同胞占 15%，以及恶性肿瘤患者同胞占 51%。脐带血移植病例达 107 例，其中地中海贫血患者占 24%，镰刀细胞病患者占 21%，恶性疾病患者占 33%，其他遗传病患者占 22%，这些移植病例所使用脐带血量占全部库存的 4%。

四、同源自体脐带血库

公共脐带血收集 UCB 旨在为血液病患者（相关或无关同种异体移植）提供脐带血，而私人脐带血库旨在为供者将来使用（同源自体移植）。大多数商业性质的脐带血库都会列出在未来再生医学领域需要使用不成熟干细胞治疗的很多疾病。截至 2008 年 11 月，全球范围内私人性质的脐带血库超过 100 家，存储脐带血数量约为 100 万单元，可在脐带血网站（www.parentsguidecordblood.org）进行查询。

公共性质的脐带血库因公共资金不足而发展受限。从经济角度来看，私人脐带血库的库存量说明了家长的需求，家长愿意为这种服务付费，而公共脐带血库的库存量说明了国家为其公民提供医疗卫生服务的情况。全球 75% 的脐带血由私人脐带血库保存持有，这种供需失衡会导致公共脐带血库需要依靠私人脐带血库的库存来满足需求。在欧洲，法国和意大利是不允许建立私人脐带血库的；与之相反，比利时、英国和德国等国家，私人脐带血库发展迅速。私人脐带血库在亚洲、澳大利亚和美国也发展迅猛。自 2000 年以来，美国三大私人脐带血库库存量发展迅速，每年以约 40% 的速度增长。

以同源自体移植为目的的商业 CBB，其科学价值以及商业 CBB 与公共 CBB 的竞争引发了许多伦理问题 [19, 21]。冷冻储存供自体移植的脐带血数量尽管很大，但仅有 1 位急性白血病患儿进行脐带血同源自体移植，用于治疗急性白血病 [22]。欧盟科学技术伦理小组（European Union Group on the Ethics of Science and Technology）在 2004 年脐带血库伦理的报告中指出，准父母为孩子保存同源自体脐带血，为将来很多疾病的治疗提供生物方面的保证，伦理小组对这种做法表示关注，但目前这种做法的有效性还没有医学上的证据。

世界骨髓捐献者协会（World Marrow Donor Association，WMDA）和其他国际组织对自体脐带血存储表示关注，并提出以下建议：①鼓励公众捐献脐带血；②使用自体脐带血的可能性很低，而且很难量化——20 岁以前使用到自体脐带血的可能性为 0.0005% ～ 0.04%。以美国为例，如果自体脐带血移植适应证在未来 70 年内变化不大的话，人一生使用自体脐带血移植的可能性为 1/400；③人们对可用于再生医学冷冻保存脐血干细胞的含量和活力表示担忧；④目前还没有数据证实自体脐血细胞优于成人细胞。脐血间充质细胞与成人骨髓间充质细胞无明显差异。

随着家庭脐带血库的快速发展以及干细胞在再生医学方面的深入研究，Netcord-Eurocord 认为需要制定标准，确保家庭脐带血库的质量，并提出家庭脐带血库的质量标准应该与无关联脐带公共血库的标准应该是一样的，这意味着脐带血需要进行血清学、细胞数目、HLA 型等分析；另外，父母提供的资料必须是真实有证据，且没有误解的。为了满足这一日益增长的需求，公共私人脐带血库的几种模式正在研究中。

第三节　Netcord 组织：标准和指南

Netcord 为脐带血库制定了一套详细标准，已作为造血细胞治疗认证基金会（Foundation for Accreditation of Hemopoietic Cell Therapy，FACT）（美国）的认证标准。该标准包括各个国家监管和国际监管方面的内容。另外，目前已采用最新互联网技术，建立了联合系统（www.netcord.org），根据组织相容性和有核细胞的数量，在平均 48 小时内来找到合适的脐带血单位。

一、指南说明

第三版《2006 年 Netcord-FACT 脐带血收集、处理、检测、储存、筛选和发放国际标准》（2006 of Netcord-FACT International Standards for Cord Blood Collection, Processing, Testing, Banking, Selection and Release）是 Netcord 和 FACT 共同制定的脐带血使用相关标准。本标准附有一份指导手册，可在 FACT 网站直接查阅 [7, 8]。这些标准尽可能在循证、协商一致的基础上制定，旨在提高脐带血库各个操作阶段的医疗质量和改进实验室实践操作，最终产生持续高质量的可用于移植的脐带血单位。

该标准主要分为以下几个部分：A——脐带血库（CBB）质量管理；B——脐带血库操作标准；C——脐带血供者管理和收集标准；D——脐带血处理标准；E——脐带血筛选和发放标准。

脐带血库包括由一位脐带血库主管领导的综合小组，负责脐带血收集、处理、检测、储存、筛选和发放。脐带血库、所有脐带血收集机构及处理机构在进行相关活动时，都应该遵循相关法律，地方和国家许可或登记要求，以及 Netcord-FACT 标准。

二、脐带血库实际操作方面

（一）知情同意

脐带血和胎盘血一般不需要经过许可同意就可以使用，然而，如果需要对母亲和脐带血进行检测，必须征得母亲同意。早在孕妇分娩之前就应该让孕妇知晓脐带血要用于同种异体移植，且应事先进行知情同意程序。通过仔细采集病史，排除有高风险传播传染病或基因疾病的供者。进行基因和传染病检测时，要通知孕妇及其家属。捐献是免费匿名的，不允许将细胞收回供自体使用。

（二）收集技术

可通过两种方式来收集脐带血：第一种是在产房，当胎盘还在子宫内时，收集脐带血；第二种是胎盘排出体外后，在另外一个房间收集脐带血。第一种收集方法是由产科医生或助产士在产房进行，该方法的优势在于可以早期夹住脐带并立即开始收集脐带血，获得的细胞量通常比较多；然而，这会干扰正常的分娩过程，可行性差。分娩后采集脐带血更容易，可由指定人员进行；但是收集的脐带血量通常比较少，发生细菌污染和凝血的风险增加。

（三）传染病检测

需要对母亲血液进行梅毒和病毒检测［包括人体免疫缺陷病毒（HIV）、乙型肝炎病毒 (HBV)、丙型肝炎病毒 (HCV) 和巨细胞病毒（CMV)］。在一些国家，母亲还要检测 Ⅰ型人类 T 淋巴细胞性病毒（HTLV-Ⅰ）和弓形虫病。大多数情况下，不需要立即对脐带血进行病毒学检测；确切来说，将脐带血小样本单独冷冻后，当需要移植时，在移植前再进行检测。一些脐带血库，先对脐带血进行检测，待分娩 3～6 个月后，再对母亲进行确认检测。这将大大降低病毒传播的风险。脐带血供者中这些风险估计值可能更高，因为与常规全血捐献者不同，脐带血供者只提供一次脐带血。细菌感染也是一个重要问题，但随着收集人员专业知识和技能的增加，细菌污染的发生率会下降。当脐带血用于移植时，所有标本都需要进行厌氧菌和需氧菌的细菌培养，然后将检测结果交给移植医生。

（四）遗传病学检测

要根据供者的家族史以及随访情况来确定是否需要进行遗传病学检测。脐带血的遗传病学检测费用较高，因此，就遗传病学检测的类型以及数量还未达成真正共识。此外，也有一些人担心，将遗传学检测结果告知供者家属，健康供者可能会为没有临床意义的遗传病阳性诊断结果感到烦恼。

（五）HLA 分型

HLA 分型是在脐带血的基本分类。通常情况下，根据低分辨等位基因分型，可以将 HLA 分为 HLA–A 和 HLA–B 抗原，通过 DNA 扩增方法能够发现 HLA–DRB 1。越来越多的脐带血库进行全谱分子高分辨分型，将 HLA 分为 HLA–C、HLA–DQB 1、HLA–DPB 1、某些 HLA–A 抗原、HLA–B 抗原以及其他标记物。一些脐带血库还常规性对母亲进行 HLA 分型，获得单倍型信息，提高脐带血分型的准确性。当进行供者受者配对时，大多数中心对供者和受者都采用高分辨分型方法。

（六）细胞处理

大多数脐带血库在脐带血冷冻保存前都要处理，使其体积减少。很多脐带血库将细胞冷冻保存在可编程的细胞冷冻柜中。脐带血先与 10％ 二甲亚砜（dimethyl sulfoxide，DMSO）混合，然后加入羟乙基淀粉（hydroxyethyl starch，HES）进行沉淀处理，减少体积，去除红细胞。用已经成熟的解冻技术去除红细胞和 DMSO。

干细胞祖细胞含量的测定很重要。几项临床研究结果表明，有核细胞注入量与移植成功有关，还与胎盘重量、采集时间、脐带血处理速度、收集到脐带血的容量和祖细胞含量等有关。脐带血内细胞含量的定量测定往往比较困难。大多数研究都会在细胞解冻前后，通过每千克体重来确定注入有核细胞或单核细胞数量。大部分实验室通常会进行常规流式细胞仪分析，测定 CD 34+ 细胞的数量，但这些结果的可重复性较差。其他实验室使用克隆形成分析来测定粒细胞–巨噬细胞集落形成单位（granulocyte–macrophage colony–forming units，CFU–GM）的数量。不同实验室测量方法不同，测量结果也会有很大差异，这就解释了为什么量化一直是一个问题。大量研究结果显示有核细胞数量、CD34+ 细胞数量、CFU–GM 数量与移植成功率有关。推荐注入量为：有核细胞 $\geqslant 3 \times 10^{7}$ 个 /kg；CD34+ 细胞 $\geqslant 2 \times 10^{5}$ 个 /kg。

（七）冻存与储藏

无关联脐带血收集完成的 48 小时内就应该冷冻保存，脐带血处理仅限于简单稀释和去除过多红细胞和血浆。使用试剂和（或）设备的任何其他处理都需要经过有关政府机构批准后才能进行。在冷冻保存之前，至少要获得无关联同种异体、定向同种异体和同源自体性的小份参考样本。

准备至少两份参考样本，每份样本含量至少 100μl，每份密封后完整地贴在冷冻袋上。每小份样本都能够代表其对应的脐带血。在进行脐带血初始查询时，应使用一小部分样本进行配型检测、细胞活力检测和（或）效能分析。用于细胞活力或效能检测的细胞样本应储存在 –150℃ 以下。细胞样本在 –150℃ 以下的液氮中保存时，要对冰柜情况进行定期检查，确保细胞样本在适当温度下保存。非用于细胞活力检测的其他细胞样本保存在 –70℃ 以下。另外，每份脐带血还要至少保存两个样本，保存与小瓶或相邻节段内，每份样本有核细胞含量为（1～2）$\times 10^{6}$ 个。

在脐带血收集前后 7 天内要从母亲身体上获得以下参考样本：从母亲获取至少两份无肝素化的血清和（或）血浆样本，每份至少 1.8 ml，在 -70℃以下保存。脐带血应采用程控降温法进行冷冻保存。如果使用某种等效程序进行冷冻保存时，应验证这种冷冻保存法能够使有核细胞保持等效复原的能力和活力。

冷冻保存标准操作规程（cryopreservation standard operating procedures）规定记录每份脐带血时，需要含有下列信息：所有有核细胞浓度范围、冷冻保护剂、最终浓度以及冷冻前细胞暴露持续时间。

所有脐带血都应该处于待验存储状态，直到脐带血库主管或指定人根据适当的法律，在了解母亲传染病病史、其他病史资料、母亲检测结果以及脐带血不孕症检测结果的基础上，批准允许后才可能让脐带血离开待验状态。当脐带血离开待验状态，进入永久储存状态时，应更新记录。

如果脐带血或母亲样本传染病检测结果为阳性或是不确定，应该对无关联同种异体脐带血进行传染病检测。

处理结束后冷冻前的每一份脐带血最终样本都要进行以下检测：有核细胞总计数、有核红细胞计数和 CD34 细胞总计数。通过 TNC、CD34 细胞和（或）CFU 检测来判断脐带血最终样本的活力和（或）效能。处理结束后到冷冻前，脐带血最终样本要进行一个系统许可的是否有需氧菌、厌氧菌和真菌生长的微生物培养，另外，还要确定 ABO 血型和 Rh 血型，以及人白细胞抗原（HLA）分型，以确定 HLA-A、HLA-B、DRB-1、HLA-C 和 DQB 基因位点。通过 DNA 检测法来确定是 I 类 HLA 抗原还是 II 类抗原。对于无关联同种异体脐带血，在进行脐带血列表查询之前，就应该确定脐带血是 I 类 HLA 抗原，还是 II 类抗原。在脐带血在进入临床程序（clinical program）阶段之前，最低限度应该使用 DNA 高分辨性分子分型法对 II 类 DRB-1 进行分型。

在脐带血应用到临床之前，需要进行脐带血最终样本的血红蛋白病筛查和 CFU 总细胞数检测。

在冷冻保存之前，所有脐带血都要进行分层血细胞计数，确定中性粒细胞、淋巴细胞和血小板各自计数的参数。从应用到临床之前的所有脐带血样本要根据准据法至少进行下面几个传染病检测：人类免疫缺陷病毒 1 型和 2 型、乙型和丙型肝炎病毒、人类嗜 T 淋巴细胞病毒 I 型和 II 型。在脐带血应用到临床时应根据准据法检测梅毒螺旋体和其他致病微生物。

（八）伦理与法律问题

脐带血可以移植给无关联或有关联受者，也可以用于自体移植。对于无关移植来讲，母亲必须意识到这种捐献是匿名的、免费的，而且还要了解如果家人或自己将来需要用到大量脐带血时，不能确保你所捐献的脐带血还保留着可以使用。

第四节　亲缘和非亲缘脐带血移植的临床经验

脐带血库有义务保存完整、足量的关键结果数据，确保程序过程中使用到相关数据，为临床提供安全有效的脐带血。但没有义务为临床项目组提供结果数据，这是可以理解的，但是临床项目组应与之达成共识，获得质量、安全和效果方面的有关数据，至少获得 100 天和 1 年这两个时间点的结果数据。为了获得验证数据，大多数脐带血库会将其数据发送到登记处：欧洲 Euro 和美国 NMDP。所有脐带血库都会使用常见问卷，当脐带血发放后，脐带血库要通知登记处与移植中心联系，收集临床信息，将信息反馈回来。此外，某些登记处（例如：Eurocord）会对适应证、供者选择标准以及与其他造血干细胞来源进行比较分析。这些数据在脐带血移植发展方向方面已被证实至关重要。

国际骨髓移植登记处（International Bone Marrow Transplant Registry，IBMTR）调查结果发现，1998 年后进行干细胞移植的年轻患者（＜ 20 岁）中，有 20% 的干细胞来自脐带血（IBMTR 时事通讯）。在日本，现今有约 50% 的 HSCT 来自无关联脐带血供者。

Eurocord（www.eurocord.org）是一个国际登记处，代表欧洲血液和骨髓移植组（European Blood and Marrow Transplant group，EBMT）进行运作，分为欧洲中心和非欧洲中心（包括 35 个国家的 180 多个移植中心），进行相关联或无关联脐带血移植。Eurocord 与 EBMT 和脐血库国际组织库（Netcord banks）（www.netcord.org）通过密切合作，收集临床数据，并随访跟踪欧洲或非欧洲患者。Eurocord 和 EBMT 每年都要认真进行一次数据库核查，发现重叠和差异的报告数据，以及核查移植中心的依从性。这就能确保 EBMT 中心所有连续移植数据在 Eurocord 数据库中也有登记和记录。对于非 EBMT 中心而言，如果脐带血来源于 Netcord 脐带血库，那么也要向 EBMT 报告脐带血移植。通过标准化问卷来收集有关患者、疾病特征和移植结果方面的数据。提交的数据要由两名医生进行核查，并进行计算机化错误检查，确保数据质量。为了满足对移植质量的要求，Eurocord 要定期向脐带血库提供结果数据，进行 Fact Netcord 认证。美国国家骨髓捐赠项目组（National Marrow Donor Program，NMDP）和国际骨髓移植研究中心（Center for International Bone Marrow Transplant Research，CIBMTR）签署了一项协议，分享欧洲和美国的数据结果。

这项合作之后，从 1988 年至 2008 年 10 月，共有 233 个欧洲移植中心和 197 个其他国家移植中心向 Eurocord 登记处进行了报告，脐带血移植例数达 4 875 例，其中有关联供者移植为 502 例（大多数 HLA 相同的同胞供者），主要为恶性和非恶性疾病儿童患者提供治疗。无关联供者移植为 4 783 例，其中包括 2 901 个儿童，1 882 个成人。在过去 3 年中，向 Eurocord 报告的无关联 UCBT 病例数以每年 300 多个的速度增加。自 2004 年以来，脐带血移植的成人数量已经超过了儿童人数（Eurocord 登记处未公布数据）。

为了促进信息交流，Eurocord 平台（www.eurocord-ed.org）最近推出了一项题为《CME 在线项目》的脐带血技术和移植方面的新项目，可供用户在方便的时间进行查询，或利用这个学习工具了解科学、技术、临床、规范等方面的信息。另外，该平台易于操作且语言便捷。

Eurocord 登记处有关脐带血移植的临床结果显示，脐带血移植已用于治疗多种遗传学、血液学、免疫学、代谢性和肿瘤方面的疾病。

细胞量和 HLA 对移植结果的影响

与骨髓相比，脐带血的主要优势之一就是脐带血中淋巴细胞同种异体反应性低，因此，在进行有关联或无关联移植时，急性和慢性移植物抗宿主病发生风险很低。优化脐带血供血选择可进一步改善无关联脐血移植的效果。Eurocord 登记处通过对 550 名接受脐带血移植的血液恶性肿瘤患者进行分析研究，评估有核细胞（NC）剂量和 HLA 差异性与 UCBT 效果之间的关系。多因素分析了与恶性肿瘤预后相关的因素，如表 3.4 所示。

表 3.4　会改善恶性疾病患者预后的因素（多因素分析）

中性粒细胞移植	血小板移植
HLA 6/6 或 5/6 早期和中期疾病 注入细胞数量 $> 2 \times 10^7$/kg	HLA 6/6 或 5/6 早期和中期疾病 注入细胞数量 $> 2 \times 10^7$/kg CMV 血清学阴性患者
移植相关死亡率	复发
HLA 6/6 或 5/6 早期和中期疾病 注入细胞数量 $> 2 \times 10^7$/kg	HLA 4/6 或 3/6 早期和中期疾病

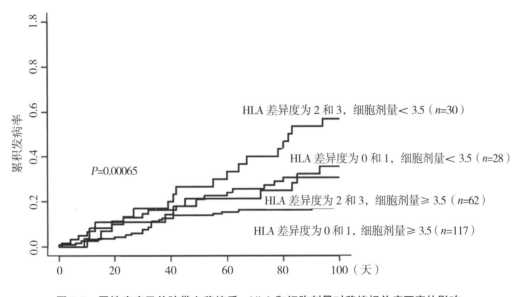

图 3.3　恶性疾病无关脐带血移植后，HLA 和细胞剂量对移植相关病死率的影响。

目前建议选择：

（1）脐血单位 HLA 差异度 ≤ 2 个，有核细胞 $> 3 \times 10^7$ 个/kg 或 CD 34 细胞 $\geqslant 2 \times 10^5$ 个/kg 的脐带血单位。

（2）在排斥反应发生风险较高的非恶性疾病中，应增加剂量，避免使用有核细胞数量 $< 3.5 \times 10^7$ 个/kg 或 HLA 差异度 $\geqslant 2$ 个的脐带血。如果找不到符合这些要求的脐带血，可以找两份脐带血，让有核细胞总量 $\geqslant 3 \times 10^7$ 个/kg，且这两份脐带血与患者之间 HLA 差异度 $\leqslant 1$ 个。

这些数据有力地说明，对于无关联需要 BM 移植的儿童患者来讲，如果能找到有匹配的 UCB，也可以使用 UCB 作为干细胞来源，这为同时寻找 BM 和 UCB 无关联供者提供了证据支持。最终是选择 BM 还是 UCB 无关联供者，是根据移植的紧迫性以及细胞剂量和 HLA 匹配程度等这些 BM 和 UCB 无关联供者特征来决定的。对于那些需要紧急移植的儿童来说，通常 3 个月内就要移植，选择 UCB 更好。此外，为了找到更匹配的 CB 移植物，脐带血库应该增加库存。

对 4 项比较研究和一项荟萃研究进行了综合分析，结果表明：①如果成人患者找不到 HLA 匹配的骨髓移植物，当脐带血内含有较多细胞时，成人患者可以选择该脐带血作为同种异体干细胞来源。②无关联供者的 UCB 尽管 HLA 匹配度差。但是，对于患有血液恶性肿瘤的成人患者来讲，UCB 能够为这类患者提供一种选择，就像儿童患者一样，可以同时开始搜寻无关供者的 BM 和 UCB，尤其是对于患有急性白血病患者来讲，时间因素很重要。

第五节　结　论

脐带血已成为另一种造血干细胞移植非常好的来源。虽然还有许多问题仍然不清楚，需要更多临床经验来确定 UCBT 的相对优点（与 BMT 相比），但是，现存所有的数据都表明，对于血液恶性肿瘤或非恶性疾病的儿童和成人患者而言，当找不到与 HLA 匹配的 BM 无关联供体时，无关联供者 UCBT 也是一个可接受的选择。干细胞移植物的选择与移植的迫切性、细胞数量和 HLA 差异度有关。我们希望通过增加高质量的脐带血数量、改进当前的研究方法和不断积累移植中心 UCBT 方面的经验来改善移植效果，为更多有移植需求的人提供更好的治疗。

参考文献

［1］Gluckman E, Broxmeyer HE, Auerbach AD et al. Hematopoietic reconstitution in a patient with Fanconi's anemia by means of umbilical-cord blood from an HLA-identical sibling [J]. N Engl J Med. 1989, 321:1174－1178.

［2］Barker JN, Krepski TP, DeFor TE, et al. Searching for unrelated donor hematopoietic stem cell grafts: availability and speed of umbilical cord blood versus bone marrow [J]. Biol Blood Marrow Transplant. 2002, 8:257－260.

［3］Frassoni F, Podesta M, Maccario R, et al. Cord blood transplantation provides better reconstitution of hematopoietic reservoir compared with bone marrow transplantation [J]. Blood. 2003, 102:1138－1141.

［4］Rocha V, Wagner JE, Sobocinski KA, et al. Graft-versus-host disease in children who have received a cord blood or bone marrow transplant from an HLA-identical sibling [J]. N Engl J Med. 2000, 342:1846－1854.

［5］Cairo MS, Wagner EL, Fraser J, et al. Characterization of banked umbilical cord blood hematopoietic progenitor cells and lymphocyte subsets and correlation with ethnicity, birth weight, sex, and type of delivery: a cord blood transplantation (COLBT) study report [J]. Transfusion. 2005, 45:856 – 866.

［6］Ballen KK, Kurtzberg J, Lane TA, et al. Racial diversity with high nucleated cell counts and CD34 counts achieved in a national network of cord blood banks [J]. Biol Blood Marrow transplant. 2004, 10:269 – 275.

［7］Wernet P. The Netcord inventory and use [R]. 2008, Available at: https://office.de.netcord. org/inventory.gif.

［8］International Standards for cord blood collection, processing, testing, banking, selection, and release [M]. 3rd edition. Foundation for the Accreditation of Cellular Therapy. 2006.

［9］NETCORD CBB. NETCORD CBB Guidance Manual[C]. Guidance derived from meetings with the Scientific Experts Committee and the European Commission. 2008.

［10］Rubinstein P, Dobrila L, Rosenfield RE, et al. Processing and cryopreservation of placental/umbilical cord blood for unrelated bone marrow reconstitution [J]. PNAS. 1995, 92:10119 – 10122.

［11］Jones J, Stevens CE, Rubinstein P, et al. Obstetrics predictors of placental/umbilical cord blood volume for transplantation [J]. Am J Obstet Gynecol. 2003, 188:503 – 509.

［12］Rebulla P, Lecchi L, Porretti L, et al. Practical placental blood banking [J]. Transfusion Medicine Reviews. 1999, 13: 205 – 226.

［13］Solves P, Mirabet V, Planelles D, et al. Influence of volume reduction and cryopreservation methodologies on quality of thawed umbilical cord blood units for transplantation [J]. Cryobiology. 2008，56:152 – 158.

［14］Kodera Y .The Japan marrow donor program, the Japan cord blood bank network and the Asia blood and marrow registry [J]. Bone Marrow Transplant. 2008 42(1):56.

［15］Davey S, Armitage S, Rocha V, et al. The London Cord blood Bank: analysis of banking and transplantation outcome [J]. Br J Haematol. 2004 125:358 – 365.

［16］Howard DH, Meltzer D, Kollman C, et al. Use of cost effectiveness analysis to determine inventory size for a national cord blood bank [J]. Med Dec making. 2008, 28:243 – 253.

［17］Reed W, Smith R, Dekovic F, et al. Comprehensive banking of sibling donor cord blood for children with malignant and non malignant disease [J]. Blood. 2003, 101:351 – 357.

［18］Lubin B, Shearer WT. American academy of pediatrics Section on Hematology/Oncology. Cord blood banking for potential future transplantation [J]. Pediatrics, 2007, 119:165 – 170.

［19］ASBMT position statement. Collection and preservation of cord blood for personal use [J] .Biol Blood Marrow Transplant. 2008, 14:364 – 362.

［20］Ballen KK, Barker JN, Stewart SK, et al. Collection and preservation of cord blood for personal use [J]. Biol Blood Marrow Transplant. 2008, 14:356 – 363.

［21］Sullivan MJ. Banking on cord blood stem cells [J]. Nat Rev Cancer. 2008, 8:554 – 563.

［22］Hayani A, Lampeter E, Viswanatha D, et al. First report of autologous cord blood transplantation in the treatment of a child with leukemia [J]. Pediatrics, 2007, 119:296 – 300.

［23］Gluckman E, Rocha V, Boyer–Chammard A, et al. Outcome of cord blood transplantation from related and unrelated donors [J]. Eurocord Transplant Group and the European Blood and Marrow Transplantation Group. N Engl J Med. 1997, 337:373 - 381.

［24］Rubinstein P, Carrier C, Scaradavou A, et al. Outcomes among 562 recipients of placental-blood transplants from unrelated donors [J]. N Engl J Med. 1998 339:1565 - 1577.

［25］Wagner JE, Barker JN, DeFor TE, et al. Transplantation of unrelated donor umbilical cord blood in 102 patients with malignant and nonmalignant diseases: influence of CD34 cell dose and HLA disparity on treatment-related mortality and survival [J]. Blood. 2002, 100:1611 - 1618.

［26］WMDA. World marrow donor association guidelines for use of HLA nomenclature and its validation in the data exchange among hematopoietic stem cell donor registries and cord blood banks [J]. Bone Marrow Transplant. 2007, 39:737 - 741.

［27］Kamani N, Spellman S, Hurley CK, et al. State of the art: HLA matching and outcome of unrelated donor unrelated donor umbilical cord blood transplants [J]. Biol Blood Marrow Transplant 2008, 14:1 - 6.

译者：梁昭　校译：王政禄

第四章　角膜库

角膜是最早使用的移植物之一，长时间保存也不会影响其结构与功能。1905 年，Eduard Zirm 首次成功进行了全层角膜同种异体移植［1］。他将儿童供者的角膜摘除后，立刻移植给双眼被石灰烧伤的农场工人，且预后良好。当时，人们认为从已故供者身上获取的组织对受者是有害的，而且没有良好的保存方法来保存组织。但 Zirm 的成功令人瞩目。目前，角膜通常储存在眼库，且保存时间长达 4 周，并在世界各地都有眼库分布，方便为择期移植手术提供移植物。美国每年进行约 35 000 例角膜移植，欧洲每年进行 55 000 例。迄今为止，角膜是眼部组织中最常见的移植物，巩膜和角膜缘组织也可分别用于眼表重建手术和眼表疾病，冷冻保存的羊膜也用于治疗眼表疾病［2，4］。

第一节　眼球捐献

通常在供者死亡后 24 小时内获取眼球组织。在英国，通常使用一次性无菌器械进行眼球摘除术；但是，在其他一些国家，仅获取保留 2 ～ 4mm 角巩膜缘的原位角膜组织（角膜巩膜盘），保留眼球的其余部分。进行眼球摘除或获取原位角膜组织后，要恢复供者外貌，这也是眼球捐赠程序的最后一步。

由于角膜组织不含血管，因此角膜移植的供体选择标准不同于其他类型的组织。因此，部分肿瘤患者（排除血液肿瘤和眼部恶性肿瘤患者），感染和菌血症供者的角膜是可以用的。角膜缘组织和巩膜组织富含血管，其排除标准与其他组织类似。角膜移植中，只要角膜内皮细胞数量充足，角膜供者可不设置年龄上限。

第二节　角膜移植

角膜是眼球最外层的组成部分，并在角巩膜缘处与巩膜连接在一起。角膜组织十分坚韧，既能承受眼内压，又能保护眼内精密结构。人类角膜厚度约 0.55 mm，外前表面由 5 ～ 7 个细胞厚度的复层上皮覆盖，后内表面由紧密连接的单层内皮细胞覆盖（见图 4.1）。大部分角膜由胶原基质构成，胶原基质内含有成纤维细胞，即角化细胞。

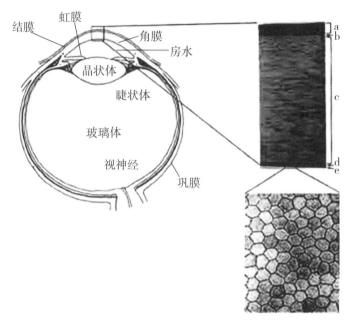

角膜重要组成部分：a：上皮细胞层；b：前弹力层；c：基质层；d：后弹力层；e：内皮细胞层．

图 4.1　眼球、角膜及角膜内皮细胞形态。

后表面内皮细胞呈紧密马赛克样排列，主要为六角形细胞［41］

角膜是眼球的主要屈光介质，其功能主要取决于角膜的透明度［5］。正常角膜可以透过光谱中 86% ～ 94% 的光。如此高的透明度是基质层胶原纤维束规则排列的结果［6］。这些纤维相互平行排列成片状，交织排列，延伸至整个角膜。蛋白聚糖带负电荷会将房水和溶质吸引到基质中。在没有血管供养的情况下，这种溶质流入对角膜基质细胞的营养非常重要。正常情况下，流入的液体受到内皮细胞阻挡，内皮细胞具有被动屏障（尽管有渗漏）和主动离子泵（主要是碳酸氢盐）的作用，将液体从基质泵到房水，使液体流出，控制基质水化［7, 8］。如果内皮细胞屏障或离子泵遭到破坏，基质就会发生水肿，透明度下降。人类内皮细胞增殖能力有限，内皮细胞密度会随着年龄的增长而不断下降［9］。

在英国，大约 40% 的角膜移植是为了治疗内皮细胞疾病，包括 Fuchs 内皮营养不良和大疱性角膜病变，后者主要是由眼科手术导致。另一个主要移植指征是角膜形状改变引起的严重视力损害。角膜基质疾病，如圆锥角膜，其特征是角膜逐渐变薄，表面呈圆锥样突起。移植的其他指征包括感染（如单纯疱疹病毒性角膜炎）、瘢痕、混浊以及越来越多的再次移植。

在全层穿透性角膜移植术 (penetrating keratoplasty, PK) 中，病变角膜盘直径一般为 7.5mm，包括上皮细胞层、基质层和内皮细胞层，全层角膜被摘除后，用相同大小的健康供者的角膜组织来替代（见图 4.2）。若角膜只有部分病变，则取部分厚度的角膜组织（板层角膜移植术）来替代，而不是全三层［10］。角膜内皮移植术（endothelial keratoplasty，EK）是将病变内皮细胞用供体内皮细胞替代，供体内皮细胞层附着在约 150μm 厚度的薄层基质层或是角膜后弹力层上。与 PK 相比，EK 术后视觉恢复速度快、散光发生风险少。散光是 PK 术后常见的并发症。然而，现有研究尚不确定 EK 的长期存活时间是否与 PK 相似。角膜同种异体移植时，完整功能的内皮细胞层对于 PK 和 EK 来讲都十分重要。因此，角膜同种异体移植中，充足的内皮细胞数量和良好的细胞形态很重要。

深板层角膜移植术（deep anterior lamellar keratoplasty，DALK）是一种治疗圆锥角膜的方法，该方法可替代 PK，其优势在于患者自己健康的内皮细胞不会被替代。其他前板层移植物可用于替代疤痕或不透明基质组织。显然，用于这类同种异体移植的供体角膜对内皮细胞质量没有要求。但是，为了防止手术过程中医生剥离病变板层角膜组织时发生意外穿孔突破前房，而调整为 PK，用于 DALK 的角膜通常要求内皮细胞正常。

穿透性角膜移植是一种全层厚度的角膜移植，将患者中央的病变角膜组织（直径一般为 7.5mm）移除，用供体角膜组织代替。如果患者角膜内皮细胞正常，仅基质变形和变薄，可选择深板层角膜移植术，保留患者的内皮细胞层。对于内皮疾病患者来讲，可将薄层基质上或后弹性力层上健康的内皮细胞来替代病变内皮。

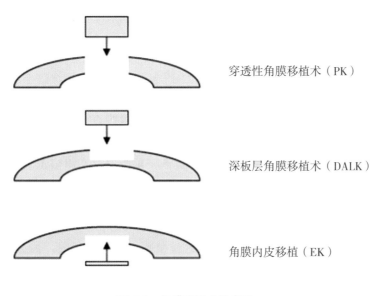

穿透性角膜移植术（PK）

深板层角膜移植术（DALK）

角膜内皮移植（EK）

图 4.2　角膜移植术的类型

第三节　角膜贮存

低温和器官培养是保存角膜的两种主要方法。过去冷冻保存用的非常少，目前也很少使用，并且仅用于紧急移植来挽救眼球，而不是为了改善视力 [11]。

一、低温

直到 20 世纪 30 年代，Filatov 首先使用从死者身上获得的角膜，他们将眼球从死者身上摘取后放置在冰冷的容器中（湿房）数天 [12]。直到 20 世纪 70 年代初，才有了新的保存方法，即从眼球上原位获取角膜巩膜盘，将其保存在含有 5% 右旋糖酐的组织培养基（McCarey-Kaufman 培养基，M-K 培养基）中［13］。在 4℃ 的冷藏条件下，角膜在组织培养基中可以保存 2～4 天，而湿房仅能保存 24～48 小时。

低温储存的基本原理是，随着温度的下降，化学反应速率降低。温度每下降 10℃，生物反应速率下降 2～3 倍，这意味着细胞在 4℃ 下的能量需求明显低于常温时的能量需求。然而，低温储存期内供体质量也是受一定因素影响［14］。代谢只是降低了能量需求而不是完全抑制，像 ATP 这样的高能量化合物仍然有能量需求。在低温下，细胞产生 ATP 的能力下降，导致高能化合物整体水平下降。离子泵也受到抑制，导致离子平衡发生改变，引起细胞水肿和细胞酸中毒。芬顿（Fenton）反应中，膜脂可能发生相变化，也会导致活性氧（ROS）的产生。

目前最常用的低温培养基是 Optisol 角膜保存液［15, 16］。该培养基主要是右旋糖酐和硫酸软骨素来控制基质水化，可以让储存时间长达 14 天；然而，由于上皮细胞保存不佳，大部分角膜库储存角膜时间在 7～10 天。目前还有其他培养基，为低能量的细胞代谢、对抗 ROS 损伤和细胞膜修复提供营养支持［17, 19］。

二、器官培养

20 世纪 70 年代初，美国首先使用角膜器官培养基来保存角膜，该培养基是在皮肤培养基技术基础上开发出来的 [20, 21]。但是，由于复杂性、储存过程中会发生基质水肿以及细菌和真菌污染等潜在问题，北美眼库更倾向于将角膜放入 M-K 培养基中进行低温储存。另外，这项技术在丹麦得到了进一步的发展，欧洲许多眼库选择该方法来储存角膜［22, 25］。

该储存方法的一个关键因素是从眼球上获取角膜巩膜盘之前，先用无菌生理盐水冲洗，然后用聚维酮碘（povidone-iodine，PVP-I）溶液浸泡［26］。最后将角膜巩膜盘悬浮在器官培养基里，储存时间可达 4 周。在英国，角膜保存在伊格尔（氏）最低必需培养基中，该培养基中的伊格尔盐包括 26 mM 碳酸氢钠、HEPES 缓冲液、2% 胎牛血清、抗生素（青霉素和链霉菌）和抗真菌药物（两性霉素 B）［27］。在器官培养期间，培养基成分足以维持上皮和内皮的完整性，所以不必更换培养基［28］。另外，有些眼库每隔 1 或 2 周更换一次角膜培养基，这样会延长角膜组织的保存期，长达 7 周［29］。用于保存角膜的器官培养基有多种，但临床效果都相似。最近，有人将血清和动物源性的成分去除后，同样取得了很好的结果［30］。

在英国，角膜在器官培养基中存放 7 天后，需要取培养基样本，进行细菌和（或）真菌污染检测。在移植前 3 天，用台盼蓝染色剂对角膜内皮细胞进行染色，低渗蔗糖会使细胞边界可见，在光镜下进行观察，以发现死亡或缺失的内皮细胞。

在英国，用于 PK 或 EK 的内皮细胞最低密度为 2 200 个 /mm^2（见图 4.3）。将角膜转移到含有 5% 右旋糖酐的器官培养液中，以减轻器官培养过程中出现的基质水肿。24 小时后，取培养基样品进行微生物检测，然后将角膜送往受者医院。角膜植片可在右旋糖苷培养基中保存 4 天。

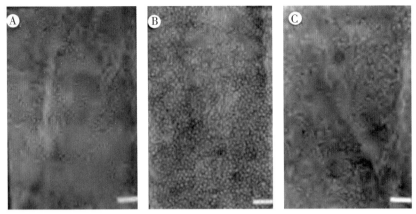

在器官培养基内培养一段时间后，用台盼蓝和低渗蔗糖进行染色（小节 =100μm）。

（A）18岁供者保存23天后的角膜，细胞密度＞3 000 个 /mm²。（B）75岁供者的保存29天后的角膜，细胞密度＞2 500 个 /mm²。（C）84 岁供者的保存26天后的角膜，细胞密度＜1 000 个 /mm²（不适合进行全层角膜移植或内皮性角膜移植）。（转载自 Armitage［42］）

图 4.3　角膜内皮细胞检测实验

　　角膜在器官培养基保存过程中，会因微生物污染而失去效用，供者死因是主要影响因素［27］。事实上，几乎进入眼库的所有眼球都会携带有细菌和（或）真菌，这是眼睛失去泪膜和眨眼功能造成的，但眼球上携带多少微生物与供者死因有关。死于感染的供者，其角膜在器官培养过程中受到污染的风险更大。就角膜内皮细胞是否能够达到 PK 或 EK 的最低标准而言，主要影响因素是供者年龄。60 岁以下时，大约 10% 的角膜达不到最低内皮细胞密度标准（2 200 个 /mm²），但 80 岁以上时，有超过 30% 的角膜达不到最低内皮细胞密度标准［27］。

　　在英国，应用器官培养储存的角膜施行 PK 术的 5 年存活率为 70%（95% CI 68 ～ 72））［31］。移植指征对角膜植片的存活率影响最大，圆锥角膜的存活率为 91%，而大疱性角膜病的存活率不到 60%。目前未发现影响角膜植片存活的供体因素或保存因素，这表明供体选择标准、保存时间和内皮细胞评估都是合适的。这些临床随访数据能够直接验证器官培养方法的有效性（未公布结果，基于 NHS 血液移植数据分析）。

第四节　角膜缘干细胞

　　角膜上皮细胞层构成了角膜前表面的保护性屏障。角膜上皮细胞层和泪膜构成了光滑的角膜前表面，这对光的透过和维持正常视觉至关重要。与内皮细胞不同，上皮细胞是不断更新的。位于角膜缘上皮上的慢循环干细胞会发展为过渡性放大细胞（transient amplifying cells，TAC），这些细胞汇聚在角膜上皮基底层，在此处进行分裂，维持上皮细胞数量处于一定水平［32, 33］。当 TAC 分裂时，分裂细胞会向前移动，变成有丝分裂后，最终形成由终末分化细胞构成的浅层组织。角膜缘干细胞发生障碍时，会导致上皮丧失完整性，而引起眼表疾病，这种疾病十分痛苦，而且难以治疗，最终导致严重视觉障碍。通过角膜移植来恢复这种原因导致的视力障碍几乎不可能成功。这种角膜缘干细胞缺乏症（limbal stem cell deficiency，LSCD）通过角膜缘组织移植，或是将体外扩增的角膜缘组织移植到眼表面，进行治疗[34]。

如果角膜缘干细胞缺乏症是单侧的，从另一只健康眼睛获取角膜缘干细胞进行自体移植，成功率最高。一个小的角膜缘活检组织也可以作为干细胞来源，这些干细胞可以在纤维蛋白膜或羊膜这类支撑物上进行体外扩增[34]。如果角膜缘干细胞缺乏症是双侧的，那么可以选择同种异体角膜缘组织或细胞进行移植，但这需要采取免疫抑制措施，抑制同种异体移植排斥反应，但是即便如此，目前没有证据表明这种同种异体移植细胞能够长期存活下来[35]。另外，正在研究其他来源的自体细胞（如口腔黏膜细胞）是否能够用于该移植[36]。

尽管移植角膜缘组织可用于治疗疾病，但是目前还没有一种角膜缘上皮干细胞标记物可特异性地用于发现角膜缘上皮干细胞，这种干细胞在角膜缘基底中的比例很小[37]。然而，可用几种免疫组织化学标记物来定位角膜缘干细胞，这些标记物包括阳性染色的转录因子 p63、ATP 结合盒转运体 ABCG2、阴性染色的细胞角蛋白 K3/K12 和阴性染色的连接蛋白 43[33]。虽然角膜缘上皮干细胞在体外已经扩增成功了，但是，目前的研究重点是改进培养技术，例如：避免使用 3T3 滋养细胞、牛血清和其他动物来源的培养基成分[38，39]。干细胞是在羊膜和纤维蛋白膜上扩增的，目前正在研究其他支持物来代替这些膜[40]。

总之，全层角膜移植术仍然是最常见的眼部组织移植手术，但是成分角膜移植也越来越多见，尤其是角膜内皮移植术。角膜缘组织或上皮细胞移植来治疗眼表疾病仍然比较少见，目前研究者仍在进行改善上皮细胞片的培养技术，以及探讨用于自体移植的其他细胞来源，治疗双侧眼表疾病患者。

参考文献

[1] Armitage WJ, Tullo AB, Larkin DFP. The first successful full-thickness corneal transplant: a commentary on Eduard Zirm's landmark paper of 1906 [J]. Br J Ophthalmol. 2006, 90:1222 - 1223.

[2] Tseng SC. Amniotic membrane transplantation for ocular surface reconstruction [J]. Biosci Reports. 2001, 21:481 - 489.

[3] Maharajan VS, Shanmuganathan V, Currie A, et al. Amniotic membrane transplantation for ocular surface reconstruction: indications and outcomes [J]. Clin Exp Ophthalmol. 2007, 35:140 - 147.

[4] Kruse FE, Cursiefen C. Surgery of the cornea: corneal, limbal stem cell and amniotic membrane transplantation [J]. Dev Ophthalmol. 2008, 41:159 - 170.

[5] Kaufman HE, Barron BA, McDonald MB[M].The cornea Boston:Butterworth-Heinmemann. 1998, 3 - 50.

[6] Maurice DM. The cornea and sclera [M]// Davison H. The eye. New York: Academic Press. 1984, 1 - 158.

［7］Dikstein S, Maurice DM. The metabolic basis to the fluid pump in the cornea [J]. J Physiol. 1972, 221:29－41.

［8］Maurice DM. The location of the fluid pump in the cornea [J]. J Physiol. 1972, 221:43－54.

［9］Armitage WJ, Dick AD, Bourne WM. Predicting endothelial cell loss and long-term corneal graft survival [J]. Invest Ophthalmol Visual Sci. 2003, 44:3326－3331.

［10］Alio JL, Shah S, Barraquer C, et al. New techniques in lamellar keratoplasty [J]. Curr Opin Ophthalmol. 2002, 13:224－229.

［11］Armitage WJ. Developments in corneal preservation [M].Reinhard T, Larkin F. Cornea and external eye disease. Berlin: Springer，2008, 101－109.

［12］Filatov VP. Transplantation of the cornea [J]. Arch Ophthalmol. 1935, 13:321－347.

［13］McCarey BE, Kaufman HE. Improved corneal storage [J]. Invest Ophthalmol Visual Sci. 1974, 13:165－173.

［14］Fuller BJ. The effects of cooling on mammalian cells [M]. Fuller BJ, Grout BWW. Clinical applications of cryobiology. Boca Raton: CRC Press. 1991, 1－22.

［15］Lindstrom RL, Kaufman HE, Skelnik DL, et al. Optisol corneal storage medium [J]. Am J Ophthalmol. 1992, 114:345－356.

［16］Smith TM, Popplewell J, Nakamura T, et al. Efficacy and safety of gentamicin and streptomycin in Optisol-GS, a preservation medium for donor corneas [J]. Cornea. 1995, 14:49－55.

［17］Chen CH, Rama P, Chen SC, et al. Efficacy of organ preservation media enriched with nonlactate-generating substrate for maintaining tissue viability: a transplantation study [J]. Transplantation. 1997, 63:656－663.

［18］Serbecic N, Beutelspacher SC. Anti-oxidative vitamins prevent lipid-peroxidation and apoptosis in corneal endothelial cells [J]. Cell Tissue Res. 2005, 320:465－475.

［19］Steinhardt RA, Alderton JM. Poloxamer 188 enhances endothelial cell survival in bovine corneas in cold storage [J]. Cornea. 2006, 25:839－844.

［20］Summerlin WT, Miller GE, Harris JE, et al. The organ-cultured cornea: an in vitro study [J]. Invest Ophthalmol Visual Sci. 1973, 12:176－180.

［21］Doughman DJ, Harris JE, Mindrup E, et al. Prolonged donor cornea preservation in organ culture: long-term clinical evaluation [J]. Cornea. 1982, 1:7－20.

［22］Sperling S. Human corneal endothelium in organ culture. The influence of temperature and medium of incubation [J]. Acta Ophthalmol Scand. 1979, 57:269－276.

［23］Sperling S. Early morphological changes in organ cultured human corneal endothelium [J]. Acta Ophthalmol Scand. 1978, 56:785－792.

［24］Pels E, Schuchard Y. Organ-culture preservation of human corneas [J]. Documenta Ophthalmol. 1983, 56:147－153.

［25］Maas-Reijs J, Pels E, Tullo AB. Eye banking in Europe 1991－1995 [J]. Acta Ophthalmol Scand. 1997, 75:541－543.

［26］Pels E, Vrensen GF. Microbial decontamination of human donor eyes with povidone- iodine:

penetration, toxicity, and effectiveness [J]. Br J Ophthalmol. 1999, 83:1019 – 1026.

［27］Armitage WJ, Easty DL. Factors influencing the suitability of organ–cultured corneas for transplantation [J]. Invest Ophthalmol Visual Sci. 1997, 38:16 – 24.

［28］Crewe JM, Armitage WJ. Integrity of epithelium and endothelium in organ–cultured human corneas [J]. Invest Ophthalmol Visual Sci. 2001, 42:1757 – 1761.

［29］Ehlers H, Ehlers N, Hjortdal JO. Corneal transplantation with donor tissue kept in organ culture for 7 weeks [J]. Acta Ophthalmol Scand. 1999, 77:277 – 278.

［30］Thuret G, Manissolle C, Campos–Guyotat L, et al. Animal compound– free medium and poloxamer for human corneal organ culture and deswelling [J]. Invest Ophthalmol Visual Sci. 2005, 46:816 – 822.

［31］Transplant activity in the UK 2006 – 2007 [R]. NHS Blood and Transplant, 2007.

［32］Pellegrini G, Golisano O, Paterna P, et al. Location and clonal analysis of stem cells and their differentiated progeny in the human ocular surface [J]. J Cell Biol. 1999, 145:769 – 782.

［33］Schlötzer–Schrehardt U, Kruse FE. Identification and characterization of limbal stem cells [J]. Exp Eye Res. 2005, 81:247 – 264.

［34］Rama P, Bonini S, Lambiase A, et al. Autologous fibrin–cultured limbal stem cells permanently restore the corneal surface of patients with total limbal stem cell deficiency [J]. Transplantation. 2001, 72:1478 – 1485.

［35］Williams KA, Brereton HM, Aggarwal R, et al. Use of DNA polymorphisms and the polymerase chain reaction to examine the survival of a human limbal stem cell allograft [J]. Am J Ophthalmol. 1995, 120:342 – 350.

［36］Ang LPK, Nakamura T, Inatomi T, et al. Autologous serum–derived cultivated oral epithelial transplants for severe ocular surface disease [J]. Arch Ophthalmol. 2006, 124:1543 – 1551.

［37］Dua HS, Azuara–Blanco A. Limbal stem cells of the corneal epithelium [J]. Survey Ophthalmol. 2000, 44:415 – 425.

［38］Ahmad S, Figueiredo F, Lako M. Corneal epithelial stem cells: characterization, culture and transplantation [J]. Regenerative Medicine. 2006,1: 29 – 44.

［39］Nakamura T, Ang LPK, Rigby H, et al. The use of autologous serum in the development of corneal and oral epithelial equivalents in patients with Stevens–Johnson syndrome [J]. Invest Ophthalmol Visual Sci. 2006 47:909 – 916.

［40］Chirila T, Barnard Z, Zainuddin, et al. Bombyx mori silk fibroin membranes as potential substrata for epithelial constructs used in the management of ocular surface disorders [J]. Tissue Eng A. 2008, 14:1203 – 1211.

［41］Hogan MJ, Alvarado JA, Weddell JE. Histology of the human eye [M]. Philadelphia: Saunders. 1971.

［42］Armitage WJ. Eye banking [M]// Easty DL, Sparrow JM. Oxford textbook of ophthalmology. Oxford: Oxford University Press. 1999, 1167 – 1171.

译者：马　诚　校译：刘增业

第五章 心脏瓣膜库

第一节 引 言

1962年，唐纳德·罗斯（Donald Ross）在伦敦盖斯医院（Guys Hospital）进行了首例主动脉瓣置换术。此后45年，心脏瓣膜的保存方式发生了重大变化。第一例心脏瓣膜是使用福尔马林、戊二醛、β-丙内酯等化学剂保存，随后十年，开始加用环氧乙烷保存。到60年代主要有两种瓣膜[2, 3]，初期研发出来的人造瓣膜是球笼型机械瓣和侧倾碟瓣，主要用于同种异体移植。70年代开始使用的异种瓣膜多数为猪主动脉瓣[4]，十年后开始使用牛心包制成的瓣膜[5]。与此同时，外科医生试图使用人体组织制造心脏瓣膜，最初应用的是自体阔筋膜[6]，后来又尝试了同源硬脑膜[7]、自体心包和同种异体心包[8]。自2000年以来，真正用于置换的瓣膜只有三种，分别是人工双叶机械瓣膜、猪异种瓣膜（可以是支架式的，也可以是非支架式的）和同种异体瓣膜。目前，75%的同种异体瓣膜用于儿童，15%用于成人先天性心脏手术，剩余的10%用于成人获得性心脏手术，特别是再次手术、细菌性或真菌性心内膜炎患者，同种异体瓣膜的优缺点如表5.1所示。

表 5.1 同种异体瓣膜的优缺点

优 点	缺 点
通过瓣膜口的血流正常，且解剖结构正确	由于捐献率低而无法保证充足数量
不需要采取抗凝措施，较少接受临床治疗（这对于可能怀孕的女性尤为重要）	因抗生素抗感染而不是完全灭菌，发生交叉感染的风险更大
同种异体瓣膜不会对血细胞造成机械损伤，而人工瓣膜有可能	移植手术期间同种异体瓣膜的体外循环时间比人工瓣膜或带支架异种瓣膜的时间长50%
同种异体瓣膜逐渐磨损时，会表现出症状，而人工瓣膜则会突然失去功能	同种异体瓣膜外科技术更复杂
同种异体瓣膜发生术后心内膜的风险较低	因供体年龄较大，其瓣膜会有动脉粥样硬化、纤维化和钙化的可能性
同种异体瓣膜适合移植于儿童和心内膜炎患者	手术时，同种异体瓣膜储存程序和操作准备工作更复杂
尺寸大小完全符合受者。人工瓣膜的直径均大于15mm	虽然同种异体瓣膜受者存活时间更长，但同种异体瓣膜比人工瓣膜寿命短

第二节　选择标准

大多数心脏瓣膜库要求心脏瓣膜供者年龄在新生儿到 60 岁之间，且供者病毒学检验（例如：艾滋病毒、乙型肝炎病毒、丙型肝炎病毒、HTLV 和梅毒）均为阴性，无影响瓣膜结缔组织疾病（例如：风湿热）的病史。像心肌梗死、左心室重构引起的高血压，这类心脏病患者的瓣膜也可以用于捐献。供体死亡 24 小时内可获取心脏瓣膜组织（一些心脏瓣膜库认为如果供体死亡后 2 小时内给予冷冻处理，那么获取心脏的时限为 48 小时内）。心脏摘除后尽快获得心脏瓣膜，最长时间不要超过 12 小时。获取心脏时，应尽可能保证无菌，心脏获取应该在手术室或专用的器官捐献室内进行，而不能在尸检室进行，全程均使用无菌器械和容器。在欧洲，约 50% 的供体瓣膜来自有心脏跳动的脑死亡患者。这类供体的多个器官被获取，但心脏不适于移植或保存。大约 4% 的供体瓣膜来自经过心脏移植的患者，其余来自心脏停搏的供者。

第三节　心脏瓣膜的处理和灭菌

目前，唯一能够常规切除获取的瓣膜是主动脉瓣和肺动脉瓣。同种异体主动脉瓣和肺动脉瓣如图 5.1 和图 5.2 所示。20 世纪 90 年代和 21 世纪初期，人们曾做过同种异体二尖瓣的移植［9］，但腱索及心肌相关问题随之发生，导致移植物功能不全，因此，现在很少采用同种异体二尖瓣移植。另外，同种异体二尖瓣移植还存在手术和技术上的瓶颈，因为二尖瓣无法像主动脉瓣和肺动脉瓣那样形成环状。瓣膜处理需要在 A 类环境中进行，大多数瓣膜库是在 A 类环境中的 B 级或 C 级操作台内进行。全世界的心脏瓣膜库都使用广谱抗生素进行灭菌，有的还会加用抗真菌药物。大多数抗真菌药物具有细胞毒性会影响细胞活力，因此担心这一问题的瓣膜库就不会使用抗真菌药物，尤其是两性霉素 B［10, 12］，这意味着这些瓣膜库因消毒问题导致的瓣膜淘汰率较高。在英国，大多数瓣膜库选择这种消毒液（含庆大霉素 4 000 mg/L、万古霉素 50 mg/L、多黏菌素 B 200 mg/L、亚胺培南 240 mg/L 和制霉菌素 50 mg/L）对瓣膜进行灭菌。但是目前，制霉菌素已被两性霉素 B 代替，因为制霉菌素并不在用药方案内。微生物学家制定的抗生素联合溶液是为了尽可能涵盖所有细菌和真菌［13, 15］，所以大多数抗生素的浓度至少是最低抑菌浓度的 20 ～ 50 倍，有的抗生素浓度会达到最低抑菌浓度的 1000 倍。大多数瓣膜库使用抗生素联合溶液后，瓣膜消毒率在 85% ～ 95%，这意味着浸泡抗生素联合溶液后，有不到 15% 的瓣膜上仍有存活的细菌或真菌导致其无法用于临床。关于使用抗生素联合溶液进行灭菌的最合适温度，目前尚无定论。最常采取的温度是 +4℃，但很多瓣膜库在室温下（22 ～ 25℃）进行消毒，在澳大利亚大多数瓣膜库选择的温度是 37℃。在 2008 年欧洲组织库协会的会议上，Germain 提出这样的观点，即抗生素是在体温下发挥作用的，因而体温是最佳温度。在英国会议上，Macdonald 提出相似观点，认为将瓣膜浸泡在 37℃的抗生素联合溶液中的灭菌效果最好。有人提出了不同看法，认为溶酶体在这个温度下的较高会导致更多组织降解。Leeming［16］在研究过程中发现瓣膜样本中会含有大量抗生素，这会影响微生物学检测的准确性，假如瓣叶上存在万古霉素浓度与抗生素联合溶液中的浓度水平相似，即使对组织样本清洗 20 次，仍会残留大量的抗生素。人们认为瓣膜上残留的抗生素会起到预防性用药的作用，因为同种异体瓣膜移植患者发生心内膜炎的风险低于人工瓣膜和异种瓣膜移植。如果瓣膜移植物受者对某种抗生素过敏，那么残留抗生素可能是一个棘手的问题。另外，如果受者有肝功能或肾功能不全，残留抗生素会引起较低风险的全身性中毒。有些抗生素只有抑菌效果而没有灭菌作用，那么抗药性孢子就可能会存活下来，这就解释了为什么一些心脏瓣膜在后期的细菌培养中会出现细菌或真菌感染的情况。

同种异体主动脉瓣

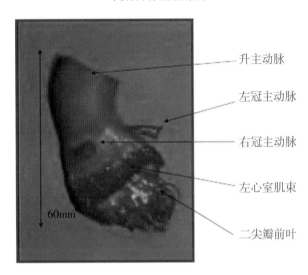

图 5.1 同种异体主动脉瓣解剖结构

同种异体肺动脉瓣

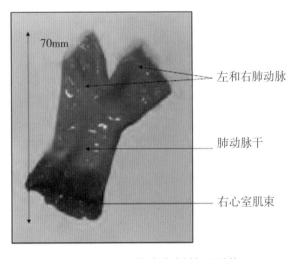

图 5.2 同种异体肺动脉瓣解剖结构

　　大多数心脏瓣膜库的微生物检测方法是将瓣膜组织样本（通常是主动脉或肺动脉壁）放入需氧菌液体培养基、厌氧菌液体培养基和沙氏液体培养基中，然后在 37℃下进行培养。将另一个样本放入通用液体培养基中，在室温下保存。第 6 天时，将液体培养基中的样本分别转移到相应的琼脂板上继续培养，第 9 天或第 12 天时分析菌落情况。另取一组织样本用于检测结核分枝杆菌，通常由心脏瓣膜库完成，少数情况下由其他组织库检测。20 世纪 70 年代，有研究表明，携带结核杆菌的同种异体瓣膜移植物会导致结核病传播，从那时起开始进行分枝杆菌检测 [17]。在最近一篇论文中，Warwick 以及同事 [18] 指出，过去 15 年中，24 个心脏瓣膜库对 38 413 个供者瓣膜进行了检测，结果发现结核分枝杆菌阳性率为零，但有 24 个瓣膜检测出了非结核分枝杆菌。心脏瓣膜供体选择标准不严格，可能是阳性检出率低的原因。那么，是否有必要继续对心脏瓣膜进行分枝杆菌检测？需要注意的是，猪瓣膜也可以传播非结核分枝杆菌，因此，分枝杆菌检测应该继续进行。非结核分枝杆菌感染最常见传播途径是水，因此感染的可能原因是在尸检室中获取心脏时经水感染。

　　在使用抗生素对瓣膜进行消毒后，瓣膜被转移至含有低温防护剂的等渗溶液中，二甲基亚砜（dimethyl sulphoxide，DMSO）是最常见的低温防护剂。该等渗溶液通常含有 10%～15% 的 DMSO，在低温保存前，瓣膜需要放置在保存液中至少一个小时。瓣膜是从 +4℃温度开始，以 1℃/min 的速度降温，降到至少 –80℃，然后放置在 –140℃冰箱内，或是保存于 –175℃液氮中。该温度是大多数瓣膜库长期保存组织的有效温度，有效保存期为 5 年，但是越来越多瓣膜库延长保存期限至 10 年，Mirabet 研究表明瓣膜至少可以保存 13 年 [19]。瓣膜解冻也同样重要，瓣膜解冻是在可控条件下进行。不同研究表明，瓣膜如果直接从超低温转移到 37℃的水浴容器中，瓣膜会发生裂开现象 [20, 22]。大多数瓣膜库会有一个解冻的过渡阶段，可以让瓣膜在较低温度下的空气中解冻或是将瓣膜转移到固体二氧化碳中预先解冻，然后放在水浴中。后者是将瓣膜从瓣膜库转移到手术室时的常用方法，虽然人们并未意识到该过程的重要性。

第四节　瓣膜的质量控制

　　在获取瓣膜时，就要对它们的质量进行评估。很多瓣膜库仍然使用一般、好、非常好、优秀这种方法进行评价，但荷兰鹿特丹心脏瓣膜库引入了更先进的理念——质量代码列表。

　　根据瓣膜不同情况，给予不同代码，具体代码表示规则如下：

可进一步处理 [a]	
代码 01	未见形态异常
代码 02	瓣膜叶基底处有微小动脉粥样化病变
	小叶（基底处）/ 血管壁有微小纤维化
	除有裂隙外，瓣膜其他部位完整
	除有瘀点外，瓣膜其他部位完整

	可进一步处理 a
代码 03	血管壁（导管）上有小动脉粥样病变
	瓣叶基底处 <1/3 处的有动脉粥样病变
	瓣叶基底处 <1/3 处的有纤维性病变
	裂孔
代码 04 b	血管壁上有动脉粥样病变
	瓣叶基底处 <2/3 的有动脉粥样病变
	瓣叶基底处 <2/3 的有纤维病变
	裂孔
代码 05 b	血管壁或瓣膜叶基底处有散在的动脉粥样病变
	瓣膜叶（基底处）有散在的纤维病变
	血管壁点状钙化
	瓣叶交界处有微小的粘连
	裂孔
	不可进一步处理
代码 06	血管壁上大面积纤维化或动脉粥样病变和（或）钙化，瓣叶钙化
代码 07	获取心脏过程中发生损坏
代码 08	游离心脏过程中发生损坏
代码 09	瓣膜功能不全
代码 10	其他异常（解剖的或结构的）
代码 11	未能达到瓣膜库要求的一个或多个时间限制

注：a 表示"和（或）"的项目

　　b 表示代码 04 及代码 05 中，当供者年龄 ≥ 56 岁时，主动脉瓣就没有必须进行下一步处理

　　如果相互合作的瓣膜库之间，采用共同的质量代码并使用确定瓣膜尺寸的标准方法，将是一个好的选择。目前，在测量瓣膜内径方面还没有统一的工具，有些瓣膜库使用的工具是密闭器，其他瓣膜库使用的是扩张器，叶尖高度测量位置的选择也不尽相同。同样，就长度而言，人们一致认为叶尖起点是在心肌 / 壁交界处，但是主动脉瓣存在弯曲弧线，而肺动脉瓣叶尖在距离瓣膜 3cm 内有分叉，目前就如何测定叶尖长度还没有统一观点。由于外科医生是从不同瓣膜库取得瓣膜，因此瓣膜库如果能在瓣膜分类和尺寸测量方面达成一致，将对瓣膜的临床应用起到极大的帮助。

第五节 目前心脏瓣膜保存过程中遇到的几个问题

一、活力和保存

纵观心脏瓣膜保存史，工作人员一直在评估最佳保存方法。目前主要是从三个方面进行评估，即活力、形态和机械。

早期人们主要研究瓣膜经过抗生素消毒后的活力，通过检测氚标记胸腺嘧啶核苷合成 DNA、蛋白质合成、溶酶体活性和组织培养来评估其活力。在过去 20 年里，人们发现瓣膜在冷冻保存阶段，能够使抗生素发生降解，瓣膜首先能够使 Hanks 这种平衡盐溶液中的抗生素发生降解，然后营养培养基 199 中抗生素也发生降解。Al–Janabi 和 Ross[23,24]使用放射自显影技术发现：瓣膜在液氮温度下冷冻保存时，几乎没有失去活力。因此，影响活力的主要因素是如何缩短瓣膜获取到冷冻保存的时间，Gonzalez–Lavin[25]利用脯氨酸摄取法也验证了这一结论。Suh[26]研究表明，热缺血时间的长短对于瓣膜活力特别重要，供者逝世后瓣膜获取的热缺血时间在 2 小时内瓣膜活力为 92%，热缺血时间在 36 小时内瓣膜活力降到 56%。他还指出，在热缺血期有大量溶酶体酶释放，并得出这样的结论：瓣膜冷冻保存之前的热缺血时间应小于 12 小时，冷缺血时间不超过 24 小时。Brockbank[27]研究发现，当保存在 +4℃或 –80℃的环境中时瓣膜的蛋白质合成能力下降且具有时间依赖性，在 +4℃时蛋白质合成能力下降得更快，在液氮中稳定保存时不会发生这种情况。

二、内皮细胞

之前所有研究都是围绕成纤维细胞活力而展开，并没有对内皮细胞的活力给予关注。在过去 15 年里，人们越来越重视研究内皮细胞的作用。内皮细胞的活力具有两方面作用：一方面，内皮细胞能够保护叶尖免受血浆成分沉积，防止瓣膜退化和钙化；另一方面，血浆成分是瓣膜细胞上最具免疫原性的物质，会导致排斥现象。Loose[28]研究发现，瓣膜在 +4℃的营养培养基中保存 21 天，内皮细胞会失去全部活力，当在 –196℃中保存时，失去活力的内皮细胞数量会显著降低。Feng[29]通过研究证实，如果想维持内皮细胞活性，瓣膜保存温度必须低于水的玻璃化温度（–128℃）。1987 年，柏林的 Yankah[30]对瓣膜进行了研究，结果发现同种异体瓣膜上会有淋巴细胞浸润，同年 Yacoub[31]在瓣膜上发现了 I 型 HLA 表达。1998 年 Simon 发现在瓣膜上有 II 型 HLA 表达。Lupinetti[33]在其 1993 年发表的论文中指出宿主的免疫反应会导致瓣膜退化，使瓣膜寿命缩短。内皮细胞的死亡会降低宿主免疫反应，从而延长了瓣膜移植物的寿命。另一方面，内皮细胞死亡会增加血栓形成的风险，对成纤维细胞产生不利影响，加速瓣膜移植物的退化。因此，尽管历经 10 年研究，关于内皮细胞死亡对瓣膜移植物结构和功能的影响是积极的、消极的还是中性的，结论仍不确定。

三、瓣膜形态

在 21 世纪，我们研究的重点已经从观察组织的活力转移到了观察瓣膜冷冻保存后的状态。Fischlein[34]研究发现，从心脏搏动的供者那里获得瓣膜后，在 24 小时内冷冻保存，内皮细胞几乎没有破坏，但是从非心脏跳动供者获得的瓣膜，内皮细胞已经破坏，瓣膜发生水肿并形成空泡。Brockbank［35］提出，导致组织退化和钙化的可能原因是组织间隙出现冰晶对细胞外基质造成损害，认为玻璃化可能是一个更好的选择。Villalba［36］研究发现，瓣膜冷冻保存时，有 4.7% 的细胞发生了不可逆变化，23.5%的细胞出现凋亡信号，而瓣膜冷冻前细胞仅出现可逆性损伤。他推测导致细胞凋亡的原因除了抗生素和二甲基亚砜外，还包括缺氧、缺血、氧自由基或钙离子载体，虽然抗生素和二甲基亚砜有可能改善细胞的死亡率。Schenke-Layland［37］研究发现细胞外冰晶形成导致瓣叶组织结构大量破坏，胶原纤维和弹性纤维结构发生严重变形和显著退化。他认为这种损伤会导致瓣膜组织钙化，瓣膜弹性能力下降，引起瓣膜功能不全。

四、瓣膜机械性能

如果活力不重要，那么最重要的因素是同种异体瓣膜能够模拟天然瓣膜的功能。大量研究表明瓣膜机械的性能是瓣膜冷冻保存最应该评价的参数。1974 年，Wright 和 Ng［38］发明了一种测量人主动脉瓣尖弹性的方法，英国国家心脏医院的工作人员利用该方法比较了瓣膜保存于营养液体后的弹性。结果表明：在保存的前 3 周，瓣膜的弹性和抗拉强度缓慢下降，之后迅速下降。Wassenaar［39］研究表明，钾离子浓度变化能够显著降低经低温保存的瓣膜收缩力，但瓣膜收缩力对去甲肾上腺素、内皮素 -1 和前列腺素 F 的浓度变化没有应答。Vesely［40］通过测量弯曲刚度、单轴拉伸应力 / 应变和应力 / 松弛特性，来比较冷冻保存的同种异体瓣叶、新鲜同种异体瓣叶以及异种瓣叶之间的机械性能。弯曲试验结果表明，冷冻保存的同种异体瓣叶与新鲜的同种瓣叶在柔韧性方面没有显著差异，但经戊二醛处理过的异种瓣膜叶，其柔韧性显著降低。通过对应力 /应变曲线的观察，从低值向高值增加时，新鲜和冷冻保存组织在延展性方面表现类似，但异种瓣膜延展性下降。

因此可以得出这样的结论，大多数冷冻保存方法的效果令人满意，对瓣膜的物理结构和生化特征破坏较小，与冷冻当时的状态相当。Gall 和 O' Brien［41］研究表明，心脏停止跳动后，要尽快获取瓣膜，如果临床暂不使用，要在一到两天内将瓣膜冷冻保存。Yacoub 的研究表明如果同种异体瓣膜来自心脏移植受体或除捐献心脏以外的多器官供体，应在取得瓣膜 24 小时内完成移植，因为其效果优于冷冻保存的瓣膜。

第六节　结　论

自 1962 年始，全球心脏瓣膜库不断增加，到 2007 年已经增加到 71 个。每年，这些瓣膜库对 1.1 万多例心脏进行解剖获取主动脉瓣和肺动脉瓣，其中 66% 在北美完成，26% 在欧洲完成。美国大部分心脏瓣膜是由两家公司负责保存，而在世界上其他国家，瓣膜保存要么是由医院负责，要么由国家的中心血站负责。在早期，只保存主动脉瓣，20 世纪 80 年代以来，由于肺动脉瓣的需求增加，肺动脉瓣的保存也日益增加（见图 5.3）。其主要原因是同种异体肺动脉瓣移植在治疗先天性心脏病方面的成功率要优于人工瓣膜和异种瓣膜，在儿童和成人患者中都是如此。然而，这种差异在主动脉瓣移植中并不显著，主要原因在于主动脉瓣移植有限制因素。同种异体移植不需要进行抗凝治疗，因此这种瓣膜是育龄期女性和儿童的首选。对于这两类人群来讲，如果一生都接受抗凝治疗，会出现长期不良反应。同种异体瓣膜在手术时提供了更大的灵活性，因为它没有固定的缝合环，外科医生可改变同种异体瓣膜结构，用于治疗复合先天性心脏病或是为内膜炎患者替换病变组织。十多年前出现的非支架异种瓣膜，在该类型手术中也取得了良好的效果。

在欧洲、北美和澳大利亚，5%的主动脉瓣置换术使用了同种异体瓣膜，而在肺动脉瓣置换术中，这个比例达到90%。2007年，美国同种异体瓣膜的市场份额为4%，人工瓣膜占20%，异种瓣膜占76%。

在未来，很可能会使用去细胞异体瓣膜，因为这种方法可以解决免疫方面的问题，一些国家已经开始采用这种方法。美国的CryoLife公司3年前已经在市场上出售这种瓣膜，巴西的Franciscoda Costa[43]报告称，经过4年时间的研究，去细胞瓣膜移植患者存活率达到了100%，而冷冻保存瓣膜的存活率仅为91%。去细胞瓣膜大多使用脱氧胆酸或十二烷基硫酸钠进行处理。也有研究拟将来自受者的成纤维细胞或内皮细胞种植到瓣膜中，从而减少溶栓并发症。目前正在研发将来源于受体细胞或胎儿干细胞衍生组织的生物支架用于瓣膜移植。

主动脉瓣和肺动脉瓣数量分布情况

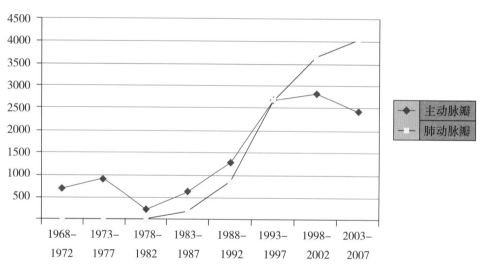

图5.3 1968到2007年间，每5年一次队列研究表明主动脉瓣和肺动脉瓣数量

参考文献

［1］Ross DN. Homograft replacement of the aortic valve [J]. Lancet. 1962, 2（7254）: 487.

［2］Starr A, Herr RH, Wood JA. The present status of valve replacement [J]. Acta Chirurgia Scand. 1965 374: 1 - 87.

［3］Bjork VO, Holmgren A, Olin C, et al. Clinical and haemodynamic results of aortic valve replacement with Bjork-Shiley tilting disc valve prosthesis [J]. Scand J Thorac Cardiovasc

Surg. 1971, 5: 177‒191.

［4］ Carpentier A. The concept of biorposthesis [J]. Thoraxchirurgie vaskulare chirurgie. 1971, 19: 379‒383.

［5］ Mary DA, Pakrashi BC, Catchpole DW, et al. Tissue valves in the mitral position: 5 years experience [J]. Br Heart J. 1975, 37: 1123‒1132.

［6］ Ionescu MI, Ross DN, Deac R, et al. Autologous fascia lata for heart valve replacement [J]. Thorax. 1970, 25: 46‒56.

［7］ Zerbini EJ. Results of replacement of cardiac valves by homologous dura mater valves [J]. Chest. 1975, 67: 706‒710.

［8］ Deac RF, Simionescu D, Deac D. New evolution in mitral physiology and surgery: mitral stentless pericardial valve [J]. Ann Thorac Surg. 1995, 60: 5433‒5438.

［9］ Acar C, Tolan M, Berrebi A, et al. Homograft replacement of the mitral valve selection, technique of implantation and results in 43 patients [J]. J Thorac Cardiovasc Surg. 1996, 111: 367‒380.

［10］ Agvirregoicoa V, Kearney JN, Davies GA, et al. Effects of antifungals on viability of heart valve cusp derived fibroblasts [J]. Cardiovasc Res. 1989, 23: 1058‒1061.

［11］ Brockbank KG, Dawson PE. Cytotoxicity of amhotericin B for fibroblasts in human heart valve leaflets [J]. Cryobiology. 1993, 30: 19‒24.

［12］ Birtsas V, Armitage WJ. Heart valve cryopreservation: Protocol for addition of dimethyl sulphoxide and amelioration of putative amphotericin B toxicity [J]. Cryobiology. 2005, 50: 139‒143.

［13］ Waterworth PM, Lockey E, Berry EM, et al. A critical investigation into the antibiotic sterilization of heart valve homografts [J]. Thorax. 1974, 29: 432‒436.

［14］ Wain WH, Pearce HM, Riddell RW, et al. A re‒evaluation of antibiotic sterilization of heart valve allografts [J]. Thorax. 1977, 32: 740‒742.

［15］ Yacoub M, Kittle CF. Sterilization of valve homografts by antibiotic solutions [J]. Circulation 1970, 41(Suppl II): 29‒32.

［16］ Leeming JP, Lovering AM, Hunt CJ. Residual antibiotics in allograft heart valve tissue samples following antibiotic disinfection [J]. J Hosp Infect. 2005, 60: 231‒234.

［17］ Anyanwu CH, Nassau E, Yacoub M. Miliary tuberculosis following homograft valve replacement [J]. Thorax. 1976, 31: 101‒106.

［18］ Warwick RM, Magee JG, Leeming JP, et al. Mycobacteria and allograft heart valve banking: An international survey [J]. J Hosp Infect. 2008, 68: 255‒261.

［19］ Mirabet V, Carda C, Solves P, et al. Long term storage in liquid nitrogen does not affect cell viability in cardiac valve allografts [J]. Cryobiology. 2008, 57: 113‒121.

［20］ Hunt CJ, Song YC, Bateson EA, et al. Fractures in cryopreserved arteries [J]. Cryobiology. 1994, 31: 506‒515.

［21］ Pegg DE, Wusteman MC, Boylan S. Fractures in cryopreserved elastic arteries [J]. Cryobiology. 1997, 34: 183‒192.

［22］Wassenaar C, Wijsmuller EG, Van Herwerden LA, et al. Cracks in cryopreseved aortic allografts and rapid thawing [J]. Ann Thorac Surg. 1995, 60: S165 – S167.

［23］Lockey E, Al–Janabi N, Gonzalez–Lavin L, et al. A method of sterilizing and preserving fresh allograft heart valves [J]. Thorax. 1972, 27: 398 – 400.

［24］Al–Janabi N, Ross DN. Long term preservation of fresh viable aortic valve homografts by freezing [J]. Br J Surg. 1974, 61: 229 – 232.

［25］Gonzalez–Lavin L, McGrath LB, Amini S, et al. Determining viability of fresh and cryopreserved homograft valves at implantation [J]. Heart Vessels. 1987, 3: 205 – 208.

［26］Suh H, Lee JE, Park JC, et al. Viability and enzymatic activity of cryopreserved heart valves [J]. Yonsei Med J. 1999, 40: 184 – 190.

［27］Brockbank KG, Carpenter JF, Dawson PE. Effects of storage temperature on viable bioprothetic heart valves [J]. Cryobiology. 1992, 29: 537 – 542.

［28］Loose R, Markant H, Sievers H, et al. Fate of endothelial cells during transport, cryopresevation and thawing of heart valve allografts [J]. Transplant Proc. 1993, 25: 3247 – 3250.

［29］Feng XJ, Van Hove CE, Walter PJ, Herman AG. Effects of storage temperature and fetal calf serum on the endothelium of porcine aortic valves [J]. J Thorac Cardiovasc Surg. 1996, 111: 218 – 230.

［30］Yankah Ac, Wessel U, Dreyer H et al. Transplantation of aortic and pulmonary allografts, enhanced viability of endothelial cells by cryopreservation, importance of histo–compatability [J]. J Cardiac Surg. 1987, 2: S209 – S220.

［31］Yacoub MH, Festenstein H, Doyle P, et al.The influence of HLA matching in cardiac allograft recipients receiving cyclosporine and azothioprine [J]. Transplant Proc. 1987, 19: 2487 – 2489.

［32］Simon A, Wilhelmi M, Steinhoff G, et al. Cardiac valve endothelial cells; relevance in the long term function of biological valve prosthesis [J]. J Thorac Cardiovasc Surg. 1998, 116: 609 – 616.

［33］Lupinetti FM, Tsai TT, Kneebone JM, et al. Effect of cryopreservation on the presence of endothelial cells on human vein allografts [J]. J Thorac Cardiovasc Surg. 1993, 106: 912 – 917.

［34］Fischlein T, Schutz A, Uhlig A, et al. Integrity and viability of homograft valves [J]. Eur J Cardiothorac Surg. 1994, 8: 425 – 430.

［35］Brockbank KM, Lightfoot FG, Song YC, et al. Interstitial ice formation in cryop– reserved homografts:a possible cause of tissue deterioration and calcification in vivo [J]. J Heart Valve Dis. 2000, 9: 200 – 206.

［36］Villalba R, Pena J, Luque E, et al. Characterization of ultrastructural damage of valves cryopreserved under standard conditions [J]. Cryobiology. 2001, 43: 81 – 84.

［37］Schenke–Layland K, Madershahian N, Riemann I, et al. Impact of cryopreservation on extracellular matrix structures of heart valve leaflets [J]. Ann Thorac Surg. 2006, 81: 918 – 927

[38] Wright JEC, Ng YL. Elasticity of human aortic valve cusps [J]. Cardiovasc Res. 1974, 8: 384－390.

[39] Wassenaar C, Bax WA, Van Suylen RJ, et al. Effects of cryopreservation on contractile properties of porcine isolated aortic valve leaflets and aortic wall [J]. J Thorac Cardiovasc Surg. 1997, 113: 165－172.

[40] Vesely I, Gonzalez-Lavin L, Graf D, et al.Mechanical testing of cryopreserved aortic allografts, comparison with xenografts and fresh tissue [J]. J Thorac Cardiovasc Surg. 1990, 99: 119－123.

[41] Gall K, Smith SE, Willmette CA, et al. Allograft heart valve viability and valve processing variables [J]. Ann Thorac Surg. 1998, 65: 1032－1038.

[42] Yacoub M, Rasmi NR, Sundt TM, et al. Fourteen year experience with homovital homografts for aortic valve replacement [J]. J Thorac Cardiovasc Surg. 1995, 110: 186－194.

[43] da Costa FD, Santos LR, Collatusso C, et al. Thirteen years experience with the Ross operation [J]. J Heart Valve Dis. 2009, 18: 84－94.

译者：姜亦瑶　校译：孔祥荣

第六章　皮肤库

尽管烧伤创面的早期切除早于异体皮肤组织库的广泛建立，但20世纪70年代皮肤组织库的蓬勃发展，使皮肤烧伤治疗取得了极大进步。皮肤组织库建立之前，外科医生一般通过与烧伤中心联系，获得一些异体皮肤，以弥补自体皮肤的不足。然而随着异体皮肤组织库的蓬勃发展，烧伤早期切痂不仅仅是一种奢求，而是成为标准化治疗。

世界各地皮肤库采用的皮肤保存方法有多种，包括新鲜保存、冷冻保存、甘油保存和辐照保存。争议最多的问题在细胞活力和结构完整性方面，到底哪种保存办法才是最佳的保存方法。这些问题的讨论还在继续，特别是与细胞活力有关的问题[1]。然而，人们对皮肤的结构完整性要求方面达成的共识更多。虽然移植的同种异体皮肤并非是永久性的屏障，但为了获得更持久的存活的时间，同种异体各层皮肤结构如图6.1所示。

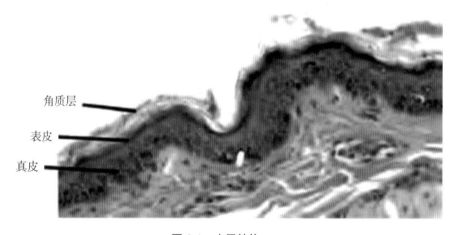

图 6.1　皮层结构

表皮角质层提供了屏障功能，而真皮层能够提供营养物质让微小血管生长，也是免疫反应发生层。很多医生会首选新鲜和冷冻这两种同种异体皮肤的保存方法，因为这些保存方法会使皮肤各层能接近正常状态[2]。还有一些研究对室温或22℃恒温孵化下营养培养基内保存的皮肤移植物进行了分析[3]。甘油或辐照保存方法也因为会改变胶原、细胞活力和其他功能质量而遭到了质疑。然而当冷冻储存甚至是冷藏都会产生一些问题导致没法使用时，甘油或辐照这些便于储藏的保存方法就可能是最理想的了（见图6.2）。冷冻异体皮肤在冷冻过程和解冻过程中其细胞活力和结构都会受损。冷冻储存规程的核心是缓慢冷冻和快速解冻，其目的是尽量减少液体变化带来的细胞膜损伤。甘油或辐照过程也会损害细胞的完整性，应该控制重新建立方法进行充分漂洗和解冻，以使同种异体皮肤移植物的功能指标达到理想水平。目前同种异体皮肤移植物还不具有自体移植物所具有的所有功能，哪种同种异体移植物保存方法最佳与特定情况以及对移植物的具体要求有关。需要考虑的具体要求包括细胞活力、预期覆盖时间长短和现有的合适保存条件。

荷兰烧伤基金会皮肤库（Dutch Burn Foundation Skin Bank）选择用甘油法来保存皮肤移植物，且有保存皮肤方面的成功经验和满意度方面的报告［4］。

然而，在我们更详细讨论皮肤移植物的获取、加工和保存之前，我们首先要考虑供者获取情况，如何筛选出合适供者。

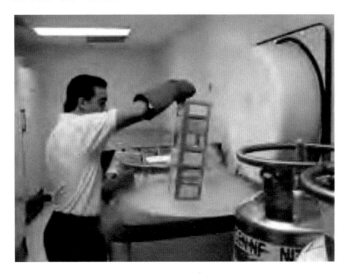

图 6.2　同种异体皮肤冷冻保存

第一节　获　取

无论是直接通过供者本人还是通过近亲亲属同意，加强捐献意识和教育都有助于捐赠计划的进行。主动捐赠程序会对提供新鲜同种异体皮肤移植物的皮肤库产生重大影响。强化皮肤组织捐赠的需求和好处的公众和专业意识有助于皮肤库的成功。令人信服的成功经验故事和正确宣教对消除错误信息非常重要。皮肤库专业化的公共教育节目可以单独进行，也可以作为其他节目的一部分进行。

筛查和检验过程也会影响皮肤的可用性，如果是新鲜皮肤移植物时，更是如此。筛查问题通常在获取皮肤之前完成，但是血清学检查和微生物检查会使组织获取过程显著延长。通常情况下，实验室在收到合适供者血样的 24 小时内完成血清学检查、抗原、抗体和核酸检测（nucleic acid tests，NAT）。所有检查都应该符合国家规定和同行审查标准。与血清学检查不同，微生物学检查时间至少在皮肤获取后的 48 小时，最好在 72 小时内进行。长期皮肤移植物保存时，微生物培养时间通常为 7～14 天。皮肤库和烧伤中心应该将担心新鲜皮肤移植物出现的问题告知实验室，以便在最短的时间获得最多的信息。实验室革兰氏染色和培养次数大于"常规"要求，有助于新鲜皮肤移植物获得足够的信息［5］。虽然有些细菌是正常菌群，对移植不会造成问题，但是其他生物体、病原体或机会性病原体会导致感染，使烧伤患者发生脓毒症，危及生命［6］。当然，拥有更多的同种异体新鲜皮肤移植物供体时，就不必担心在快速获取皮肤培养结果时会出现一些问题。

第二节 切 取

在没有事先冷藏的情况下，可在 12 小时内获取同种供体异体皮肤，如果事先进行冷藏，获取时间可延长至 18 小时［7］。但是，皮肤获取之前的环境可能会影响这些参数，特别是死亡发生时，极端温度会对身体分解产生影响。一旦所需要的全部信息、知情同意、死亡时间、冷藏和社会史核实后，同种异体皮肤移植物获取过程就可以真正开始了。

同种异体皮肤移植物获取所需用品和仪器，取决于不同皮肤库的决策和程序，但是所有皮肤库在所需用品和仪器会有一些基本的相似之处，如表 6.1 所示。

表 6.1 皮肤获取所需用品

准备用品
“准备用品包”或剃须刀和海绵
盆
防腐剂——碘伏
酒精
薄纱海绵（10 cm×10 cm）或类似物
仪器 [a]
取皮刀
取皮刀片
手术钳
剪刀
悬挂式和无菌区操作用品 [a]
遮盖布单
医用帽
手术衣
医用手套
医用口罩
硬毛刷
无菌盆
无菌瓶 / 运输容器

注：a 仪器和无菌用品应该放在合适的包装内，然后运送到无菌区，在此过程中不得发生污染仪器和用品必须标有灭菌日期，每个皮肤样本都要有用品记录。

参与切取皮肤的工作人员均应接受过皮肤获取方面的培训，包括现场评估、准备工作、无菌技术和外科技术等方面。如果只涉及同种异体皮肤获取，两名训练有素的工作人员就足以完成准备工作、皮肤获取和循环辅助工作。

在获取皮肤移植物之前，医生要对供者进行详细体检。体检需要重点检查可能的危险行为，例如：注射器针眼和某些类型的文身，提示可能注射过毒品（见图6.3）。近期文身和针眼提示共用针头和墨水可能会导致疾病传播。

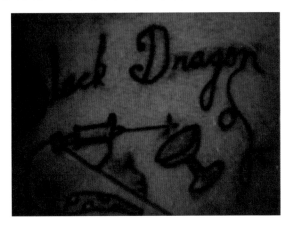

图6.3 药物性文身

最好按照一个标准体检操作规程进行。

发现供者有可疑体检结果时，应该重新咨询医学专家、再次核查供体病史，也可以推迟皮肤获取时间。

供者外科准备工作包括剃毛、清除皮肤上残余物质和（或）环境污染物。剃毛时要小心防止刮伤皮肤表层。剃毛部位包括获取皮肤及其周围部分。

剃毛后，再用外科硬毛刷蘸上碘伏、葡萄糖酸洗必泰来擦洗皮肤。擦洗时应该遵循药品说明书，通常持续时间3～10分钟。然后，使用酒精或类似漂洗液将碘伏、葡萄糖酸洗必泰等液体残留物清洗掉，因为残留物会影响皮肤细菌和真菌的培养结果的可靠性。

下一步是建立无菌区（见图6.4）。在供皮区以外都要遮盖布单。一次性无菌遮盖布单或其他手术室遮盖材料。

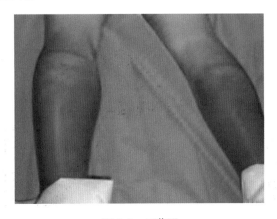

图6.4 无菌区

　　还应建立另一个无菌台或工作区来放置取皮术中会使用到的仪器和无菌用品。医生在手术过程中应佩戴医用口罩和帽子、手术服和医用手套。先戴帽子和口罩，后进行外科洗手，最后穿手术衣和戴手套。手术室护士和（或）医生一般对无菌技术掌握得非常到位，对手术室流程非常了解。

　　一般从腿部和背部取皮。但是如果某些部位符合知情同意和技术限制条件，也可以从这些部位获取。因为皮肤切除后可能会有液体渗漏出来，所以要考虑葬礼安排和防腐问题。向殡仪馆提供塑料服装［8］有助于防止液体渗漏和改善捐赠项目与殡仪馆之间的关系。外科医生喜欢使用的皮肤厚度在 0.03 ～ 0.045 cm 之间。

　　用于治疗原发烧伤创面的同种异体皮肤应该是具有表皮层和真皮层的断层皮肤［9］。表皮层具有屏障功能，能够减少液体蒸发性流失，并有助于控制细菌感染，另外还有助于减少疼痛。真皮层能从切口创面上吸收营养，通过长入过程延长皮肤移植物的稳定性和黏附性。移植物黏附性在一定程度上与同种异体皮肤真皮创面的一致性有关，真皮创面的一致性能够使表皮层和创面拥有一定的黏附性。应经常检查取皮刀的调节按钮和所取皮肤的厚薄，确保皮肤厚薄一致。根据身体不同部位调整取皮刀按钮，所取皮肤厚度与下列因素有关：

　　（1）取皮刀和刀片情况。

　　（2）与所取皮肤表面角度。

　　（3）下行压力。

　　（4）取皮速度。

　　（5）身体不同部位。

　　（6）供者年龄和皮肤情况。

　　（7）医生取皮手术技术。

　　（8）供者死后时间以及与死亡相关因素。

　　取皮刀与皮肤表面角度、驱动力和压力相对位置如图 6.5 所示。将取皮刀轻微向下压，打开气动或电控制按钮，然后平稳向前移动。取皮结束时，使刀片向上倾斜结束取皮。更换取皮位置时要更换新刀片，或任何时候刀刃变钝都要更换刀片。前后体位更换时，在取皮前要重新消毒及重铺遮盖单［7］。取皮刀时后一刀放置位置应该与前一刀取皮部位略有重叠，以弥补前端宽度和实际刀片切割之间的差距，这样取的皮量更多。

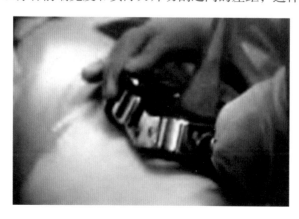

图 6.5　取皮过程

第三节　保　存

如前所述，保存方法可以根据不同皮肤库和医生偏好而不同。许多地方使用冷冻同种异体皮肤移植物。同种异体皮肤移植物冷冻保存处理需根据以下步骤进行：

（1）将皮肤移植物放入培养基后进行运输。

①营养均衡培养基内通常需要添加抗生素。

②添加抗生素为广谱抗生素，例如：庆大霉素、卡那霉素和青霉素。

（2）将运输容器放置在冰上，并保持冷却直至制冷状态。

（3）冷藏温度 2 ～ 8 ℃。

（4）冰冻之前进行以下操作：

①添加冷冻保护液，例如：甘油或 DMSO。

②冷藏状态 30 ～ 60 分钟，使保护液渗透到皮肤各层。

③在层流罩或过滤控制环境下保持冷却，将移植物放置在支持材料上进行冷冻。

④尽量对移植物进行修剪，使移植物大小一致。

⑤将准备好的移植物放置在双袋系统中，并根据尺寸和数量进行标记，做好标签。

⑥每个袋子应包含一个独特的供者和皮肤件号码，以便于从供者到受者的追踪；例如：2009–1138 1–4 30 cm。

⑦包装完成后，进行程序性冷冻，控制速率为每分钟下降 –1 ～ –4℃（见图 6.6）。

⑧冻结措施应使其达到放热平稳。

⑨冷冻皮肤移植物可在 –70℃～ –196℃的温度下保存 5 年，这与包装有关。

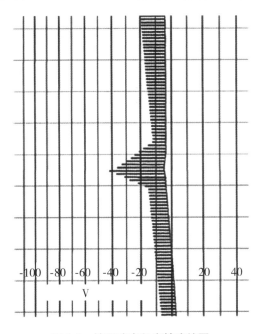

图 6.6　控制速率程序性冻结图

移植物被移植前一旦冷冻，在运输和保存过程中应该一直处于冷冻状态。运输时应该放置干冰或保持在 –45℃～ –70℃环境的输送系统中。不建议解冻和再次冷冻，因为这会使皮肤移植物的结构受到损害和活力下降。

皮肤移植物使用之前应在 25 ～ 35℃范围内快速解冻。室温以上时，冷冻保护剂会对同种异体皮肤移植物产生毒性作用，所以要将冷冻保护剂彻底冲洗干净。此外，冷冻保护剂还会影响皮肤移植物的黏附性，并导致部分患者有疼痛或有灼烧感。所有解冻的皮肤移植物只能使用一次。通常在移植手术进行时在手术室解冻。皮肤移植物解冻后如果是保存在营养培养基中，应保存在冰箱中，便于为同一患者进行后续移植。这些皮肤移植物在该条件下可保存 4 天。但考虑到细胞活性问题，在培养基中保存 72 小时更可取。

另外一种广泛使用的皮肤移植物保存方法是甘油保存法。在这种方法中，将皮肤移植物用不同浓度的甘油进行处理，直至皮肤达到脱水 / 保存的最后状态。荷兰烧伤基金会欧洲皮肤库（The Dutch Burn Foundation Euro Skin Bank）一般都采取该方法保存皮肤移植物。处理皮肤时，从 50% 甘油开始，浓度逐渐增加，在 72 小时内，甘油浓度最终达到 85% 这个皮肤保存浓度［4］（见图 6.7）。甘油保存法能够使皮肤保存 5 年，可以在室温 22℃左右下保存，也可以在冷藏温度下保存。

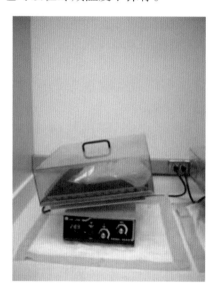

图 6.7　甘油保存法第二阶段

第四节　结　论

不管采用何种保存方式，都很难评价皮肤的黏附和屏障功能。烧伤创面的性质对同种异体皮肤移植物的性能提出了许多挑战。切除深度、创面渗液、创面菌群和创面部位对同种异体皮肤移植的效果都有重大影响。尽管如此，同种异体皮肤移植仍然是烧伤创面治疗的良好选择。在大面积烧伤中自体皮肤移植物不足，故选择异体皮肤移植，并进行相关检查和准备，自体皮肤无法覆盖的创面用异体皮肤来覆盖。同种异体皮肤移植物应该满足尺寸和结构方面的要求，这样会缩短手术时间，最大限度减少接缝数量，减少细菌感染的风险。功能良好的同种异体皮肤有助于烧伤的治疗和恢复。

参考文献

［1］Kagan RJ, Robb EC, Plessinger RT. Human skin banking. Clin Lab Med. 2005;25(3):587–605.

［2］Gomez M, Cartotto R, Knighton J, et al. Improved survival following thermal injury in adult patients treated at a regional burn center [J]. J Burn Care Res. 2008, 29(1): 130‒137.

［3］Robb EC, Bechmann N, Plessinger RT, et al. Storage media and temperature maintain normal anatomy of cadaveric human skin for transplantation to full–thickness skin wounds [J]. J Burn Care Rehabil. 2001, 22(6):393‒396.

［4］Euro Skin Bank (EB/OL). http://www.euroskinbank.nl/

［5］Neely AN, Plessinger RT, Stamper B, et al. Can contamination of a patient's allograft be traced back to the allograft donor [J]. J Burn Care Res. 2008, 29(1):73‒76.

［6］Heck, Ellen, Blood, et al. The importance of the bacterial flora in cadaver homograft donor skin: bacterial flora in cadaver homograft [J]. J Burn Care Res. 1981, 2(4):212‒215.

［7］American Association of Tissue Banks (2008) Standards for Tissue Banking [M], 12th edn. AATB.

［8］Pierce Chemical Company [R]. http://www.piercechemical.com

［9］Heck E. Skin banking: a basic overview. Tissue banking [M]. American Association of Blood Banks, 1987.

译者：刘光晶　校译：李小兵

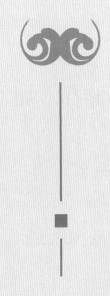

第二篇 原 则

第七章　储存、加工和保存

第一节　引　言

一、组织置换

先天畸形、疾病和损伤等多种因素会导致组织发生功能障碍，虽然人体组织有修复能力，但大多数组织再生能力较低。

与环境直接接触的皮肤拥有较好的再生能力，有利于其在日常生活中受到轻微擦伤和撕裂伤后的愈合。事实上，外层皮肤（即表皮），会被下面的皮肤层不断替换，外部的皮肤鳞状上皮会不断脱落。然而，随着伤口深度的增加，皮肤的再生能力会随之下降。当伤口的面积超过一定水平后皮肤将失去再生能力，此时皮肤移植（可以是自体移植，也可以是同种异体移植）是恢复其功能的唯一方法。

骨是另一种可再生的组织，因此骨折后骨组织会进行自我修复。但是，如果大面积创伤或因肿瘤需要切除一大块骨时，此时骨组织不会再生或生长。事实上，当骨组织切除超过一定尺寸后就会出现永久性缺损。愈合反应似乎旨在吸收和替代坏死的骨组织，而并非再生弥补缺失的骨组织。因此，骨组织移植的主要目标之一是用自体骨或供体骨来替代缺失骨，刺激骨吸收和让新生的自体骨组织替换移植物。

其他组织（如软骨）的更新是非常缓慢的。软骨一旦形成，其细胞外基质更新非常缓慢，软骨细胞在人一生中基本上处于静止状态。在这种情况下，几乎没有什么方法能够促进软骨再生。唯一的方法就是用具有活性的同种异体软骨移植物来替代有缺陷的软骨，或在体外利用自体软骨细胞刺激生成新的软骨细胞[1]。

二、自体移植物与同种异体移植物

在大部分情况下，通过使用自体组织（即从身体其他部位取得移植物）来替代患病、受损或缺失的组织是进行组织移植的最好选择。因为自体移植物是"自身"的组织，因而不会引起免疫排斥反应。从身体其他部位获得组织后立即进行移植，此时移植物内细胞活性非常高，有助于组织修复过程。对于血管化的移植物，移植物内的血管通常需与周围伤口创面上的血管结合，确保移植物与受体组织血管的快速连通。

然而，自体移植物也有不足的地方。特别重要的是容易在供体部位造成无法愈合的损伤。例如，对于骨组织来讲，这就意味着只能从身体其他部位获取低于临界尺寸的小块骨组织，这样供体部位的骨组织可以再生；而对于皮肤而言，这意味着只能从身体其他部分获取部分厚度的皮片或是非常薄的一小块皮片。即便如此，患者的供体部位也可能会发生疼痛和感染等严重疾病。此外，某些组织是没有合适的自体移植物的，例如：由于每个人都只有一个主动脉瓣，因此当其发生缺陷时，就无法用自体主动脉瓣来代替。

由于上述原因，同种异体移植成为自体移植的补充，或是没有合适的自体移植物的情况下，同种异体移植物成为唯一选择。虽然原则上同种异体移植可与自体移植操作类似，即可以从活体供者（脑死亡供者）获取移植物后直接移植给受者，但在实践中由于各种原因很少这样做。实际上，直接将刚取下来的同种异体移植物移植给患者会对人体带来损害，因此，在非紧急情况下不会这样做。

三、同种异体移植物引发的免疫反应

任何含有活细胞的组织或器官都可能通过某种途径引起"急性同种异体排斥反应"，最终结果是移植后的同种异体细胞受到受者自身的免疫系统攻击而死亡。对于高度细胞化和血管化的器官或组织而言，受者免疫系统会迅速杀死血管内皮细胞，导致血栓形成、血管闭塞以及其他细胞的死亡和坏死，也就是说，受者对器官或皮肤移植物的排斥反应会很明显，且症状明显。相反，虽然移植一块含有少量骨细胞的皮质骨也可能会因激活同种异体白细胞从而引发急性排斥反应，但是不会出现明显的症状。事实上，移植进入受者体内的骨细胞不会立即被免疫细胞杀死，当骨吸收／替换过程使这些细胞趋近血管系统时，血管系统将受体免疫效应因子（白细胞和抗体）传递给同种异体细胞，从而杀死这些细胞。因此，对于这种组织而言，"免疫排斥"既不会很明显，也不会干扰组织再生过程，而在前面的例子中，排斥反应不仅会完全消灭移植物而且使其无法再生。

其他许多组织介于这两个极端例子之间。例如，松质骨所含"骨细胞"的量非常少，但骨小梁内含有大量的骨髓和脂肪。这些细胞会引起强烈的排斥反应，至少会使骨再生延迟，并可能造成一些附带损害或是延长组织再生细胞对移植物的抑制时间［2］。因此，在移植前至少要去除骨小梁内骨髓细胞和脂肪，这样有助于加快移植物与受体部位的融合［3］。

与器官移植类似，进行 HLA 配型和使用免疫抑制剂是防止受者对同种异体移植细胞发生排斥反应的唯一方法。该方法已经应用于烧伤后的皮肤移植手术中 [4，5]。然而，大多数组织移植是为了提高生活质量而并非为了拯救生命，而大剂量使用免疫抑制剂会使发病率和死亡率显著增加，因此，这种方法尚未在组织移植中得到广泛应用。

若供体活性细胞最终会被受者免疫系统杀死，那么，使用活性同种异体组织移植物的唯一情况就是让移植物在免疫排斥反应发生之前就发挥重要功能，其中一个例子就是使用同种异体皮肤移植物。同种异体皮肤移植物移植到伤口创面后，其血管就会与伤口创面血管连接，为伤口创面提供真正的生物封闭，形成功能完备的皮肤。这为外科医生寻找更多永久性移植物（例如，间隔一段时间为受者供体部位重新种植皮肤或体外培养自体皮肤移植物）赢得了一些时间。此外，极度严重烧伤患者由于损伤严重，其自身的免疫系统在一定程度上受到抑制，排斥反应会显著延迟，为外科医生赢得更多的时间。因此，使用活性较高的同种异体皮肤移植物可以来挽救严重烧伤患者的生命。

对于大多数其他组织来讲，使用活性较高的移植物没有任何益处。因此，组织库已研发出对非活性状态下的组织进行保存的方法（例如灭菌方法），其不仅有利于移植，而且还可以防止疾病从供者传播给受者或是通过操作过程使受者感染疾病。

然而，某些"特殊"组织尽管为完全活性状态，却并不会引起"急性同种异体移植排斥反应"。这些移植物通常为非血管化的组织，将其移植后也不会生成新的血管。血管系统是供体细胞进入淋巴组织从而引起免疫反应（传入支）的通道，同时也是受者效应细胞（和抗体）进入供者组织破坏供体细胞的通道。当没有血管网络时，这两种情况都不会发生。关节软骨和角膜是两个无血管组织。因此，在大多数情况下，将关节软骨和角膜这两种活性同种异体移植物移植给供者后不会引发排斥反应，事实上，如果使用非活性移植物，移植后的组织就不能充分发挥作用或再生。因此，发展活性组织保存技术也是组织库的一个重要目标。低温保存（或玻璃化）是长期保存组织的最常用技术。本书第八章对该问题进行详细阐述，在此不展开。本章将简要地讨论组织库短期保存活性较高组织的方法。

第二节　组织保存的原则

一、非活性组织移植物的保存

组织的保存是人类几千年来一直面临的挑战。动物和植物组织是人类膳食的主要组成部分。这两类组织收获后都会逐渐降解变质，因此寻找防止食物降解变质的方法对于人类的生存至关重要。人类发现的保存方法包括组织干燥、低温保存和盐等化学防腐剂。尽管这些方法是反复试验发展而来，但现在已经很好地了解了其基本原理。最近"组织库"学科从食物保存方法中借鉴了大量的知识。

（一）导致降解的原因

导致组织降解的一个主要潜在原因就是微生物的生长和活动。体内有多种机制来预防微生物进入组织进行生长和活动，必要时也可通过某些机制杀死微生物；但是，一旦组织从机体脱离，这些机制会迅速消失。微生物通过移植组织转移给受者后会引起严重疾病，现已经成功研究出了避免污染或灭活微生物的多种方法。这些方法将会在本章第三节单独进行讨论。然而，众所周知的是微生物只能在有水的条件下才能生长。

酶也会损害组织移植物内的细胞和细胞基质。机体内的降解酶在组织再生、死亡、受损组织去除和细胞凋亡过程中发挥重要作用。组织脱离机体后会发生细胞坏死和降解酶的释放。水的存在对酶活性必不可少。

其中活性最强的降解酶就是水解酶，例如：溶酶体中的降解酶。极端 pH 和极端高温也会引起水解。顾名思义，水分子对水解过程至关重要。

脂质过氧化是另一种有效的降解过程。脂质过氧化包括脂质与活性氧物质或"自由基"发生反应的过程。反应一旦开始，就会以连锁反应的形式进行下去。脂质过氧化会导致食物中脂肪发生酸败，也会导致组织移植物产生细胞毒性副产物[6,7]。有水存在时，自由基形成会导致最活跃物质的产生——羟基（OH-）。

从上文可以看出，所有可能对组织移植物保存产生不利影响的降解反应都依赖于水的存在，且这种水必须以游离形式存在，才能够进行水解反应。

降解率与水分活度之间的关系如图 7.1 所示。

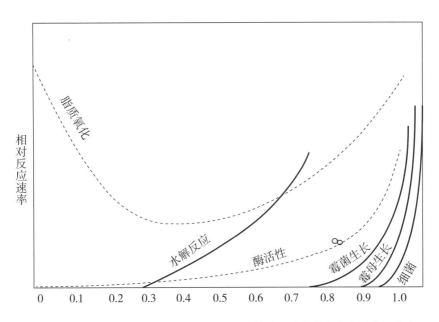

图 7.1 水分活度与有害微生物和化学反应之间的关系（来自参考文献［11］）。

水分活度范围是从 a_w=1 到 a_w=0。a_w=1 表示 100% 的游离水。随着水分活度的下降，细菌的生长速率首先发生下降，随后酵母菌的生长速率也开始下降，直至 a_w=0.9 时，它们的生长速率下降到零。虽然霉菌对水分活度下降具有更好的耐受性，但当 a_w=0.7 时，它们也会停止生长。

酶的活性会随着水分活度的降而迅速下降，直至 a_w=0 时，酶完全失活。水解反应一开始对低水分活度的耐受性较好，但是当 a_w=0.3 时，水解活性接近于零。同样，在 a_w=0.3 时，脂质过氧化活性也达到了最低水平，但在 a_w=0.3 两侧，脂质过氧化活性均在增加。因此，对于组织保存的理想的水分活度范围为 0.2 ～ 0.4，这会最大限度减少降解反应的发生。

（二）水分活度的下降

降低水分活度的方式可以有多种。通过干燥组织基质或固定水的物理方式将水分去除掉，使其处于非"活性"状态，从而降低水分活度。

1. 冷冻干燥（冻干法）

如果组织在室温下进行干燥，水的逐渐流失会导致组织基质内盐浓度增加，分子构象发生改变并变性。相反，如果首先是深度冷冻组织，然后通过真空升华方式去除水分，这样就不会改变分子构象。一旦干燥完成，就可以使组织恢复到室温，由于组织中不再有水分子，因此，分子构象不会改变，降解反应也不会发生。

在冻干过程中，处于冷冻室中的组织需一直维持在冷冻状态。然后通过冷凝器让冷冻室处于真空状态，冷凝器所处温度要低于冷冻室。这样，冷冻室中组织的水分子就会发生升华，转移到冷凝器内［8］。随着冷冻干燥的进行，水分从组织中流失的速度逐渐下降，冷冻室内的温度逐渐升高。该方法可以很容易使组织中的水分活度达到 a_w=0.2 ～ 0.4。

2. 深度冷冻

使水分"固定"在组织内的一种方法就是深度冷冻。水以冰晶的形式进入固态后，就无法以自由水的形式参与降解反应。温度越低，水分活度越低。此外，低温会减慢微生物生长，降低酶促反应的反应速率。实践中，保存温度低于 –40℃或达到 –80℃的理想保存温度时，将会有利于组织基质的长期储存[7，9]。

3. 高浓度溶质

用于保存食品的主要物质包括盐和糖（分别用于保存鱼和水果），用于长期保存组织移植物的物质为甘油。甘油可长期作为组织和细胞的冷冻保护剂，且安全性较高。高浓度溶质可以固定水分子的原理是每个溶质分子都会将水分子隔离在水化壳内。溶质分子越多，水化壳中被固定的水分子也越多，自由水就越少。

欧洲皮肤库提出了非活性皮肤组织的保存方法——甘油保存法，该方法是相继用 50%、70% 和 85% 甘油浸润皮肤组织[10]。此外，相关文献更详细地描述了在该方法中甘油和水的流动特性，并提供了一个更有效的验证方案[11，13]。

需要指出的是，在临床使用移植物之前，必须将这些高浓度甘油从移植物中完全去除，避免受者体内甘油浓度过高。高剂量甘油会对肌肉产生毒性作用，导致肌肉坏死，进而引起肾功能衰竭甚至死亡[14，15]。毒性研究表明，甘油的 LD 50 值为 0.004 42 ml/g[16]。

目前制定的从皮肤中去除甘油的方案已经得到充分验证[11]，该方案就是利用生理盐水反复清洗皮肤 30 ~ 60 分钟，就可完全清除甘油。

（三）去除细胞

对于那些需要保存的非活性移植物来讲，其中已死亡的同种异体细胞不仅没有任何用处，而且还会作为降解酶和免疫原分子的储存库。因此，一些研究人员研究去除组织中所有细胞和细胞组分的方法，然后再进行移植物的保存和临床使用。重要的是脱细胞过程不会对组织基质的生物力学和生物学特性产生不利影响。有研究表明，至少有一些脱细胞组织会与受者更快地融合和重建，且发生排斥反应的风险大大降低[17]。

二、活性组织移植物的保存

活性组织移植物的保存比非活性移植物的保存更具有挑战性。组织中的细胞一旦从机体脱离就会失去了血管系统给予的供养，需要依赖扩散作用获取营养物质和氧气，清除代谢产物。将组织浸泡在常温（37℃左右）营养培养基内，营养物质从组织表面渗透到其内部是一个非常低效的过程。

如果位于组织中心处的细胞长时间缺乏营养物质和氧气，这些细胞就会开始坏死和死亡。组织坏死会释放降解酶，从而发生如前面所描述的各种降解过程。对于位于移植物外表面的细胞而言（例如：眼角膜包括一个外上皮层和一个内皮单层），在常温下培养基内的营养物质通过扩散足够维持细胞活力；但对于其他大多数组织来说，细胞仅依靠扩散作用无法获得足够的营养物质，且持续时间一般不会超过数小时。

保存温度从常温（37℃）降至低温（约 4℃）时，细胞代谢速率会下降，细胞对营养物质和氧气的需求也会下降，这会使组织丧失活力的速率下降[18]。然而，在这种较低的温度下，某些必要的生化途径也可能受到抑制。其中一个例子就是 Na^+，K^+-ATP 酶，该泵用于维持细胞内高 K^+ 水平和低 Na^+ 水平。为了防止钠在低温下流入细胞内，一些研究者建议使用与细胞内 Na^+ 和 K^+ 浓度一致的营养液来浸泡组织[19]。

当组织从人体分离出来并在低温下保存时，其活力迅速下降的另一个原因可能是自由基的损伤。机体内有很多系统来清除或灭活那些会攻击细胞膜和大分子的自由基。但当组织从人体分离出来并在低温下保存时，组织不会继续产生足够的抗氧化剂和清除酶来保护细胞和组分。

所有这些机制共同导致了大多数组织移植物只能在非冷冻条件下保存很短的时间。

第三节　消毒和灭菌原则

避免将病毒和其他传染病从供者传播给受者的主要策略是严格筛查供者的病史和行为史，检测其血液样本中是否存在病毒核酸或是否能对病毒产生免疫应答（抗体检测）。然而，在供者死后以及在组织获取期间以及组织库处理移植物期间，可能会有细菌和真菌感染移植物。此外，某些组织（如皮肤和肠道）会与微生物种群直接接触。在进行外科手术时，这些微生物会通过伤口进入组织，成为致病菌。

虽然很多组织库试图在获取组织或后续的处理过程中通过严格进行无菌操作来避免移植物发生感染，但移植物的"无菌"性质只能通过对最终的组织样本进行微生物检测来进行确认。由于对整个移植物的破坏性取样达不到最终的检测目的，因此大多数取样方案只能检测出严重污染。人们认为当血管丰富的移植物中有少量细菌时，免疫能力强的患者会将这些细菌清除掉，这种看法是合理的。当移植物内血管不丰富，出现缺血或坏死时，就会产生新问题。这为厌氧菌（如具有高致病性的梭菌）的生长提供了理想条件。少量的梭菌孢子就可能引起危及生命的疾病。因此，很多组织库都会采用消毒技术来消灭细菌和真菌。显然，关键问题是这些技术不仅不应该对组织移植物造成严重损害，也不能其功能造成不良影响。

一、定义

"消毒"（disinfection）是指将环境中的致病微生物消灭掉，这是一个较为模糊的概念。相反，"灭菌"是一个比较清晰的概念，是指将所有的微生物全部消灭，使之达到无菌保障水平。

对于任何特定的微生物群来讲，使用化学灭菌法或物理灭菌法就是以杀死微生物细胞，使其将减少到一定的指数水平（见图7.2）。

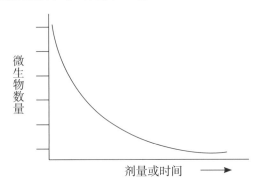

图 7.2　随灭菌剂剂量的增加，微生物数量呈指数下降

当微生物的数量转化为 $\log 10_{10}$ 时，微生物数量与剂量或时间成近似直线关系（见图7.3）。

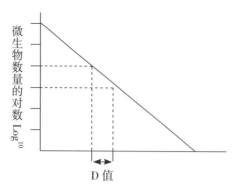

图 7.3　D 值概念

因此，使细菌数量下降所需的剂量或暴露时间等于直线梯度常数与 log10 细菌数量差值的乘积。该使细菌数量下降所需的剂量或暴露时间称之为 D 值（十进制约简值）。在已知开始污染水平（生物负担）时，D 值概念有利于预测在消毒过程中，使用一定剂量消毒剂（或暴露时间）后微生物存活的概率。在制药业中，可接受的灭菌保证水平（level of sterility assurance，SAL）为每百万单位产品中不得超过 1 个活菌，也就是 SAL 为 10^{-6}。因此，如果一种产品的起始污染水平为每单位 10^3 个微生物，而要求的 SAL 为 10^{-6}，则所需灭菌充分剂量为 9 个 D 值（见图 7.4）。

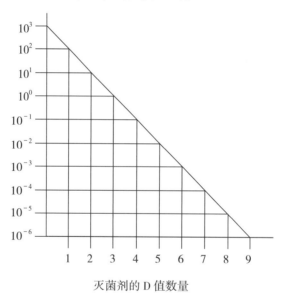

灭菌剂的 D 值数量

图 7.4　生物负荷从 10^3 下降到 10^{-6}，所需的灭菌剂 D 值数量。

如果微生物种类超过一种，且处于不同的污染水平，对杀菌剂的敏感性也不同，那么药物剂量或灭菌时间计算就变得更加复杂。目前有两种方法解决这个问题：一种方法是假设"最严重情况"，即根据最耐药微生物的值为标准，并选择污染最严重的微生物来选择药物剂量或灭菌时间。如果 SAL 仍然达到 10^{-6}，说明该组织为"无菌"状态 [13]。另一种方法就是根据实际生物负担水平和每种微生物的平均敏感水平来确定药物剂量或灭菌时间 [20]。一旦证明灭菌方法完全有效，那么就可以使用参数。也就是说，如果根据规定灭菌过程灭菌，那么可认为经过灭菌后组织处于无菌状态。相反，对于消毒而言，需要检测组织样本来查看是否有病原体残留。

二、消毒方法

（一）活性组织

对于活性组织移植物，最常见的消毒方法是使用抗生素/抗真菌剂，这些药物可用于系统治疗。它们既可以杀死微生物（杀菌剂），也可以抑制微生物的生长（抑菌剂），以便免疫系统能够定位并杀死微生物。当心脏瓣膜等移植物在体外对进行消毒时，因为没有免疫系统来清除微生物，因而抑菌剂的效果就不会很明显，一旦有这类微生物感染移植物，当抗生素浓度下降时微生物就会生长。因此，体外消毒最好选择杀菌剂。

为了确保灭菌效果，往往联合使用多种抗生素/抗真菌剂来灭菌。在联合用药时，多种药物可能具有协同和拮抗作用，因此，要充分验证其有效性。联合用药时药物的使用浓度与已发布的针对不同微生物最低杀菌浓度（minimum bacteriocidal concentration, MBC）可能不再相关。此外，使用抗生素治疗时，发生疗效是在常温下（即全身使用时温度为37℃；局部使用时略低于37℃）。但是，在使用抗生素对移植物进行灭菌处理时，许多协议规程建议在环境温度（大约20℃）或冰箱冷藏温度（约4℃）下联合使用多种抗生素。因此，要注意在不同温度下抗生素的灭菌效果。例如，青霉素是通过抑制细菌生长中细胞壁的正常合成而发挥抗菌作用，因此青霉素只有在细菌增殖时才能有效发挥作用。在4℃时，几乎没有致病菌能够生长，因此，在该温度下，青霉素抗菌效果会非常差。

使用抗真菌剂时应谨慎。真菌和人类一样，属于真核生物，而细菌是原核生物。原核生物与人类相同的药物靶点不是很多，与此相比，真菌这种真核生物与人相同的药物靶点就比较多。因此，虽然抗生素对细菌有很大的毒性，但对人体细胞的毒性却几乎没有，即使在高浓度的情况下也是如此，但抗真菌药物往往并非如此[21]。因此，在联合使用多种抗生素/抗真菌药对移植物进行灭菌时，要充分验证这些药物对关键组织细胞是否具有细胞毒性。

（二）非活性组织

一般来说，如果一个组织是一个非活性移植物，可选择一种消毒方法。然而，有时人们会担心更严格的消毒方法可能会对组织的结构和功能产生不利影响。在这些情况下，往往需要采取较为宽松的消毒方法。乙醇可杀死不产生孢子的细菌，并能迅速杀死分枝杆菌，但任何浓度的乙醇对细菌孢子都无效。

除乙醇外的其他醇类、有机溶剂和洗涤剂也用于组织灭菌消毒。目前已经研究出多种联合灭菌法，可用于对组织库中的移植组织进行灭菌消毒，并声称其SAL可达到10^{-6}。

在医疗设备中使用的其他灭菌剂和消毒剂，例如：过氧化氢和其他过氧化物、氯化物和其他含卤素消毒剂，甚至汞化合物（如可保存中耳听骨的Cialit这种汞化合物）等，也可用来进行组织移植物的消毒。

温和的热处理已用于灭活繁殖体，但需要注意的是要避免破坏对热不稳定的有益成分（如生长因子），以及避免胶原蛋白等结构蛋白发生变性。由于骨组织中胶原蛋白由外层矿物层保护，因此胶原蛋白在发生变性之前骨组织能够承受一定的高温。股骨头消毒一般是在80℃的温度下进行[23]，但有很多细菌在该温度下还能够存活，而像BMP

这类有益生化物质对热却不稳定。

三、灭菌方法

（一）物理方法

在物理灭菌方面，干热灭菌温度（超过 160℃）或湿热灭菌温度（超过 121℃）会破坏组织结构。即使是表面具有矿质保护层的骨组织，在煮沸后移植令体内其功能会变得很差［24］。目前广泛用于组织消毒的物理灭菌法为宜物理方法是辐照（γ 射线或电子束）。辐射将会在本书第九章进行讲述，这里不再进行赘述。

（二）化学方法

多年来，环氧乙烷一直是首选杀菌剂。已证明，气态的环氧乙烷能够有效穿透组织基质（包括致密的皮质骨）进行灭菌［25］。然而，最近人们开始关注残留在基质中的气态环氧乙烷对于人体基因的影响，认为残留的环氧乙烷会带来不良影响。人们认为戊二醛也可以用于组织移植物的灭菌，且已用于对猪心脏瓣膜的灭菌处理［26］。然而，戊二醛除了能够杀死微生物外，还能对胶原蛋白产生显著交联作用。这会使得猪组织的免疫原性显著下降，但也会导致瓣膜小叶等组织发生硬化，对移植不利，同时还会导致瓣膜移植到人体后快速发生钙化。相较于戊二醛，医院常选用过氧乙酸进行内窥镜消毒，其也可用于骨移植物消毒［27］。使用过氧乙酸为其他组织进行消毒必须谨慎，因为使用相对高浓度的过氧乙酸处理对肌腱进行灭菌后，肌腱性能会下降［28］。然而，使用较低浓度过氧乙酸对绵羊心脏瓣膜进行消毒后，绵羊心脏瓣膜功能不会受到太大影响（与 E. Ingham 个人交流）。气态过氧化氢、臭氧等这类医院和制药过程中使用的化学消毒剂对组织移植物的消毒效果尚未进行广泛评估。

参考文献

［1］ Wasiak J, Clark C, Villanueva E. Autologous cartilage implantation for full thickness articular cartilage defects of the knee (review) [M]. London：The Cochrane Library, 2008, Issue 4.

［2］ Burwell RG. Studies in the transplantation of bone V. The capacity of fresh and treated homografts of bone to evoke transplantation immunity [J]. J Bone Joint Surg. 1963, 45B: 366－401.

［3］ Aspenberg P, Thoren K. Lipid extraction enhances bank bone incorporation: an experiment in rabbits [J]. Acta Orthop Scand. 1990, 61(6): 546－548.

［4］ Achauer BM, Black KS, Waxman KS, et al Long-term skin allograft survival after short-term cyclosporin treatment in a patient with massive burns [J]. Lancet. 1986, 1(8471): 14－15.

［5］ Dreno B, Meignier M, Bignon JD, et al. Immunological mechanisms of cyclosporin in skin allograft [J]. Lancet 1987, 2 (8570): 1270－1271.

［6］ Moreau MF, Gallois Y, Basle MF, et al. Gamma irradiation of human bone allografts alters medullary lipids and releases toxic compounds for osteoblast-like cells [J]. Biomaterials.

2000, 2(4): 369 – 376.

［7］ Laitinan M, Kivikan R, Hirn M. Lipid oxidation may reduce the quality of a fresh– frozen bone allograft. Is the approved storage temperature too high [J].Acta Orthop. 2006, 77(3): 418 – 421.

［8］ Kearney JN. Banking of skin grafts and biological dressings [M]. Settle JAD. Principles and practice of burns management. Churchill Livingstone, 1996, 329 – 351.

［9］ Guidelines for the Blood Transfusion Services in the United Kingdom [M].7th edn. London: The Stationery Office, 2005.

［10］ Kreis RW, Vloemans AFPM, Hoekstra MI, et al.The use of non viable glycerol– preserved cadaver skin combined with widely expanded autografts in the treatment of extensive third–degree burns [J]. J Trauma. 1989, 29: 51 – 54.

［11］ Huang Q, Pegg DE, Kearney JN. An improved glycerol banking method used in the preservation of non viable skin allografts [J]. Cell Tissue Bank. 2004, 5: 3 – 21.

［12］ Ross A, Kearney JN. The measurement of water activity in allogeneic skin grafts preserved using high concentration glycerol or propylene glycol [J]. Cell Tissue Bank. 2004, 5: 37 – 44.

［13］ Kearney JN. Guidelines on processing and clinical use of skin allografts [J]. Clin Dermatol. 2005, 23: 357 – 364.

［14］ Backenroth R. Glycerol induced acute renal failure attenuates subsequent $HgCl^2$ – associated nephrotoxicity: correlation of renal function and morphology [J]. Ren Fail. 1998, 20: 15 – 26.

［15］ Zurovsky Y. Models of glycerol–induced acute renal failure in rats [J]. J Basic Clin Physiol Pharmacol. 1993, 4: 213 – 228.

［16］ Uche EM, Arowolo RO, Akinyemi JO. Toxic effects of glycerol in swiss albino rats.Res Commun Chem [J]. Pathol Pharmacol. 1987, 56: 125 – 128.

［17］ Mirsadraee S, Wilcox HE, Watterson KG, et al. Biocompatibility of acellular human pericardium [J]. J Surg Res. 2007. 143: 407 – 414.

［18］ Rosenquist MD, Cram AF, Kealey GP. Skin preservation at 4 ℃ : a species comparison [J]. Cryobiology. 1988, 25: 31 – 37.

［19］ Taylor MJ, Hunt CJ. A new preservation solution for storage of corneas at low temperatures [J]. Curr Eye Res. 1985, 4(9): 963 – 973.

［20］ Yusof N 1999, Quality system for the radiation sterilisation of tissue allografts [J]. Adv Tissue Bank 3: 257 – 281.

［21］ Agurregoicoa V, Kearney JN, Davies GA, et al. Effects of antifungals on the viability of heart valve cusp derived fibroblasts [J]. Cardiovasc Res. 1989, 23(12): 1058 – 1061.

［22］ Betow C. 20 years experience with homografts in ear surgery [J]. J Laryngol Otol Suppl. 1982, 5: 1 – 28.

［23］ Von Garrel T, Knaepler H. Surgical femoral head allograft processing system using moderate heat [J]. Adv Tissue Bank. 1999, 3: 283 – 354.

［24］ Burwell RG. Studies in the transplantation of bone VIII. Treated composite homograft–

autografts of cancellous bone: an analysis of inductive mechanisms in bone transplantation [J]. J Bone J Surg. 1966, 48B: 532 - 566.

[25] Kearney JN, Bojar R, Holland KT. Ethylene oxide sterilisation of allogeneic bone implants [J]. Clin Mat. 1993, 12: 29 - 33.

[26] Butterfield M, Fisher J, Kearney JN, et al. Hydrodynamic function of second generation porcine bioprosthetic heart valves [J]. J Card Surg. 1991, 6(4): 490 - 498.

[27] Pruss A, Kao M, Kiesewetter H, et al. Virus safety of avital bone tissue transplants: evaluation of sterilization steps of spongiosa cuboids using a peracetic acid−methanol mixture [J]. Biologicals. 1999, 27: 196 - 201.

[28] Scheffler SU, Gonnermann J, Kamp J, et al. Remodelling of ACL allografts is inhibited by peracetic acid sterilization [J]. Clin Orthop Relat Res. 2008, 466(8): 1810 - 1818.

译者: 李妍　校译: 王政禄

第八章　低温保存

第一节　引　言

　　"低温保存"(cryopreservation) 是提供"活性"(viable) 组织的一种方法,"低温保存"和"活性"往往表示同一个意思[1]。低温保存方法可能对某一种组织有效,而对另一种组织无效,即使贮存方法合理有效也不一定能够保证活组织的完整功能,比如贮存过程中造成的细胞损伤。"保存"和"损伤"是相互矛盾、相互排斥的。"活性"一词在科学背景下意味着什么?目前尚无确切的解释,但是,如果我们能够对一些术语做出界定,至少可以解决一些混淆问题。

　　从字面上讲,"低温保存"就是指通过降低温度来保存某些组织,然而,0℃以下会使活细胞和组织处于冰冻状态,而冰冻会严重损害细胞,甚至破坏组织。只有避免或减少冷冻带来的破坏性影响,冷冻才能用于保存。1949 年,Polge、Smith 和 Parkes[2]发现,将精子悬浮在含有甘油的盐水中,冷冻于 –80℃,可长期存活。精子可以有效保存的原因是防冻伤方法的发现,温度下降使代谢率下降,有助于活细胞的保存。"低温保存"是指能够避免破坏组织的一种深度低温保存方法,达到这种保存效果的方法主要有两种:第一种是 Polge、Smith 和 Parkes 提出的低温保存法,通过减少组织样本内的冰量和冰晶形成,对保存组织几乎没有损伤,我们通常将这种方法称为"常规低温保存法"。另一种方法是将温度降至极低,没有冰结晶形成,即所谓的"玻璃化"。这两种低温保存方的本质基于在极低温度下,细胞或组织处于稳定状态,任何严重的"直接或间接"冷冻损伤都已避免,这种状态下的细胞或组织恢复到生理状态时,其功能也能够得到高度恢复。这部分将在后文中进行讨论。不同组织细胞对生存的要求不同,对一种组织(例如:小弹性动脉)[3]有效的低温保存法可能对另一种组织无效(例如:关节软骨)[4],某些低温保存法只适合于某些组织和细胞,因此,不同组织和细胞的低温保存法不同。

　　接下来讨论的术语是"活性"(viability)。在组织库领域,"活性"往往被误用。"活性"在字典中是指孕育生命的能力,在产科中也是这个意思,而"活性检测"(viability test)是指检测有关细胞的存活能力。后来提出了很多"活性检测"方法,例如:台盼蓝渗透试验或碘化丙锭(PI)染色法,这些方法染色后常常会错误地把细胞定义为"活的 / 死的",这并不是"活性"检测试验。这些试验只是检测染料是否能够通过细胞膜,更确切的解释是,这些试验应称为细胞膜完整性试验。需要注意的是,人们往往误认为(没有明确陈述)检测结果满意代表细胞所有生命特征都存在,但事实上并非如此[5]。活性检测应该通过药物受体激动剂反应性[3]或特定分子合成能力[4]进行判定。

　　组织库面临的一个关键问题是,"如果保存下来的组织对患者和外科医生都有意义,那么它必须具备哪些特性？"组织结构应该完整，具有良好的细胞代谢及分裂能力（如造血干细胞）抑或是不具备细胞分裂能力。然而，其他一些特性也很重要，即使这些特性与细胞是否存活丝毫无关。因此，应将组织库中的组织进行分类，有些组织移植物需要存活的细胞，具有生命特征（生长、复制和运动），从而发挥作用；而有些组织移植物不需要有存活的细胞。后者通常不应在本章进行讨论，但因为这类组织仍需借助低温进行保存，所以在这里简要概述。

第二节　不需要活细胞的组织

组织库中不需要活细胞的组织最常见的是骨组织，骨组织所需的关键特性就是机械强度（强度大和脆性小）。此外，骨组织可能需要保留一些生化特性，如：骨形态发生蛋白能够促进受者新骨的生成。骨组织必须保持机械强度和生化特性，但不需要有活细胞。因此，骨组织通常储存在 -80℃ 即可或可进行冻干保存。在 -80℃ 时，组织内的水处于冰冻状态，但以结晶形式存在，但是，在冻干保存时，组织内的水已经被除去。肌腱和筋膜也不需要活细胞，但必须保存胶原基质的特性，这些组织也通常储存在 -80℃ 环境中。

第三节　可能不需要活细胞的组织

有些组织是否需要活细胞存在很大争议，皮肤就是其中之一。一些外科医生认为，在治疗烧伤或溃疡时，供体皮肤不需要活细胞，但胶原蛋白必须完好，因为胶原蛋白可促进宿主细胞生长和加快损伤修复，降低收缩程度，减少瘢痕形成。将皮肤浸泡在 4℃的高浓度甘油中进行保存的理论基础尚不清楚，但能获得满意的临床效果，然而，甘油扩散非常缓慢，将其除去可能是个问题。丙二醇会作为新的保存剂来替代甘油，因为这种溶质扩散比甘油快 [6]。皮肤的另一种保存方法是采用低温保存法，这样皮肤中部分细胞能够存活。然而，在临床上还没有确定这种皮肤低温保存法是否优于甘油保存法。理论上，活的供体细胞会导致免疫介导的排斥反应，这可能是低温保存法的缺点。

心脏瓣膜是另一个是否需要活细胞这种争议的组织移植物。有人强烈主张所谓的"活性瓣膜移植" [7]，但有科学证据证明心脏瓣膜低温保存后，瓣膜内细胞的存活能力很弱，也没有令人信服的证据表明这些存活细胞对受者有益。事实上，无论何时切除获取的心脏瓣膜，其细胞数均会显著降低，但这并不影响瓣膜功能。有一些实验表明，按照保存皮肤的甘油法保存绵羊心脏瓣膜后，将心脏瓣膜移植到羊体内时，瓣膜内没有活细胞 [8,9]。在这项研究中，另外两组是未经处理的对照组和用低温保存标准法保存的瓣膜。研究表明，按照低温保存标准法保存的瓣膜细胞能够存活，但在移植 6 个月后，两组间就无明显差别。在进行瓣膜移植时，完整的结缔组织结构是必不可少的，但我们尚未有强有力的证据表明心脏瓣膜移植物需要含有活细胞。

第四节 需要活细胞的组织

与上述情况不同，有些组织需要有存活且功能完好的细胞，才能充分发挥作用。其中一些可以通过传统的冷冻方法进行保存，但有些不可以。骨髓、外周血或脐带血中的造血干细胞就是很好的例子，这些干细胞必须具备完整的功能。甘油冷冻保护作用发现6年后，Barnes和Loutit［10］研究发现，同样的技术也可用于小鼠造血干细胞保存，低温保存下来的干细胞可用于挽救暴露于致命剂量电离辐射下的动物。

第五节 低温保存

以下是任何类型细胞低温保存时应遵循的一些基本原则，我们将逐步进行讨论。

步骤1：选择一种低温保护剂（cryoprotective agent，CPA）。甘油是第一个被广泛使用的冷冻保护剂，1959年，Lovelock和Bishop［11］提出用二甲基亚砜（dimethyl sulphoxide，DMSO）替代甘油。二甲基亚砜的优势在于扩散速度比甘油快，对细胞的渗透压力较小。Lovelock列出了低温保护剂的几个要求：高溶解度、冰点低、细胞渗透性和低毒性［12］。甘油和二甲基亚砜具有低温保护作用，因为这两种物质在任何零下温度下，都能够减少冰的形成数量，对冰晶形成导致盐浓度上升起到减缓作用。后两项要求（细胞渗透性和低毒性）会相互影响，因为渗透快的溶质其暴露的时间较短且对细胞造成的侵害较小，在一定程度上可耐受更强的化学毒性。甘油比DMSO毒性小，但比DMSO渗透慢，因此，暴露时间更长，渗透压力也不太容易控制。总体来讲，DMSO是更具有优势的冷冻保护剂，Ashwood-smith［13］报告认为，骨髓细胞低温保存时，可用甘油和DMSO作为冷冻保护剂，研究结果发现，将经低温保存后的骨髓细胞注入辐照后的小鼠体内，经DMSO低温保存的骨髓细胞的小鼠恢复速度更快。冷冻保护剂通常首选DMSO，除非有充分理由才选择甘油。然而，在完成整个低温保存流程后，还需要对该选择进行再审查。

所有渗透性冷冻保护剂通过降低盐浓度来起作用，否则盐浓度会在冷冻过程中增加。渗透性冷冻保护剂存在于细胞内外，因此能够控制细胞内外的盐浓度。非渗透性溶质也具有冷冻保护作用，但在大部分情况下，非渗透性溶质的冷冻保护作用不如渗透性溶质。非渗透性溶质确实可以控制细胞外盐度的积累，但对细胞内盐浓度没有影响；其作用机制尚不清楚。非渗透性溶质［例如：聚乙烯吡咯烷酮（PVP）和羟乙基淀粉（HES）］本身的冷冻保护作用不是很强，但是，有时可以与渗透性溶质（如DMSO）联合使用。

步骤2：设计添加和去除CPA的方法，使细胞不会受到渗透压力或化学毒性的严重影响，这需要测定三个参数。第一个是使用非渗透性溶质后，测定细胞对外部渗透体积方面的变化；目的是确定细胞膨胀或收缩的上限和下限，可通过合适的功能测试进行确定。通过测量无毒无渗透性但已知浓度的溶液中细胞体积和估计细胞损伤来获得这方面的数据。常用的无毒非穿透溶质是蔗糖或甘露醇，可使用库尔特计数器 [14] 或通过光学计量器 [15] 来测定细胞体积。在 Boyle van't Hoff 图中，细胞体积和重量摩尔渗透压浓度的倒数之间呈直线关系，y 轴上的截距是在无限重量摩尔渗透压浓度（即所谓的非渗透性体积）时的体积，细胞的体积随着渗透压的增加而减小。Hunt、Armitage 和 Pegg 对人类脐带血干细胞的非渗透性体积进行了研究 [16]，发现这些细胞非渗透性平均体积为 0.27。设计添加和去除 CPA 时所需的另外两个参数是水的渗透性 [或导水率（hydraulic conductivity，Lp）] 和 CPA 溶质渗透性（Ps）。将细胞暴露于特定温度下和已知浓度的 CPA 后，测定出细胞体积，然后获得这类数据。计算时需要在计算机上安装必要软件进行。将这些参数代入相关公式中，就能够计算出暴露于一定温度下（+4℃和 +22℃）和已知溶液的冷冻保护剂后，体积的瞬时最大减少量；以及 CPA 负荷细胞浸泡于较低浓度 CPA 溶液后，体积的瞬时最大增大量。计算出细胞体积增加的最大和最小极限，就可计算出可接受浓度变化水平。脐带血干细胞的极限值为等渗体积的 45% ~ 140%。在不超过耐受容量限制的情况下，一次性使 DMSO 浓度增加至 1.4 mol 的最终浓度，并在 80 min 内分三步去除 DMSO。

步骤 3：使用所选浓度、所选时间以及暴露温度来确定这些条件下，CPA 的最大耐受浓度。因此，需要进行实验，逐渐提高 CPA 的最大浓度；让细胞在该浓度下浸泡 30 min；通过降低浓度，最终将 CPA 去除掉；然后使用灵敏度和适合度较好的方法进行分析。这样就可以确定出 CPA 最大可耐受浓度。一定要注意灵敏度和适合度：膜完整性试验结果无法判断是否敏感和适合。需要通过一个合适的测定方法来测试给定 CPA 浓度中的细胞功能，这里指的是人类脐带血造血细胞，分析该细胞在培养基内的克隆形成能力。对于 DMSO 来说，最终的浓度最常用的是 10%v/v。

步骤 4：细胞悬浮液含有通过步骤 1 ~ 3 添加的 CPA，然后将细胞悬浮液冷冻到预定的储存温度，保存，然后解冻，去除 CPA，并对细胞功能的恢复程度进行分析。该步骤需要选择合适的冷却速率（温度 / 时间曲线）、保存温度和解冻方法。这就提出了一些理论性问题，这些理论性问题将会在其他部分进行讲解 [17]：目前已有的理论不足以确定最佳的冷却速率和复温速率，需要直接通过实验的方法进行确定。对于脐带血造血干细胞而言，有条件的话，最好是快速解冻，最佳冷却速率是 1 ~ 2℃ / min——加速冷却到 -60℃以下 [18]。冷却速率往往是影响细胞功能恢复的一个决定性因素，如果 0.3℃ /min 和 3.0℃ /min 这两个冷却速率都无法使细胞功能恢复得到显著改善，可尝试在高于 1℃ /min 或低于 1℃ /min 的冷却速率下进行实验，确定合适的冷却速率。如果在其中一个冷冻速率下，功能恢复得到改善，那么就应该根据这一趋势进行实验，直到找到最佳冷却速率。

目前已经提出了两种控制性的冷冻方法——主动控制冷冻系统（程控冷冻装置）和被动控制冷冻系统（经验冷冻控制优化绝缘——"将装有脐带血的塑料盒放入 -80℃的深度冷冻装置内"）。方法上还有很多细微的调整。如果没有充分考虑到上述所有因素，并进行严格比较（包括选择复原测定法、统计设计和分析方法），就不可能选择出正确的低温保存方案。就冷冻方法而言，没有理由认为经过优化的被动冷冻系统在冷冻组织方面效果不好，有多个已经发表的研究表明主动和被动这两种冷冻方法在冷冻效果方面没有显著差异。另外，这两种方法在效率方面没有差异，甚至在可接受概率水平上没有差异。从根本上说，最重要的是冷却速率，而不是冷冻方法。然而，考虑到可重复性、一致性、数据记录和质量控制等方面的原因，我们选择的是主动程控性冷冻系统。

如果组织保存时间超过 1 年，储存温度应低于 –80℃，但是当用 DMSO 作为冷冻保护剂时，储存温度低于 –130℃ 不利于功能恢复。为了进一步提高安全性，建议储存温度为 –180℃。将组织保存于液氮没有必要，且出于安全原因，也不能将组织保存于液氮。解冻时最佳升温速率与冷冻时的冷却速率有关。如果冷冻时，采取最佳冷却速率，可将组织放在 37℃ 水浴中进行解冻。

步骤 5：审核结果。如果结果不满意，可以考虑使用其他冷冻保护剂：甘油和丙二醇是最常见的选择。另外，还可以考虑将非渗透性溶质（例如：白蛋白或 HES）添加到较低浓度的冷冻保护剂中。对于脐带血干细胞来讲，这两种措施都无法提高细胞功能的恢复。

第六节　多种细胞器官的低温保存

对于所有器官和很多组织移植物来讲，在保存过程中，细胞存活很重要。保存肾脏的标准方法就是给肾脏灌注一种与细胞内液成分类似的液体：这可预防跨膜电解质紊乱以及 2～4℃ 保存过程中细胞内水分增加。当处于低温状态时，细胞膜上的泵就会处于停止状态，这种溶液钾含量较高且有足够多的非渗透性溶质会防止细胞肿胀的发生。就组织保存时，灌注后在 2～4℃ 进行保存是否足以预防细胞肿胀存在争议。另外，器官是否应该一直处于灌注状态也存在争议 [19]。后一个问题在 40 年前就讨论过了，但最近，商业利益对器官质量本身要求更高时，这个问题又重新被提起 [20]。有证据表明，持续灌注是有益的，特别是当器官质量在最初并不是最好时。

研究器官（特别是肾脏）的标准低温保存法发现——通常是用含有 10% DMSO 或甘油的溶液进行灌注，然后进行冷冻，冷却速率是 1℃/min，保存温度低于 –80℃，解冻方法是快速升温，冲洗掉冷冻保护剂。研究发现，这种器官低温保存法在保存带血管的器官时，效果很不好 [21]，除卵巢外 [22]。传统的低温保存法在保存角膜和关节软骨方面的效果也很不好，因为这两种组织都要求其细胞能够存活下来。

单独低温保存后，细胞功能能够恢复得很好，但是，器官或组织在经过低温保存后，细胞功能恢复得很好的组织却很少，这是为什么呢？当细胞悬浮液冷却到冰点以下时，就会形成冰晶，对细胞产生两种影响。如果悬浮液慢慢冷却，冰晶首先在细胞周围形成，细胞周围的液体成分就会发生变化，这种变化就会失去水分。随着冰晶不断形成，溶液浓度会逐渐升高，细胞就会发生萎缩，这种间接影响可以通过添加冷冻保护剂来缓解。但是，如果冷却速率太快，细胞内的水无法迅速离开细胞就会在细胞内结冰。细胞内结冰会带来严重不良影响。很明显，组织要比细胞悬液要复杂得多。例如，组织会存在溶质扩散、热扩散等问题，以及组织内不同类型的细胞还会有其他问题。溶质和热扩散问题比较常见，但在实际操作中却不是关键问题。可能需要更多的时间来添加和去除冷冻保护剂，冷却速率和升温速率幅度范围还存在一定的限制，但在组织实际低温保存过程中，这些问题都不是关键问题。同样，当冷冻保护剂浓度较高时，存活率与冷却速率曲线趋于平缓，细胞的异质性问题也就不是个大问题了。甘油和红细胞的一些数据（见图 8.1）：当没有冷冻保护剂存在时，冷却速率和细胞存活率相当低，但是，随着冷冻保护剂浓度的升高，细胞存活率增加，曲线变得平缓 [23]。如果冷冻保护剂浓度达到足够高的水平，在特定的冷却速率下，发现不同类型的细胞，存活率都比较高。

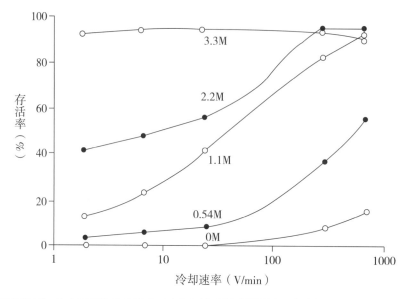

图 8.1　低温保存时，冷却速率和甘油浓度对人红细胞存活率的影响。在冷却速率较低时，提高甘油浓度就可以提高细胞存活率。当甘油为 3.3M 时，细胞存活率会达到～ 90%，不受试验范围内冷却速率的影响

　　细胞外冰晶的形成对于细胞悬浮液来讲可能问题不大，但对于组织来讲，却是个大问题。如图 8.2 所示，两张平滑肌组织的显微照片：一张的冷却速率为 2℃ /min，在 −21℃下低温保存，观察到冰晶分布于整个组织，肌束内也有冰晶分布，分布较均匀；另一张的冷却速率为 0.3℃ /min，在 −21℃下低温保存，观察到冰晶主要分布在结缔组织与肌肉束之间。2℃ /min 的冷却速率会使组织的收缩功能下降，仅为对照组的 40%。0.3℃ /min 的冷却速率也会使组织的收缩功能下降，为对照组的 60% [24, 25]，这表明冰晶在肌肉束的形成位置与收缩功能下降有关。

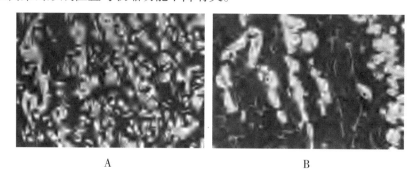

A　　　　　　　　　　　　　　　B

图 8.2　平滑肌组织，在使用 20% 二甲基亚砜（DMSO）冷冻保护剂后，进行低温保存。（A）的冷却速率是 2.0℃ /min，（B）的冷却速率是 0.3℃ /min，都在 −21℃进行保存。在这两个图中可观察到不同冷却速率下冰晶的形态是不同的。冷却速率较大时，冰晶在整个组织中的分布很均匀，冷却速率较低时，冰晶形成部位主要是结缔组织与肌肉束之间。（B）中组织功能保留程度比（A）高

关节软骨通过标准低温保存方法后的显微镜图如图 8.3 所示：白色空间为冷却到 –70℃的过程中所形成的冰晶。尽管组织低温保存所使用的冷冻程序能够使悬浮液中的细胞存活下来，但是大部分冰晶的形成位置就是细胞所在部位。如果软骨中的软骨细胞内形成了冰晶，这类软骨细胞也就无法存活。另外，除了在软骨细胞内形成的很多冰晶外，细胞外基质内也形成了冰晶（见图 8.4）。我们知道对细胞悬浮液进行冷冻时，即使冷却速率非常低，细胞内也会有冰晶形成，这对细胞存活会造成严重不良影响，更不要说软骨细胞内冰晶形成了。软骨细胞内冰晶很大程度上会导致细胞死亡。细胞内冰晶形成机制尚未完全弄清楚，可能是因为冰晶在软骨细胞内形成比在基质中更容易。

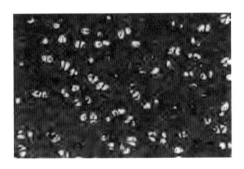

图 8.3　绵羊关节软骨经过 DMSO/低冷却速率冷冻标准程序后，在 –70℃温度下保存后的外观。我们注意在软骨单位处会发现透明空间，这就是大的冰晶。细胞外基质却仅含有细小的颗粒状冰晶

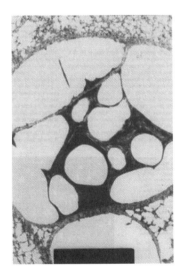

图 8.4　软骨经过图 8.3 的标准程序冷冻后，用电子显微镜术观察到的一个软骨单位。发现某些细胞内有冰晶

第七节　玻璃化低温保存

问题的解决方法之一就是对组织进行"玻璃化"处理，通过使用高浓度冷冻保护剂，让液体形成黏状，这样在冷却过程中，就会形成玻璃状物质，避免了冰晶形成。但是，

玻璃化所要求的冷冻保护剂浓度很高，而高浓度的冷冻保护剂会给组织带来毒性影响。采用快速冷冻和快速复温的方法，可以让冷冻保护剂的浓度下降，这种方法可抑制冰晶形成。这种方法在低温保存少量细胞悬浮液时［26］，是非常成功的。但是，在低温保存组织时，这种方法就不合适了，温度的变化速率可能会受到物理条件的限制，例如样本的体积相对较大。因此，就必须使用高浓度的冷冻保护剂，而 CPA 的毒性始终是限制性因素。

我们一直在研究形成玻璃化的其他方法。1965 年，John Farrant［27］研究发现，平滑肌组织在冷冻过程中，盐浓度会增加。实际上，盐浓度增加是导致冷冻过程组织发生损害的主要原因。为此，在冷冻过程中，当温度达到冰点以下时，根据 DMSO/ 盐水的冰点下降曲线，John Farrant 将冷冻保护剂的浓度逐渐增加。当冷却温度下降到液相线附近时，也就是某个浓度 DMSO 的冰点时，DMSO 浓度就会增加。然后，将样品冷却至刚好高于液相线，继续冷冻一直到 –70℃（见图 8.5）。这样，他就获得了很高的最终浓度的 DMSO，而盐浓度没有增加，冰也没有形成。1972 年，Elford 和 Walter 对该方法进行了进一步改进［28］。在保存软骨时，对这一方法进行了一些调整［29，30］。如图 8.6A 所示的是新鲜软骨中，软骨细胞外观正常。软骨组织经过冷却，在 –196℃下（这个温度下发生玻璃化反应）发生冷冻，之后恢复至室温，此时的软骨细胞外观见图 8.6B。软骨细胞看起来处于正常状态。我们还要测定细胞新合成黏多糖（glycoseaminoglycans，GAGs）的能力：该试验是对存活程度的判断方法，因为软骨移植物需要具备该功能，且功能恢复后，GAGs 合成能力达到对照组的 70%，才能说明软骨移植物合格。最近对该方法进行了改进，使 GAGs 合成能力提高了，达到了对照组的 87%。我们希望这一方法也适用于其他对低温保存法要求较高的组织。

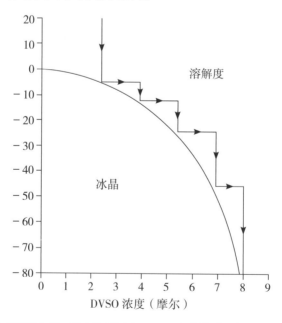

图 8.5 DMSO/ 水的冰点下降曲线。冰点法可以在 DMSO 起始浓度不是很高的情况下，避免冰晶形成

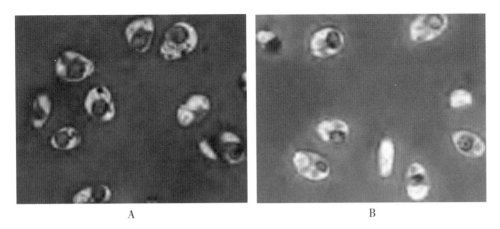

图 8.6 软骨处软骨细胞的光显微镜图,(A)新鲜组织;(B)用液相线法处理过的组织,没有冰晶形成。

第八节 结 论

组织保存方法的设计取决于"该组织进行移植后,需要发挥什么样的功能?"有些组织要求其细胞结构完整,具有所有的代谢功能(如器官、角膜和软骨);有些要求增殖分化能够正常(如造血干细胞);有些要求结构和代谢功能均正常(关节软骨);有些要求细胞外结构正常(肌腱);有些要求机械和生化功能正常(骨组织)。在某些情况下,针对特定的功能标准尚无可靠地临床依据,但是目前我们有了各种各样的保存方法可供使用,而且我们清楚在保存过程中遇到了什么样的问题。

参考文献

[1] O'Brien. The viable cryopreserved allograft aortic valve [J]. J Cardiac Surg. 1987, 1(Suppl):153–167.

[2] Polge C, Smith AU, Parkes AS. Revival of spermatozoa after vitrification and dehydration at low temperatures [J]. Nature. 1949, 164 (4172): 666.

[3] Pegg DE, Wusteman MC, Boylan S. Fractures in cryopreserved elastic arteries [J]. Cryobiology. 1997, 34: 183–192.

[4] Pegg DE, Wusteman MC, Wang, L. Cryopreservation of articular cartilage Part 1.Conventional cryopreservation methods [J]. Cryobiology. 2006, 52:335–346.

[5] Pegg DE. Viability assays for preserved cells, tissues and organs [J]. Cryobiology. 1989, 26: 212–231.

[6] Huang Q, Pegg DE, Kearney JN. Banking of non-viable skin allografts using high concentrations of glycerol or propylene glycol [J]. Cell Tissue Bank. 2004, 5: 3–21.

[7] Hopkins RA. Rationale for use of cryopreserved allograft tissues for cardiac reconstruction

[M]//Hopkins RA. Cardiac reconstructions with aortic valves. New York: Springer, 1989.

[8] Aidulis D, Pegg DE, Hunt CJ, et al. Processing of ovine cardiac valve allografts: 1. Effects of preservation method on structure and mechanical properties [J]. Cell Tissue Bank. 2002, 3: 79 - 89.

[9] Neves J, Abecassis M, Santiago T, et al. Processing of ovine cardiac valve allografts: 3. Implantation following antimicrobial treatment and preservation [J]. Cell Tissue Bank. 2002, 3: 105 - 119.

[10] Barnes DWH, Loutit JF. The radiation recovery factor: preservation by the Polge- Smith- Parkes technique [J]. J Nat Cancer Inst. 1955, 15: 901.

[11] Lovelock JE, Bishop MWH. Prevention of freezing damage to living cells by dimethyl sulphoxide [J]. Nature (Lond), 1959, 183: 1394 - 1395.

[12] Lovelock JE. The protective action by neutral solutes against haemolysis by freezing and thawing [J]. Biochem J. 1954, 56: 265 - 270.

[13] Ashwood-Smith MJ. Preservation of mouse bone marrow at - 79 ℃ with dimethylsulphoxide [J]. Nature (Lond), 1961, 190: 1204.

[14] Pegg DE, Lancaster PA. A digital device and software for capturing and analysing cell volume data from a Coulter counter [J]. Cryobiology. 1998, 37: 441.

[15] Arnaud FG, Pegg DE. Permeation of glycerol and propane-1, 2-diol into human platelets [J]. Cryobiology. 1990, 27: 107 - 118.

[16] Hunt CJ, Armitage E, Pegg DE. Cryopreservation of umbilical cord blood: Osmotically inactive volume, hydraulic conductivity and permeability of CD34+ cells to dimethyl sulphoxide [J]. Cryobiology. 2003, 46: 61 - 75.

[17] Pegg DE. Principles of cryobiopreservation [M]// Day JG, McLellan MR. Cryopreservation and freeze-drying protocols. Methods in molecular biology, 2nd edn, Totowa, NJ: Human Press, 2006.

[18] Hunt CJ, Armitage SE, Pegg DE. Cryopreservation of umbilical cord blood: 2. Tolerance of CD34+ cells to multimolar dimethyl sulphoxide and the effect of cooling rate on recovery after freezing and thawing [J]. Cryobiology. 2003, 46: 76 - 87.

[19] Karow AM, Pegg DE. Organ preservation for transplantation [M], 2nd edn. New York: Marcel Dekker, 1981.

[20] Fuller BJ, Lee CY. Hypothermic perfusion preservation: the future of organ preserva- tion revisited [J]. Cryobiology. 2007, 54: 129 - 145.

[21] Jacobsen IA, Pegg DE. Cryopreservation of organs: a review [J]. Cryobiology. 1984, 21: 377 - 384.

[22] Wang Xiang, Chen Huifang, Yin Hang, et al. Fertility after intact ovary transplantation. Nature, 2002, 415 (6870): 385.

[23] Morris GJ, Farrant J. Interactions of cooling rate and protective additive on the survival of washed human erythrocytes frozen to - 196℃ [J]. Cryobiology. 1972, 9: 173.

[24] Hunt CJ, Taylor MJ, Pegg DE. Freeze-substitution and isothermal freeze-fixation studies

to elucidate the pattern of ice formation in smooth muscle at 252 K (- 21℃) [J]. J Microsc. 1982, 125: 177 - 186.

[25] Taylor MJ, Pegg DE. The effect of ice formation on the function of smooth muscle tissue stored at - 21 or - 60℃ [J]. Cryobiology. 1983, 20: 36 - 40.

[26] Rall WF, Fahy GM. Ice-free cryopreservation of mouse embryos at - 196℃ by vitrification [J]. Nature (London). 1985, 313: 573 - 575.

[27] Farrant J. Mechanism of cell damage during freezing and thawing and its prevention [J]. Nature (London). 1965, 205: 1284 - 1287.

[28] Elford BC, Walter CA. Effects of electrolyte composition and pH on the structure and function of smooth muscle cooled to - 79℃ in unfrozen media [J]. Cryobiology. 1972, 9: 82 - 100.

[29] Pegg DE, Wang L, Vaughan, D. Cryopreservation of articular cartilage 3. The liquidus-tracking method [J]. Cryobiology. 2006, 52: 360 - 368.

[30] Wang L, Pegg DE, Lorrison J, et al. Further work on the cryop reservation of articular cartilage with particular reference to the liquidus-tracking method [J]. Cryobiology. 2007, 55: 138 - 147.

[31] Pegg DE. The preservation of tissues for transplantation [J]. Cell Tissue Bank. 2006,7(4): 349-358.

译者：曹　磊　校译：王政禄

第九章 辐射灭菌

第一节 引 言

灭菌是指通过一定的方法将病原体消灭或使其失活，这些病原体包括含有核酸的病原体（例如：繁殖体和孢子形式的病原体）、真菌、寄生虫和病毒等。根据采用的方法分类，灭菌有两种：一种是物理灭菌，另一种是化学灭菌［3，19］。

辐射灭菌是辐射中的能量作用于病原体内的有关物质后，最终导致病原体死亡或失活的是一种物理灭菌方法。在辐射灭菌中，使用到的是电离辐射。电离辐射是指只要辐射携带有足够的能量，能够在物质中产生级联电离反应。辐射消毒中会用到两种类型的电离辐射：一种是电磁辐射，波长不超过 100 nm（0.5/5.0 MeV），如 γ 射线和 X 线；另一种是微粒辐射，即快速移动的单能电子（3.0/10.0 MeV）。电离辐射的灭菌效果在于先对物质进行良好穿透后，对病原体进行杀灭作用［2，6］。

两种类型的高能辐射都能够穿透物质，导致组成分子发生电离作用。然而，这两种类型的电离辐射产生的电离作用也有两种，一种是直接电离作用，另一种是间接电离作用。电子既具有质量，又具有电荷。因此，电子会与其轨道附近的原子发生静电作用产生直接电离作用，导致电离发生和二次电子形成。这些二次电子同样能够产生直接电离作用。每一种相互作用后，电子能量都会降低，经过多次相互作用后，动能会下降，速度也会下降。到达一定的深度后，电子会变热，能量消耗掉很多，这意味着在物质深处无法发生电离作用。因此，与光子不同的是，高能电子的穿透范围是有限的，高能电子的穿透范围与入射电子的初始能量、吸收材料中原子数量及其密度有关。此外，高能电子接近原子核时，会释放出光辐射（称为短光辐射，德国最先提出这个术语来说明这种减速辐射），此时电子会损失相当一部分能量。物质内原子数量越多，减速辐射发生数量就越多。软组织对电子造成的阻碍作用可以忽略不计，骨组织对电子造成的阻碍作用较大。这两种情况都不会影响辐射消毒的过程。

电离辐射不仅仅会引起物质发生电离反应，还会导致其他物理和化学反应的发生。吸收的能量会使原子/分子内的电子能量升高，如果电子不跃迁，这些能量会打开化学键或引起核反应，就会导致物理和化学反应的发生。电离辐射与物质相互作用可分为三个连续阶段：①物理阶段——激发原子/分子发生电离作用；②理化阶段——自由基形成；③化学阶段——自由基与物质内原子/分子之间发生作用［23］。辐射引起的物理、理化和化学过程会导致机体发生一些生物学变化（生物学阶段）。自由基和离子自由基等高活性化学粒子会导致分子水平的变化，进而导致细胞发生变化。例如，肽链断裂、脱胺基作用（脱胺）、二硫键形成等破坏蛋白质的机制会导致蛋白质构象发生变化，引起酶和结构蛋白功能下降。脂质过氧化等脂质变化可能会导致细胞膜通透性发生变化，引起溶酶体内容物释放、粗面内质网（rough endoplasmic reticulum，RER）内蛋白质合成过程发生变化、有毒物质形成以及线粒体氧化磷酸化发生障碍。除了生物膜外，DNA 也是辐射的主要生物学靶点。辐射诱导性 DNA 损伤，包括 DNA 链断裂、碱基发生改变（氧化、烷基化、水解和加合物形成）、核糖破坏以及交联物和二联体形成。发生在生物学阶段的所有这些变化会有相互联系，且这些变化会在辐射后的几秒钟、几小时、几天内形成并贯穿于细胞的整个生命周期，可能会通过凋亡或肿瘤形成机制导致细胞发生过早死亡，或是非致死性损伤会传给下一代细胞，一代一代地传递下去［25］。

据估计，通过液体介质的次级 1MeV 电子会产生约 40 000 次电离作用以及同样数量的激发作用。在放射治疗过程中，电离化分子在很短时间内（10 ～ 11 秒）会与多余的低能电子发生中和反应，成为高度激发的母体分子。大部分激发分子会通过与周围分子接触失去过多能量，只有一小部分激发分子会分解为自由基，自由基会与周围的自由基、原子和分子发生反应，发生进一步变化。这就是凝聚相辐解产物形成的常见方式。在晶体基质中，辐射诱导的离子和自由基在物质深处存活时间可能会更长。

γ 射线和快速电子不同的吸收机制具有重要的实际意义。

第二节　γ 射线和电子束进行辐射灭菌的特性

γ 射线和 X 射线的穿透性比快电子要强得多，且 γ 射线在移植物中剂量分布更加均匀。与 γ 射线相比，电子束（electron beam，EB）在每单位上产生的电离作用的效率更高。因此，要达到同样的灭菌效果，γ 射线（几小时）所用时间比电子束（几分钟）要长得多。

另一方面，γ 射线的穿透性高于电子束。电离辐射在大部分移植物内的穿透性和均匀性需基于假设移植物的平均密度为 $2g/cm^3$，这个值比之前采用的 1 g/cm^3（水密度）更符合实际情况，当模型密度为 $2g/cm^3$ 时，γ 射线到达模型 6cm 深度时，剂量下降 50%，而用电子束时，到达模型 1.8cm 深度时，剂量就会下降 50%。因此，当电子束到达深度 2.6cm 处时，电子束剂量实际上已经下降到零。γ 射线就不是这样的，γ 射线是以指数吸收的方式进行。电离辐射另一个特征就是辐射剂量会在被辐射物体内累积。物品受到辐射后，在上层内部形成了较强的电离作用，这种电离作用不会很快中和掉。在物品的更深层，会产生热量，多余的电子很快中和掉，并吸收掉部分辐射能量，电离强度下降。电子束辐照后这个效应会更突出。因此，在 1.3cm 深处时 10 MeV 电子束剂量比物品表面高 27%（见图 9.1）。

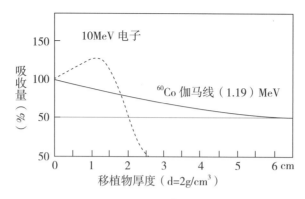

图 9.1　^{60}Co γ 射线和 10 MeV 电子束在密度为 2g/cm^3 的模型基质上进行照射后，剂量深度分布图。一侧照射，虚线——10MeV 电子束，实线——^{60}Co γ 射线，来自参考文献［22］

　　为了提高移植物内部照射剂量的均一性，宜采用双侧照射法。γ 射线对移植物进行双侧照射时，中心处要达到一定剂量，移植物可接受厚度为 15 cm（见图 9.2）。用 EB 进行双侧照射时，中心处要达到一定剂量，移植物可接受厚度为 4.7cm（见图 9.3c）。如图 9.3 所示，移植物内部剂量分布与其厚度有关［13］。当移植物的厚度较大（5.2 cm）时，移植物中心处的剂量就低于安全手术要求剂量（见图 9.3d）。从另一方面来讲，当移植物的厚度较小（3.7 cm）时，移植物中心处的剂量就会明显高于表面剂量。从移植物的物理阻力来看，是无法接受的（见图 9.3a）。因此，需要减少照射剂量，减少量约30% 比较合适。对 "较轻的移植物"（皮肤和软骨等）或较薄的骨组织进行辐射消毒时，采用单侧 EB 照射完全可以达到满意的灭菌效果。选择单侧还是双侧 EB 照射，以及是否需要灭菌过程进行调整，还与照射操作人员有关［22］。

　　辐射灭菌是一种 "冷" 灭菌过程，也就是说明在照射过程中，温度不会发生显著变化，也不会影响辐射过程。虽然基本上来讲这是真实的，但需要注意的是，在电离吸收的最后，如前所述，会在移植物内部产生电子加热过程，γ 射线照射量为 35 kGy 时，同种异体移植物温度升高不明显。EB 辐照比 γ 辐照更有效，因此，EB 照射移植物后，在单位时间内会产生更多热量。因此，用 EB 对移植物进行消毒时，建议分两步进行（25/35 kGy），让热量生成分为两部分，这样温度上升就不会很明显。

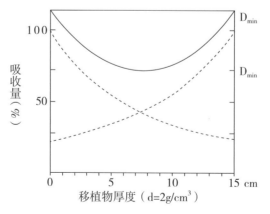

图 9.2　^{60}Co γ 射线照射密度为 2g/cm^3 的模型基质后，形成的剂量深度分布图，双侧照射。照射的模型基质厚度为 15cm，来自参考文献［22］

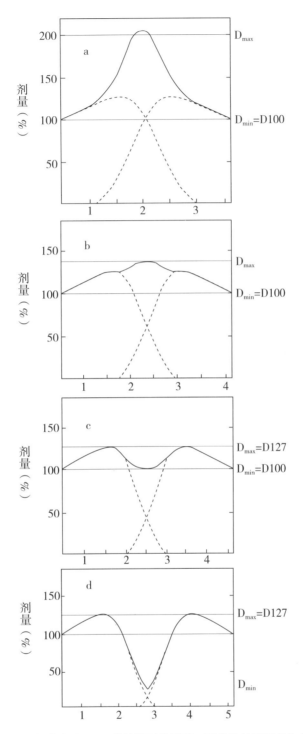

图 9.3 10　MeV 电子束照射密度为 2g/cm³ 的模型基质后，形成的剂量深度分布图，双侧照射。（a）厚度 3.6 cm：中心处的剂量比表面高 2 倍；（b）厚度 4.2 cm：中心处的剂量比表面高 50%；（c）厚度 4.7 cm：中心处的剂量比表面高 27%；（d）厚度 5.2 cm：中心处的剂量比表面低 75%。图 a 说明移植物中心处的剂量过多，图 d 说明移植物中心处的剂量过低，无法达到效果，来自参考文献[22]

对组织移植物进行辐射消毒时，移植物必须与外部大气隔离。通常是将移植物密封在用 0.02 ～ 0.05 mm 厚的聚合物或层压组合的两个或三个袋子中。聚合物必须能抵抗更高剂量的辐射，且不能够与组织内的有机物（如脂肪酸）发生反应。常用的聚合物包括聚碳酸酯、聚苯乙烯、聚酯、聚乙烯及其聚合物。建议使用经济型材料，特别是为此特殊设计的材料。也可以用 γ 射线对厚壁、塑料或玻璃容器进行灭菌。值得注意的是，这些袋子不能将大部分的电离辐射能量都吸收掉 [9–11]。

第三节　放射灭菌的剂量测量

电离辐射的吸收过程本身就是不均匀的，必须对照射过程进行模拟。骨移植物本身密度就不均匀，且不同骨组织在形状和密度上也有所不同。因此，不同移植物所吸收的辐射能量是不同的。这就是同种异体移植物辐射灭菌时，放射量测定要比塑料合成材料复杂的原因。同种异体移植物辐射灭菌时，剂量控制尤为重要 [15]。

吸收剂量 D（简单称为剂量）是指对移植物有关区域进行辐射后，每单位质量吸收的能量。剂量的 SI 单位是 gray（Gy），表示的是 1 kg 的物品的吸收能量为 1J。在实际情况下，D 是一个平均值，组织吸收剂量的上限及下限也应被确定下来。组织移植物中通常所说的吸收剂量或"灭菌"剂量实际上是平均剂量。这种剂量是根据微生物的、结构的（物理动力学和生物特性）等方面上确定的最优表面辐射剂量。然而，为了确保移植物灭菌效果，还需了解移植物内部剂量分布方面的更多详细信息。

调整照射量必须用参考照射剂量作校准。此外，不同组织移植物都必须进行单独测量。因此，包裹有每一个移植物的包装都需要用放射量测定仪进行测量。常使用到的测量仪为：

（1）敏感度较高的水或石墨热量计，可用于测量 EB 辐射的吸收剂量和吸收速率。这是一种利用物体暴露于辐射后温度升高的电测定方法。

（2）硫酸亚铁溶液(Fricke 剂量计），可用于测量 γ 射线照射的吸收剂量和吸收速率。γ 射线照射后，会使二价铁离子发生氧化，产生三价铁离子，使用分光光度法测定三价铁离子的浓度 [8]。

这两种照射剂量测量法都能转化为国际标准。可以通过国际剂量测定中心授权的转化测量计来实现。

常规放射剂量测量（塑料薄膜、溶液、粉末和玻璃）的一个重要功能就是为了监测包装与包装或袋与袋之间的剂量变化情况，这有助于评估组织移植物内的剂量分布情况。

物品内部剂量分布信息是可实际操作的，但与下列极限值测定相比并不重要：

（1）移植物吸收的最大剂量 Dmax，不得大于最高可接受剂量；

（2）移植物吸收的最小剂量 Dmin，不得小于最低可接受剂量。

在同种异体移植物消毒中，最重要的就是 Dmin，因为 Dmin 能够保证后续消毒效果，移植物内部至少要达到的最低剂量（见图 9.3）。

对于某些类型的移植物来讲，Dmax 必须低于可接受最高剂量水平。会进一步探讨最小剂量和最大剂量的常规测定方法。

目前用于辐照剂量测定的常规剂量计有多种，但最适合组织移植物辐射剂量测定的是透明塑料剂量计，它可以是块状的，也可以是条带状的，一般用在分光光度法中。先使用分光光度法测定出吸光度（光密度），根据吸光度与剂量成正比的原理，计算出辐射剂量。吸光度测量时，选择一个合适的波长，通常紫外线附近波长就比较合适，因为这个波段的波长敏感度较高。

最常用的塑料剂量计是聚甲基丙烯酸甲酯（poly-methylmethacrylate，PMMA），可测量的剂量范围是 0.1 ～ 50 kGy。通常制成厚度为 2 ～ 3 mm 的小块儿。目前使用的PMMA 剂量计有几种，用于不同波长下吸光度的测定。另外，塑料薄膜剂量计厚度为0.01 ～ 0.20 mm，一种是内含对辐射敏感的染料，另外一种是纯聚合物剂量计，均可以因接受辐射而变色。目前，最常用的薄膜剂量计是含有三苯甲烷染料的聚氯苯乙烯、聚四碳酸乙烯酯或纯聚乙烯薄膜的材料的薄膜剂量计。

聚氯乙烯（polyvinyl chloride，PVC）剂量计相对便宜，在波长 398 nm 测量吸光度，可测量的剂量范围为 5 ～ 50 kGy。PVC 剂量计与含有组织物的包装物并排放置，辐照容器与包装物纵向排列。控制电子束辐射过程中电子束的均匀性和输送速度。PVC 剂量计的薄膜放置于单个移植组织包装下方，测量 Dmin。通过测量一侧的照射量确定这种方法是否适合于某一种移植物。厚度较大的移植物可以通过"三明治法"来测定。为了确定此方法，需要进行模拟实验，实验者将移植物切成两份，且大小相同，在两者之间放一张测定膜。用分光光度法测定结果来判断这种类型的移植物用电子束辐射来消毒是否合适。这种方法称为剂量绘图法（见图 9.4）。对于物品进行多侧面照射这种情况，组织移植物吸收剂量测定时，需要几十个较小的剂量计。测定所有剂量计值后，能够计算出包装内吸收剂量最大值和最小值。如果组织移植物的单个袋子进行 γ 射线照射，则不需进行这一步骤。目前使用的剂量计还有 L- 丙氨酸剂量计和骨剂量计 [1, 16, 17]。电子顺磁共振谱学（electron paramagnetic resonance spectroscopy，EPR）中使用多晶 L- 丙氨酸和骨剂量计来获得稳定的特异信号（见图 9.5）。中央线振幅（hc）或 EPR 信号的集成面积与 γ 射线或 EB 辐射的吸收剂量成比例的。两种剂量计的剂量依赖曲线见图 9.6。骨粉剂量计的优点是该剂量计内含有充分的骨质，而骨是最常用的移植物之一。骨剂量计是由平均粒径为 0.02mm 的牛骨（股骨）粉制成。在制作过程中，牛骨粉需要经过特殊清洗、筛分和冻干等程序。当用 γ 射线或加速电子束时，骨剂量计可测量的吸收剂量范围为 0.05 ～ 40 kGy。剂量 / 信号强度关系曲线在吸收剂量在 25 kGy 附近，吸收剂量较高时，准确性会下降。研究证实，随着吸收剂量增大，估计误差逐渐增大，当吸收剂量在 25 kGy 以下时，估计误差在 3% ～ 4% 之间，高于此水平时，误差逐渐上升，在 40 kGy 附近时，估计误差为 8% [20, 21, 24]。

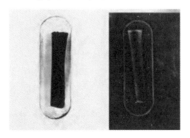

图 9.4　塑料容器内的一小条骨组织的 PCV 绘图法。单侧照射。左侧是照片，右侧是根据 PCV 吸收量绘制出来的图。变暗程度不同说明移植物内电离辐射的吸收水平不同。颜色相对较深（灰色）说明那部分移植物吸收的电离能量剂量合适且相对均匀。颜色较浅表示这部分移植物吸收的电离能量剂量明显减少，这是因为先接触到电离辐射的移植物部分将几乎所有辐射全部吸收了。来自参考文献 [25]

如前所述，常规剂量计需要根据参考剂量计进行校准，主要根据剂量依赖关系曲线或校准图来进行校准。当剂量计与产品密度存在显著差异时，可能就需要校准。

伽马射线（γ射线）和电子束照射后，使用参考剂量计和常规剂量计测量获得的吸收剂量没有显著差异。研究认为，差异不应超过几个百分点。包装内的同种异体组织移植物吸收剂量测量除了使用剂量计外，还需要"有或无"辐射敏感指示剂。指示剂的作用在于从视觉上判断移植物有无受到辐照。例如，在辐射过程中，指示剂的颜色将会从黄色变为红色。指示剂不能用来测定辐射剂量，因此，指示剂远不可能替代常规剂量计来测定辐射剂量。

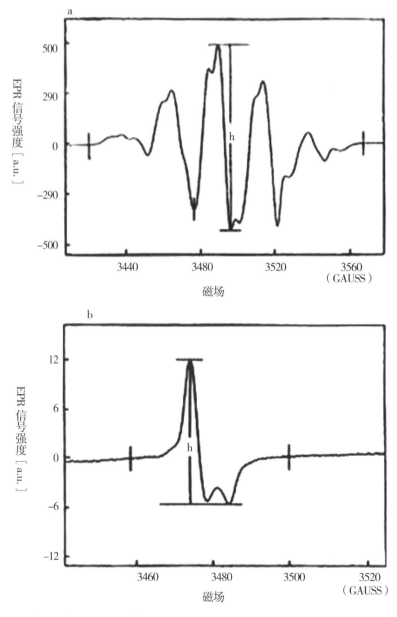

图 9.5　EPR 信号强度值（一阶导数），（a）为 L- 丙氨酸剂量计；（b）为骨剂量计。然后根据峰值高度（h）比例计算出吸收剂量。来自参考文献［25］

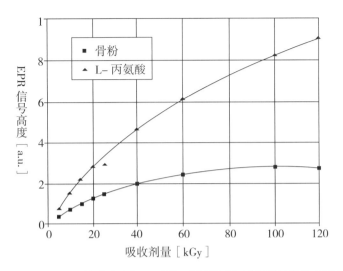

图 9.6　^{60}Co 进行照射后，EPR 信号高度与 L- 丙氨酸剂量计和骨剂量计吸收剂量之间的关系。来自参考文献［24］

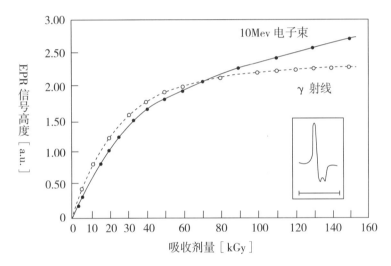

图 9.7　骨剂量计测定吸收剂量与 EPR 信号强度之间的关系。虚线——^{60}Coγ 射线；实线——10MeV 电子束。来自参考文献［21］

第四节　电离辐射灭活微生物的机制

　　微生物对电离辐射的敏感部位主要是核酸（DNA: 脱氧核糖核酸、RNA: 核糖核酸）。电离辐射可直接损害微生物，也可以通过辐射分解水、产生高活性、短寿命的羟自由基（＊OH）等间接方式来损害微生物。有水存在时，间接机制占主导地位。氧的存在会增强损伤效果。氧与羟自由基发生反应，产生过氧化物自由基，过氧化物会对 DNA 造成各种损伤。电离辐射的直接和间接作用都可能会导致 DNA 单链或双链断裂，也可导致 DNA 链内发生交联和碱基或戊糖的损伤。电离辐射会导致 DNA 结构损伤，抑制 DNA

合成，导致蛋白质合成错误，最终导致细胞死亡。低剂量辐射下，有些细菌的修复酶（例如：DNA 聚合酶 I）及重组作用能够修复 DNA 损伤。单链损害修复和双链损害修复（当然这是比较难修复的）会导致耐辐射突变菌产生，例如：耐辐射微球菌。

第五节 微生物的耐辐射性

微生物的耐辐射性由基因决定。革兰氏阴性菌比革兰氏阳性菌更敏感。通常情况下，芽孢比繁殖体的抗辐射性更强。抗辐射性最强的真菌可能与细菌芽孢的抗辐射性一样强，而病毒一般比细菌具有更强的抗辐射性。朊病毒对大多数化学消毒和物理消毒（包括电离辐射）具有极强的抵抗力。

一般来说，与活细胞相比，酶、致热原、毒素和微生物抗原具有更强的抗辐射能力。因此，在辐射消毒医用材料时，无论微生物的抗辐射能力如何，辐射消毒前微生物数量非常重要。

有很多因素会影响微生物的抗辐射能力。酒精、甘油、还原剂、二甲基亚砜、蛋白质和碳水化合物等保护剂会增加微生物的抗辐射能力。另一方面，水和氧气的存在会增强辐射损害。低温辐照会增加微生物的抗辐射能力，高温辐照会降低微生物的抗辐射能力。

任何物品（包括同种异体组织移植物）都要根据可能出现的抗辐射能力最强的微生物以及各种微生物密度来确定合适的辐射消毒程序。

辐射消毒程序的效果与能量转移量、污染微生物数量及其抗电离辐射能力（初始污染，用 D_{10} 值表示）有关。

通常使用"微生物负荷"这个术语来表示在消毒之前，存在于消毒物品表面或内部的微生物数量。这是影响辐射消毒效果的因素之一。微生物负荷越低，辐射消毒效果越好。

D_{10} 值是指使微生物数量减少 1 个 log10，也就是减少 90% 所需要的辐射剂量，单位是 kGy。该值可以直接从剂量－灭活曲线上获得，也可能通过以下公式计算获得：

$$D\ 值 = \frac{辐射剂量}{LogN_0 - Log}$$

其中，N_0 和 N 表示存活微生物 1 ～ log 之差。不同微生物之间，D 值差异很大，同一种微生物之间，不同亚型之间的 D 值差异也会很大。同时，辐射对微生物的杀灭效果与外部条件也有关。

"消毒保证水平"（sterility assurance level，SAL）这个概念源自微生物灭活的动力学研究，是指物品在灭菌后，物品表面或内部微生物存活的可能性。例如，SAL 10^{-6} 是指消毒灭菌后，物品表面或内部的微生物存活数量少于灭菌前的百万分之一。不同组织移植物感染风险不同，因此，不同组织移植物采用的 SAL 值（10^{-3}，10^{-6}）也不同。对于与血液接触的医疗器具，肠外营养液以及同种异体移植物的 SAL 值应该在 10^{-6} 以下。

20 世纪 50 年代就开始使用辐射灭菌法对医疗保健用品进行灭菌，最近这种灭菌法使用频率更高。医疗保健用品的辐射灭菌推荐使用剂量为 25 kGy，这也是英国、美国和其他很多国家常使用的辐射剂量。在斯堪的纳维亚国家，推荐剂量高达 45 kGy。而 25 kGy 是根据医疗保健用品上的微生物负荷和抗辐射性确定的。国际标准组织制定了用于医疗保健用品辐射灭菌的检验和常规控制程序的具体标准。

同种异体移植物的辐射灭菌推荐使用剂量是 25 kGy，很多组织库也采用该剂量标准，但该剂量标准有时无法达到满意的灭菌效果。

医疗保健用品一般是在标准化和清洁的条件下进行生产，因此，确定医疗保健用品的平均微生物负荷比较容易。这种微生物负荷一般比较低，且具有标准分布，因此，大多数医疗保健用品辐射消毒推荐使用剂量为 25 kGy。

对于已故供者（甚至是从活体）上获取的人体组织来讲，每次要确定这些组织的微生物负荷难度很大或是基本上不可能，因为不同组织，不同供体之间，最初的微生物污染程度差异很大。

另外，人体组织可能存在人类免疫缺陷病毒（HIV）、肝炎病毒（HBV 和 HCV）、巨细胞病毒（CMV）等致病病毒，但这些病毒对电离辐射的敏感性的研究很少。电离辐射对死亡供体组织中这些病毒的灭活效果方面的文献也很少，辐射后，病毒的反应机制尚不清楚。主要因为没有适合的实验方法来进行辐射灭活病毒试验，也没有合适的动物模型以及病毒感染靶细胞的体外培养方法。

已有多个回顾性研究是针对丙型肝炎病毒（HCV）通过非消毒已故供者的同种异体移植物传播的问题 [4]，结果发现，用 17 kGy 的辐射消毒剂量对移植物进行消毒后，受者不会发生 HCV 感染。目前尚无同种异体移植物上乙肝病毒（HBV）对电离辐射的敏感性方面的数据。

大多数研究主要围绕同种异体移植物上 HIV 的电离辐射灭活进行探究。结果发现，降低 1 log10（也就是 1 个 D_{10} 值）的病毒负荷需要的辐照剂量为 4kGy，甚至需要 5.6kGy。假设 SAL 为 10^{-6}，急性感染时，组织 HIV 微生物负荷为 10^3 个 /ml，D_{10} 值为 4 kGy，下降 9（6 + 3）个单位的 D_{10} 值需要的辐射剂量为 36 kGy。如果 D_{10} 值为 5.6 kGy，则需要超过 50 kGy 的辐射剂量来灭活 HIV。这些结果与 Fideler 发表的研究结果一致。Fideler 使用聚合酶链反应（PCR）对病毒进行了研究，发现灭活新鲜冷冻骨 – 髌骨 – 韧带中的 HIV 所需要的辐射剂量为 30 ～ 40 kGy。HIV 对电离辐射的敏感性也与辐射温度有关。冷冻血浆（–80℃）中的 HIV 下降 5 ～ 6 个 log10 需要的辐射剂量为 50 ～ 100kGy，而 15℃血浆中 HIV 下降 5 ～ 6 个 log10 需要的辐射剂量为 25 kGy [5, 7, 12]。

考虑到灭活 HIV 的 D_{10} 值较高，甚至是 35 kGy 的辐射剂量都无法将 HIV 灭活掉，且通过增加辐射剂量来灭活 HIV 是不可行的，因为高辐射剂量（超过 50 kGy）会导致同种异体移植物的多种生化反应发生变化，进而影响其生物学特性。

辐射剂量的选择是一种平衡，一方面要求使用高辐射剂量来灭活尽可能多的微生物，另一方面要使用低辐射剂量来保存重要的生物学特性 [14, 18]。对同种异体移植物进行消毒操作时，推荐辐射剂量为 35 kGy，该剂量比通常使用的 25 kGy 更能确保移植物的无菌性。

要通过适当的测量方法对同种异体移植物辐射消毒效果判断，测量指标包括基线测定、吸收剂量测定以及并要求达到特定的无菌保证水平。除了使用合适的吸收剂量测定方法外，还建议使用合适的辐射敏感指示剂。"是或否"指示剂的目的在于从视觉上确认移植物是否被辐射。每个移植物包装上都要贴有指示剂，且该指示剂在经过辐射后，应该完全改变颜色。需要强调的是：指示剂不是辐射剂量测定计，绝不能用于替代剂量测定。

第六节　影响辐射灭菌效果的因素及微生物对辐照的敏感性

有些因素会影响辐射灭菌的效果，且这些因素会影响微生物对电离辐射的敏感性。

影响辐射灭菌效果的其中一个因素是微生物负荷，也就是在进行灭菌之前，组织上或组织内部微生物的数量。

与活细胞相比，细菌的毒素、致热源和抗原对电离辐射具有更强的抵抗力，因此，除了移植物本身本身具有的辐射抵抗性微生物外，建议在获取和处理移植物过程中要避免移植物发生再次污染，在辐射消毒之前通过低温或冷冻保存来抑制微生物繁殖。

水和氧对辐射灭菌效果会有重要影响。在没有水的情况下（例如：空气干燥时，或冻干样品），微生物对辐射的抵抗程度增加。有水存在时，电离辐射产生的间接效应占主导地位。氧气会增加辐射对微生物的损伤效应，增强微生物对辐射的敏感性。在辐射过程中，水会发生辐射分解，产生高活性、短寿命的自由基（*OH），并与氧反应形成过氧化物自由基和过氧化物，这些物质会进一步损伤微生物核酸。

因此，如果使用冻干法来保存移植物，最好是在组织中保存一定的水分，而不是尽可能地将水分除去。另外可用惰性气体氮气填充存放组织的容器尽可能减少大气氧。但是氧气的存在可以提高微生物辐射敏感性，也可以不进行该操作。

在低温下进行辐射时，细菌和病毒对辐射的抵抗力较高，而在高温下，这种抵抗性会下降。研究发现，在低温（-79℃）下进行辐照时，冻干组织中病毒对辐射的抵抗性要大于新鲜冷冻组织。所有这些因素都会影响辐射灭菌效果，因此，在确定辐射剂量时，应考虑这些因素。

参考文献

[1] Brady MN, Aarestad NO, Swartz HO. In vivo dosimetry by electron spin resonance spectroscopy [J]. Health Phys. 1968, 15: 43 - 47.

[2] Bailey AJ. Effect of ionizing radiation on connective tissue components. International review of connective tissue research [M]. Pittsburgh: American Academic Press, 1968.

[3] Christensen EA, Kristensen H, Miller A. Radiation sterilisation. An Ionizing radiation. [M]// Russell AD, Hugo WB, Ayliffe GAJ. Principles and practice of disinfection, preservation and sterilization, 2nd edn. Oxford: Blackwell Science, 1992.

[4] CDC. Hepatitis C virus transmission from an antibody-negative organ and tissue donor -

United States, 2000 ~ 2002 [J]. MMWR Morb Mortal Wkly Rep. 2003, 52(13): 273 ~ 276.

[5] Conway B, Tomford W. Radiosensivity of human immunodeficiency virus type 1 [J].Clin Infect Dis. 1992, 14: 978 ~ 979.

[6] Dziedzic-Goclawska A, Kaminski A, Uhrynowska-Tyszkiewicz I, et al. Irradiation as a safety procedure in tissue banking [J]. Cell Tissue Bank. 2005, 6(3): 201 ~ 219.

[7] Fideler BM, Vangsness CT, Moore T, et al. Effects of gamma irradiation on the human immunodeficiency virus [J]. J Bone Joint Surg. 1994, 76A: 1032 ~ 1035.

[8] Fricke H, Hart EJ. Chemical dosimetry. Radiation Dosimetry [M]. 2nd ed. New York: Academic Press, 1966.

[9] Guideline for Electron Beam Sterilization of Medical Devices [R].1990, AAMI ST-31-066-SM.

[10] Guideline for Gamma Radiation Sterilization[R].1991, ANSI/AAMI ST 32.

[11] Guidelines for Industrial Radiation Sterilization of Disposable Medical Products [R]. Cobalt-60 Gamma Irradiation. TECDOC ~ 539, 1990.

[12] Ho DD, Moudgil T, Alam M.Quantitation of human immunodeficiency virus type 1 in blood of infected persons [J]. N Engl J Med. 1989, 321: 1621 ~ 1625.

[13] International Atomic Energy Agency. Dosimetry for Food Irradiation [M]. TRS (Technical Reports Series) no 40, Vienna: IAEA, 2002.

[14] Komender J, Malczewska H, Komender A. Therapeutic effect of transplantation of lyophilized and radiation-sterilized allogenetic bone [J]. Clin Orthop. 1991, 272: 38 ~ 49.

[15] McLaughlin WL, Boyd AW, Chadwick KH, et al Dosimetry for radiation processing[M]. New York: Taylor and Francis, 1989.

[16] Owczarczyk HB, Migdał W, Stachowicz W. EB dose calibration for 10 MeV linear accelerator [J]. Rad Phys Chem. 2002, 63:803 ~ 805.

[17] Regulla DF, Deffner U. Dosimetry of ESR spectroscopy of alanine [J]. Appl Radiat Isot. 1982, 33: 1101 ~ 1109.

[18] Rock MG. Biomechanics of allografts. [M]// Czitrom AA, Winkler H. Orthopedic allograft surgery. New York: Springer, 1996.

[19] Russell AD. Radiation sterilization. A. Ionizing radiation. [M]// Russell AD, Hugo WB, Ayliffe GAJ、Principles and practice of disinfection, preservation and sterilization, 3rd edn. Blackwell Science, Oxford, 1999, 675 ~ 687.

[20] Stachowicz W, Michalik J, Dziedzic-Goclawska A, et al. Deproteinized bone powder as a dosimeter for radiosterilisation of biostatic grafts [J]. Nukleonika. 1972, 18: 425 ~ 431.

[21] Stachowicz W, Michalik J, Dziedzic-Goclawska A, et al. Evaluation of absorbed dose of gamma and X-ray radiation using bone tissue as a dosimeter [J]. Nukleonika. 1972, 19: 845 ~ 850.

[22] Stachowicz W. Zagadnienia techniczne sterylizacji przeszczep ó w tkankowych za pomoca﹑ promieniowania gamma i szybkich elektron ó w. [M]// 40 lat Bankowania i Sterylizacji Radiacyjnej Tkanek w Polsce. Red: A. Dziedzic ~ Gocławska i inn. Zakład

Transplantologii i Centralny Bank Tkanek Akademii Medycznej w Warszawie. Warszawa: Instytut Chemii i Techniki Ja drowej, 2004.

［23］Zag ó rski ZP. Sterylizacja Radiacyjna (Radiation Sterilisation) [M]. Warszawa: PZWL, 1981.

［24］Ziaie F, Stachowicz W, Strzelczak G, Al-Osaimi S. Using bone powder for dosimetric system. EPR response under the action of γ irradiation [J]. Nukleonika. 1999, 44(4): 603 - 609.

［25］Dziedzic-Goclawska A, Stachowicz W. Advances in tissue banking [M]. Singapore: World Scientific, 1997.

译者：蔡文娟　校译：郑　虹

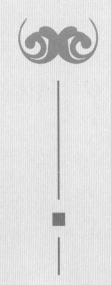

第三篇　安全保证

第十章　供体检测

第一节　引　言

供者移植物移植给受者的移植手术是现代医学的一个基本组成部分。从合适供者获取一系列组织移植物（例如：骨、皮肤、肌腱、心脏瓣膜以及角膜等）后，将其移植给受者，会改善受者的健康状况。

与输血一样，移植也是有风险的，其中一个重要的风险是通过移植可能罹患传染病，即移植传播感染性（transplantation transmitted infections，TTI）疾病。虽然并非所有组织都具有相同的感染风险，但这种差异量化难度大，所以基本上所有组织都是用同一种方法对感染性疾病进行筛查。

因此，所有组织移植物在临床使用前必须进行传染病筛查，这一点与献血类似。尽管组织移植物筛查的基本原则与献血或其他类型生物制品捐献相同，但血液和组织移植物之间还是存在一些重要差异，这导致实际筛查方法存在差异。最重要的是，组织移植物来源包括活体和已故（尸体）供者；此外，虽然筛查的特定感染源大致相同，但用于个体感染源的特异性感染标记物可能不同。

对组织移植物的传染源（transmissible infectious agents，TIA）进行筛查时，应考虑的一个基本问题是供者状态：是活体供者还是已故供者。实际上，活体供者组织传染性病原体的筛查方法与血液样本没有区别，因为用于筛查的血液样本是通过正常静脉穿刺从活体供者抽取的。血样样本和从活体供者身上获取的其他组织的特征相同。血液样本筛查方法是专门设计、开发的。对已故供者即死后（无心脏跳动）采集的组织进行筛查时，发现了具体问题需要专门解决，确保筛查结果的准确性和可靠性。这些问题主要围绕所获得样本的总体质量及底物分析的有效性；采样时间、样本完整性、样本体积、溶血程度和生化变化等。但是，只要认识到这些问题，通过正确的方式加以处理和解决，无论是活体供者移植物还是已故供者移植物，对组织移植物进行筛查后，筛查后的总体质量应该是相同的。

同样，供者本身的筛查以及供者的选择，均与供者的状态有关。活体供者的选择过程与献血者相似，不同点在于活体供者与"利他"献血者的自愿方面。我们往往能直接接触到活体供者，可以直接从他们那里获得病史资料。然而，对于已故供者来说，尽管过程相同，但获取到的病史资料不是直接的，可能不完全准确[1]。因此，已故供者相关的固有风险要高于活体供者，基于此，制定了相应的筛查策略。

本章研究了组织捐献筛查中供者体内可能存在的多种传染性病原体，在获取组织时，这些传染性病原体很有可能会存在于移植物内，并通过移植传播给受者。这些传染性病原体包括病毒、细菌、寄生虫和朊病毒。在此不展开阐述组织收集、加工和储存过程中发生的细菌/真菌污染问题。

第二节　传染性病原体的类型

组织捐献需要筛查的传染性病原体与献血基本相同，且筛查某个传染性病原体时所使用的特定标记物也基本相同。但是，对于某些传染性病原体来说，可能需要增加其他标记物以提高筛查的敏感性。

表 10.1 列出了可通过血液及血制品传播的传染性病原体。尽管有研究发现通过组织移植传播的病原体很少，但仍有理由认为，只要供者和组织移植物内发现传染性病原体，就可能发生传播。虽然在预先选择已故供者方面存在明显问题，但是在确定供者某些风险方面仍遵循相同的方法。

表 10.1　目前可通过输血或组织移植传播的致病微生物

病毒
肝炎病毒
甲型肝炎病毒
乙型肝炎病毒
丙型肝炎病毒
丁型肝炎病毒（需要与乙型肝炎病毒共感染）
戊型肝炎病毒
逆转录病毒
1 型和 2 型（以及其他类型）人免疫缺陷病毒
I 型和 II 型人 T 细胞白血病病毒
疱疹病毒
人巨细胞病毒
EB 病毒（人类疱疹病毒）
疱疹病毒 8 型
细小病毒
细小病毒 B19
其他病毒
GBV-C：以前称为庚型肝炎病毒
TTV 肝炎
西尼罗病毒
登革热病毒
经器官移植传播的狂犬病

续表

细菌
内源性
苍白螺旋体（梅毒）
博氏疏螺旋体（莱姆病）
布鲁氏菌病 (布鲁氏菌病)
小肠结肠炎耶尔森（氏）菌 / 沙门氏菌属
外源性
环境：葡萄球菌、假单胞菌 / 沙雷氏菌
立克次体：立克次（氏）体（落基山斑疹热）、贝纳特氏立克次体（Q 热）
原生动物
疟原虫属（疟疾）
克鲁兹锥虫（查加斯氏病）
弓形虫（弓形体病）
果氏巴贝虫 / (巴贝西虫病)
利什曼原虫属（黑热病）
朊病毒
变异克雅氏病（经典克雅氏病是通过角膜和硬脑膜传播）

感染性病原体根据实际利害关系可分为三类：

（1）所有移植物都必须筛查的传染性病原体——强制性。

（2）人们认为常见的传染性病原体，但由于特定可识别风险，只需筛查特定的移植物——酌情处理可选择性（英国术语）。

（3）罕见或未知的传染性病原体，且需要根据具体情况进行处理——其他。

除了确定传染性病原体本身之外，还必须确定每个传染性病原体的特定标记物。传染性病原体不同，标记物也不同，理论上任何传染性病原体都有 3 个标记物。然而，从病原生物学、宿主对感染的反应、现有试验的敏感性以及可预测性的角度来看，在筛查低风险供体过程中必须考虑标记物的适用性。感染 HBV、HIV 和 HCV 后可检测到的不同血浆标志物如图 10.1 ～图 10.6 所示。这些图反映了不同传染性病原体所对应的标记物出现的相对时间，据此较为可靠地确定感染类型。任何有效的筛查方案，其先决条件都是彻底了解传染性病原体的生物学特性和宿主的感染过程。

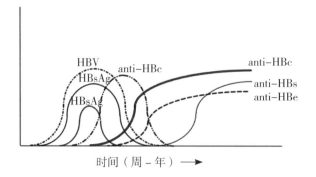

图 10.1　HBV 血浆标记物（急性感染）

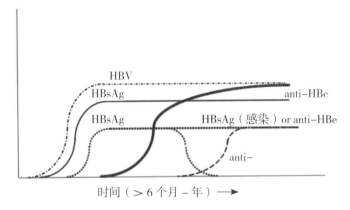

图 10.2　HBV 血浆标记物（慢性感染）

　　尽管可以通过去除或灭活等方式去除组织移植物内在理论上存在的传染性病原体，但不论使用何种处理方式，不应使用供者已经受到感染的移植物。没有一种灭活或去除传染性病原体的方法是完全有效的，因此必须同时进行筛查。如果供者已知感染了任何一种传染性病原体且有明显的传染风险，则来自该供者的移植物不应用于临床。

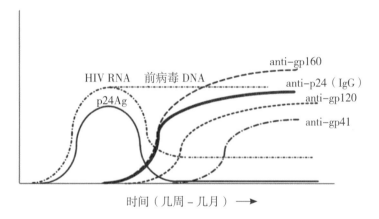

图 10.3　HIV 血浆标记物（早期感染）

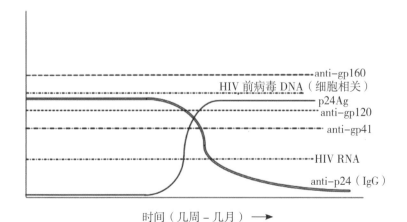

图 10.4　HIV 血浆标记物（晚期感染）

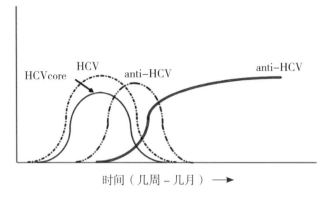

图 10.5　HCV 血浆标记物（急性感染）

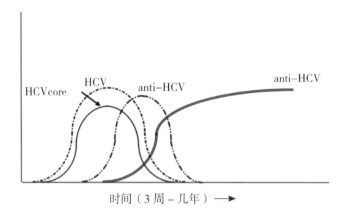

图 10.6　HCV 血浆标记物（慢性感染）

一、强制性筛查

在大多数国家，尤其是医疗体系发达和正式监管机构完善的国家，乙型肝炎病毒（HBV）、丙型肝炎病毒（HCV）、人类免疫缺陷病毒（HIV）1 型和 2 型、人类 T 细胞嗜淋巴细胞病毒（HTLV）Ⅰ型和Ⅱ型以及梅毒螺旋体（梅毒病原体）等都是组织（和血液）移植物的强制性筛查的传染性病原体。这 5 种传染性病原体已被证实可通过血液和其他体液传播，也可通过组织内残存血液传播。尽管不同国家传染病患病率和发病率有很大差异，但这些传染性病原体仍普遍存在于世界各地的人群中，因此会存在普遍传播风险，无论是否存在（已知的）风险或症状，理论上供者都可能有这些感染。

重要的是，传染病风险的大小是通过捐献前询问和选择过程加以识别，但供者可能通过未知途径已经接触了传染性病原体。另外，所有这些传染性病原体都会产生无症状的亚临床症状和慢性感染，而供者在捐献时看起来很健康，但此时却发生感染且具有传染性。这在筛选已故供者时尤其重要，因为无法直接获取到资料，因此选择过程取决于供者家属及其密切接触者提供的资料，但获取到的信息未必是真实的。

在理论上，所有供者都有感染上一种或多种传染性病原体的风险，因此有必要对其进行全面筛查。但是，如上文所述，除了确定传染性病原体外，还必须确定每个传染性病原体的特定筛查标记物。如表 10.2 所示，英国血液服务机构对全部移植物的具体筛查标记物和强制性筛查要求。

表 10.2　英国血液服务机构对移植物的强制性筛查

标记物/移植物	乙型肝炎表面抗原	人类免疫缺陷病毒抗原/抗体	丙型肝炎病毒抗体	梅毒抗体	人T-细胞白血病病毒抗体(s)	人T-细胞白血病病毒抗体(P)	乙型肝炎病毒抗体	丙型肝炎病毒RNA(P)	丙型肝炎病毒RNA(S)	人类免疫缺陷病毒RNA(P)	人类免疫缺陷病毒RNA(S)	乙型肝炎病毒DNA(S)	人巨细胞病毒抗体	人巨细胞病毒DNA
血液	X	X	X	X		X		X						
手术组织（一个样本）	X	X	X	X		X	X	X			X	X		
手术组织（两个样本，相隔180天）	X	X	X	X		X	X							
已故供者（成人）	X	X	X	X	X				X		X	X		
已故供者（I）	X	X	X	X	X				X		X	X		
（新生儿）（M）	X	X	X	X		X	X	X		X		X		
干细胞	X	X	X	X	(X)a	(X)a								
同种异体脐带血	X	X	X	X		X	X		X		X	(X)b HBcAb+	X	(X) cCMVAb+

a 在 HTLV "高风险" 区，HTLV 抗体检测只需检测一项

b 若发现移植物的乙型肝炎核心抗体阳性，且与乙型肝炎表面抗体状态无关，需强制性筛查

c 若母亲的巨细胞病毒抗体阳性，需强制性筛查

二、选择性筛查

有些传染性病原体可以选择性筛查，也就是说，并非所有移植物都需要筛查，即有强有力证据支持的，可经血液和其他体液传播并可导致重大疾病的传染性病原体，在某个国家的一般人群中不是广泛存在或者并不是自然存在，可以很容易得到缓解，或是感染人群有特定的危险因素，很容易识别出来，这类传染性病原体可以筛查，也可以不筛查，这类传染性病原体包括西尼罗河病毒（West Nile Virus, WNV）、疟原虫（疟疾的病原体）和克鲁兹锥虫（查加斯氏病的病原体）。作为一种潜在的风险，供者可因为在疫区居住或去过疫区接触到病毒（WNV）或寄生虫（疟原虫／锥虫）。因此，在捐献时很容易识别出感染风险高的供者，而且只有这些供者的移植物才需要进行筛查。

三、其他筛查

除了已知的、有特征的和常规型筛查的传染性病原体外，还可能有其他传染性病原体需要筛查。

（1）这些可能是目前患病率和发病率普遍较低的传染性病原体，这些病原体通常仅在很局部的地区存在，很少在人群中传播。但如果捐献时存在于供者体内，则仍可传播。

（2）可能有新出现的传染性病原体，在过去很少传播，但其发病率和患病率开始增加，可能方式是疫源地国家发病率增加、传播到非疫源地国家或者是通过旅游传染性病原体从疫源地国家传播到其他国家。

（3）可能存在未知的传染性病原体，但是目前还不是导致输血或者移植相关性感染的原因。

表 10.1 是已知通过输血传播的基本传染性病原体。虽然表中所列的传染性病原体是通过血液传播的，但在全球范围内几种传染性病原体也有可能通过其他途径进行传播，尤其是所列出的"外来"传染性病原体。然而，要将列出目前和未来所有可能的传染性病原体均列出来，显然不可能。就潜在的传染性病原体而言，如果捐献时供者体内存在，且符合以下条件，就可确定该传染性病原体可能会通过组织移植传播。这些条件包括：

（1）以一种具有传染性形式存在于组织移植物中。

（2）在组织移植物中稳定存在，或是经过必要的处理后仍然稳定存在。

（3）获取移植组织时，存在于在供者体内，但没有任何可识别的症状。

这确实在一定程度上缩小了范围，但必须明确指出，并非所有感染人类的传染性病原体都会通过输血／移植传播给受者。实际上，有这种风险的传染性病原体数量只占一小部分。尽管如此，仍有一些特征明确的传染性病原体，虽然目前不是关注的主要问题，但可能会扩散到非流行地区，因此也需要进行监测。这些传染性病原体包括非典型肺炎病毒（SARS-CoV）、基孔肯雅病毒、淋巴细胞性脉络丛脑膜炎病毒（lymphocytic choriomeningitis virus, LCMV）等病毒和利什曼原虫等寄生虫。

影响传染性病原体筛查的一个主要问题是，现有的筛查标记物和（或）相应的筛查试验可能存在局限性。这不利于传染性病原体适当有效筛查策略的制定，导致对供者排除标准依赖性增加（有时无法通过供者排除标准获得合格的已故供者／移植物）。

（一）严重急性呼吸道综合征 (SARS)

严重急性呼吸综合征 (severe acute respiratory syndrome，SARS) 是由一种新出现的冠状病毒 (SARS-CoV) 引起的突发性呼吸道感染性疾病。该病的发病率和死亡率都很高，但表现为非特异性的症状和体征，在症状出现之前，并没有明确的方法来预测性地诊断此病。该病毒的病毒学阶段先于症状，一般为 4～8 天，然后持续到症状期。如果在感染早期的无症状阶段采集血液或组织，病毒感染者可能会通过血液或者组织来传播病毒。可以利用分子学技术筛查出感染 SARS-CoV 的个体，但是识别和隔离病毒携带者才是目前减少病毒传播风险最有效的方法。

（二）基孔肯雅热

基孔肯雅热是一种虫媒病毒（由昆虫传播）引发的疾病，主要媒介是蚊子，通常是伊蚊。该病是一种急性疾病，其主要临床特征是关节疼痛迅速发作，伴有或不伴有肌肉痛、高热、结膜炎和皮疹。该病的严重程度不一，儿童患者通常不那么严重。大多数患者几周后便可痊愈，但仍有少数患者可能会有持续数年的慢性关节疼痛。这种感染通常不致命，但它会增加患有基础疾病患者的死亡风险。这种疾病见于非洲、亚洲、南欧部分地区以及具有携带这种病毒的蚊子的任何地方。最近在印度洋岛屿，暴发过几次基孔肯雅热，尤其是留尼旺岛，所以要在疫情消灭之前停止采血。

该病毒在症状期之前以及症状期间会有一个病毒血症阶段。如果在早期症状出现之前就获取血液或组织，可能会通过采集到的血液或组织来传播病毒。可以利用分子学技术来筛查基孔肯雅热患者，但识别和隔离病毒接触者才是目前减少病毒传播最有效的方法。然而，因该病急性发作且通常具有高度可识别的临床症状，所以基孔肯雅热通过组织传播的总体风险很低。在 2006 年，英国共有 133 例基孔肯雅热患者。所有这些患者都有明确接触史，且大多数患者都有明显的临床症状。

（三）淋巴细胞性脉络丛脑膜炎病毒

淋巴细胞性脉络丛脑膜炎病毒（lymphocytic choriomeningitis virus，LCMV）是一种由啮齿动物携带的病毒，可引起淋巴细胞性脉络丛脑膜炎（lymphocytic choriomeningitis，LCM）。尽管该病毒感染后通常无症状或仅伴有轻度发热，但仍表现为无菌性脑膜炎、脑炎或脑膜脑炎。这种疾病不是一种很严重性的疾病，但是怀孕期间感染会导致婴儿患上严重疾病。最常见的感染途径是接触受感染的啮齿动物，通常是家养宠物，接触其尿液、粪便和宠物窝等；也可通过咬伤或开放性伤口与污染物质直接接触来传播。人与人之间的传播除了垂直传播之外，还没有发现其他途径传播。然而，已证实 LCMV 可通过器官移植传播［2］，尽管此类供者发生急性 LCM 的可能性极低。可以对 LCMV 进行感染筛查，但是需要借助分子学技术来筛查识别病毒血症的供者。

（四）利什曼病

利什曼病是一种寄生虫病，常见于热带、亚热带和南欧的部分地区。该病是由利什曼原虫感染引起，媒介是沙蝇。利什曼病患者有几种临床表现，最常见的是皮肤溃疡和内脏病变（如脾脏、肝脏和骨髓）。影响疾病类型的因素包括利什曼原虫种类、地理位置和宿主的免疫反应。一般来说感染后均表现出症状，尽管没有通过血液或组织传播的报道，但无症状性感染确实会发生，寄生虫有可能存在于供者的血液或组织中。利什曼病在皮肤病例中抗体反应可能很低或不存在，不可以直接借助分子学技术来进行筛查利什曼病患者。然而，识别和隔离可能接触病毒的供者是目前减少病毒传播风险最有效方法。

四、筛查策略

需要制定一种有效的筛查策略来进行体外筛查，确保所进行的检测正确且有针对性，并且能有效、适当地使用所得到的筛查结果。

在制定组织移植物筛查策略时，首先要考虑的问题是，组织移植物可以分为活体供者移植物（手术组织）和已故供者移植物（死亡组织）。组织移植物来源的根本差异，以及因此用来"筛查"供体方法的基本差异，意味着必须制定各自的筛查策略。虽然筛查的核心需求基本相同，但在供体选择过程中对已故供者存在明显的限制，更大程度上意味着需要依赖于体外实验室来检测移植物的安全性。然而对于手术组织来说，供者可以像献血者一样得到治疗，在移植前进行正式的选择过程，以识别特定风险并确定供者作为移植物来源的整体适宜性。尽管实验室检测仍是用于临床移植的最终决策因素，但从选择献血者的经验表明，供者选择过程可以减少从"高风险"（最近可能被感染并具有传染性）供者获得具有传染性移植物的捐献风险。在实验室检测时也存在可能无法检测到感染（即处于窗口期）的情况。

筛查策略有两个基本要素：首先确定每个传染性病原体及其个体特异性筛查目标；其次确定具体的筛查方案。

综上所述，为确保移植物的安全性，需要考虑的传染性病原体的范围（与献血相似），通常定义明确。同样，这些传染源的具体筛查目标也明确。活体供者和已故供者筛查策略的差异性取决于与移植物类型相关的固有风险。在固有风险较高的情况下，需额外增加筛查项目。表10.2概述了英国输血服务中心采集和处理血液、组织和干细胞的强制性筛查要求。虽然它们有一个共同的核心筛查策略，但是不同移植物类型有着不同的附加要求。因此，确定特定的筛查目标是筛查策略的基本组成部分，且必须反映组织来源的供者群体中的特定感染风险。

筛查策略的第二个关键要素是具体的筛查方案。该方案从本质上定义了如何在初始测试和（任何）重复测试中使用筛查方法，以及如何确定最终筛查结果。同样，这与血液筛查十分相似，用于血液筛查的方案同样适用于组织和任何其他移植物的筛查。然而，有必要为特定筛查制定最合适的筛查方案，并且血液和组织筛查可能会在这里出现差异。实际上，只有三种可能的方案可用于筛查低风险捐献群体的移植物，以确定其用途，即适合移植或丢弃：

方案1 初筛试验（分析A）并利用所得结果来确定捐献的用途。阴性——临床适用；阳性——放弃捐献。

方案2 初筛试验（分析A），使用相同试验重复任何初始反应，一式两份。使用3选2规则来确定捐献的用途（获得的3个结果中有2个相同即被认为是真实的筛查结果）。阴性——临床适用；阳性——放弃捐献。

方案3 初筛试验（分析A），并使用不同的筛查方法重复任何初始反应（分析B）。根据3条规则中的2条来决定捐献的用途。阴性——临床适用；阳性——放弃捐献。

这3种方案明显不同，并且有不同的用途。这取决于筛查的捐献类型、供者的感染程度以及质量管理系统的复杂性和有效性。虽然这3种方案都是有效的，还确保类似供体的安全水平，但在处理组织捐献时，相关的特异性可能更有意义。重要的是，在初筛方面这三种筛查方案都具有相同的敏感性，并且接受筛查阴性的移植物以供临床使用。敏感性的差异完全是由于所用筛查分析的敏感性导致。

在医疗保健系统发达的国家大多数输血服务机构使用方案2，献血时，其具有可接受的特异性水平。每一次捐献都是有价值的，献血者可以定期捐献，补充库存也容易得多，所以献血数量比组织捐献多是正常的。筛查和方案的特异性虽然重要，但献血却不重要，所用的方案反映了这一点。事实上，在使用方案1的国家，不必要的献血浪费比例甚至更高。然而，在组织捐献的情况下，尤其是死者捐献遗体的时候，一具尸体可以提供大量的不同组织，筛查方案的特异性比可重复性具有更大的意义，筛查结果阳性会导致移植物的弃用，可通过验证性试验来证明这种反应性是非特异性的。方案3是基于第二种检测方法，分析B与分析A至少具有相同灵敏度，用于测试初筛反应。该方案是基于这样一个事实，即大多数非特异性反应具有分析特异性，因此分析A中的大多数非特异性反应不太可能在分析B中出现，而任何真正的反应都会在这两种分析中出现。该方案显著提高了筛查的特异性，减少了那些对两种分析都有反应的供者不必要的捐献损失。通常情况下，是那些更容易被确认感染的人。然而，无论是从技术还是从质量管理的角度来看，方案3更具挑战性，而且在大规模筛查环境中，对献血进行筛查并不认为是一种有优势的方案。这里的主要问题是，许多组织捐献都是由输血服务机构收集、检验和处理的，所使用的筛查方法是为献血而设计的，而对于其他类型的捐献，尤其是逝世后捐献，可能不是最佳选择。因此，必须考虑针对供体类型设计最合适的方案，而不是笼统地使用为献血设计的方案，在这种情况下，较低的特异性水平可能更为容易被接受。

这对于死后的组织移植物尤其重要，因为这些组织捐献的样本是在死后获取的，而且不是用于筛查分析的最佳底物。总体而言，其筛查的特异性可能低于献血筛查。尽管许多研究人员报告了死亡筛查方案的特异性存在问题［3，7］，但目前在英国国家血液服务局实施的死亡组织筛查方案还并未遇到上述问题，反而这些筛查反应性水平和筛查方案的总体特异性相对较高。

第三节　样品质量

对组织移植物进行筛查时，所用的血液样本其质量很重要。质量较差的样品产生不良的质量结果，使检测的灵敏度和（或）特异性下降。首先要考虑的问题是，为筛查供临床使用的组织移植物采集的血液样本质量，从已故供者和活体供者所获得的血样差异很大。

样本质量需要考虑可能影响筛查结果总体可靠性和准确性的所有因素。重要的是，影响样本质量的因素包括储存时间、样本成分（代表性）和体积。另外一些重要因素（如供者和样本ID等），不在本章的讨论范围之内。

一、活体组织供体样本
对于样本质量和体外筛查来说，已故供者组织移植物和活体供者组织移植物之间的差异很重要。因为从活者供者采集的血液样本是从心脏跳动供者中采集的，所以筛查试验设计时应考虑到会有足够的样本进行检测。尽管之前已经讨论过特异性问题，但是手术移植物可以使用献血的方法来进行筛查。采集血样的性质或所得结果的可靠性和准确性都不应存在任何差异。

二、已故（非心脏跳动）供者样本

与来自活体供者的不同，死亡组织供者的血液样本，除非在采集样本时供者仍有心跳，否则不能期望其与活体供者的血液样本具有相同的性质。因此必须仔细考虑筛查过程及其结果的有效性。然而，问题的关键并不是提取已故供者的血液样本，而是用于筛查分析试验血样的代表性。也就是说，样本能够充分反映供者患感染性疾病的状态。

现在主要的挑战来自已故供体中采集血样的性质。很多原因导致死后采集的血液样本可能与生前不同。当前样本细胞和液体处于静止状态，可能会发生凝血和产生红细胞损伤，以及细胞死亡时大量的细胞内化学物质会释放到周围组织液中，可能严重的溶血和（或）其他变化，包括已感染者血液中筛查靶点的降解以及释放出对筛查造成障碍的物质等。然而，不同供者死后变化明显不同，与多种因素有关，包括年龄、死亡原因、从死亡到尸体冷藏的时间、临床直接诊断的死前时间、所采用的干预措施、其他潜在疾病（不影响组织捐献）和死后样本采集的时间。因此，死后发生的变化不一定就意味着样本不太适合做筛查。近年来，在许多国家筛查了已故供者的组织样本，已知的不良结果很少。此外，还可以对已故供者样本的筛检方法做验证性检测。事实上，市面上常用的一些用于筛查血源性病毒的试验，已经由制造商进行了一系列验证工作，其试验结果声称：在特定条件下该试验可用于筛查死亡样本。

筛查已故供者样本的一个重要因素是采集样本的时间，即尸检时间。显然在死亡后越早采集样本，样本性状改变的可能性就越小。然而，有趣的是，目前很少有发表的论文对样本采集的尸检时间进行批判性研究。欧盟的内部监管法规要求在死后 24 小时内采集样本，而在美国目前不受任何具体规定的约束，人们只是预期将在死后 24 小时内尽快采集样本。死亡检测方面已发表的研究报告表明，死后 48 小时内采集的样本，也不会出现任何问题 [4,8]，但缺少对样品适用性与采集时间的具体研究。

此外，可能存在血液稀释的问题 [9]。通常，在生前已故供者就已使用生命支持系统，这可能涉及用一系列惰性容积扩张器进行容积置换或输血。在这两种情况下，已故供者自身血液的成分可能被稀释，在反映供者真实状况方面的样本代表性降低。如果血液稀释会产生任何不良影响，必须立即了解供者生前的病史。至少应确定样本的采集点，以尽量降低采集含有大量复苏液样本的风险。有报道称，由于供者在生前大量输液，导致 HIV 抗体稀释到可检测水平以下，因此筛查未能识别感染艾滋病毒的组织供者。有趣的是，48 小时后组织液自然重新分布，抗体水平会恢复到正常的可检测水平 [10]。然而，大量研究表明 [9]，现代筛查所用的检测方法，在接近可能出现假阴性结果的点之前，可允许血浆高度稀释。这种情况最有可能发生在大量急性失血之后，在评估潜在的已故供者时，这一情况将是显而易见的。美国 FDA 指南试图帮助解释这种情况，这些指南要求组织库制定方案，来确定血液稀释程度和在筛查结果有效性方面要采取行动 [11]。英国国家医疗服务体系血液和移植中心（NHS Blood and Transplant, NHSBT）有一个明确的方案，可以在血液稀释发生的情况下遵循，从而能够评估血液稀释程度，进而再评估样品的适用性。

从尸体中获取样本的实际过程差异性很大，另外，样本通常是进行筛查的主要挑战。如上所述，人体死亡后，血液就会停止，外周循环进入大血管的流动会停止，细胞会向下沉淀，位于血液其他成分的下方。因此，必须确定合适的取样部位，这与多种因素有关，这些因素包括在血管中是否有足够的血液量、血管易穿刺性以及是否有可能对组织造成损伤。例如，通过心脏穿刺采集的样本，采集过程本身就能确保获得合适的样本，即有足够的血清/血浆能完成所有需要的筛查试验。此外，必须始终考虑样本和已故供者本身受到细菌污染的可能性，无论是尸体中已经存在的细菌，也可能是通过采集过程接触到的细菌。严重细菌感染的样本通常非常明显，且样本的适用性会遭到质疑，尽管在获取样本之前，已故供者本身的组织细菌感染不会那么容易识别出来。

还有一个问题是，如果样本是通过心脏穿刺获得的，那么会出现损坏瓣膜或导致该部位发生感染的风险。

因此，尽管来自已故供者的尸检样本可能不是筛查试验的最佳样本，但在受控条件下仔细收集，所收集到的样本可能类似于从任何活体供体获得的样本，对筛查产生不良影响的死亡后变化会很少。NHSBT 每年收集大约 2 000 个已故供者组织移植物样本，其中大多数会被送到英国国家实验室，对这些样本进行筛查，该实验室也为一些非 NHSBT 组织库提供筛查服务。除了总体特异性略微下降外，不会产生其他任何问题 [12]。

虽然已故供者的样本可以作为许多筛查试验的合适样本，但必须控制收集条件，确保这些样本能够代表死前状态和供者的血清学状态。此外，为了使筛检结果尽可能可靠和准确，所制定的筛查系统必须经过专门设计。

第四节 筛 查

体外实验室筛选项目可分为血清学筛查和分子学筛查。为了理解这两种不同方法的具体作用和价值，必须先了解感染的基本生物学。机体接触传染性病原体并经过一段时间后，传染性病原体要么进入人体细胞开始复制，要么被人体的免疫防御机制捕获并消灭。一旦传染性病原体进入人体细胞并开始复制，很有可能会发生增殖性感染。在一段时间内，传染性病原体会在局部继续复制，直到在体内找到其他合适的目标部位。在此期间，核酸浓度较低，通常无法检测到。但是，传染性病原体开始通过循环向外扩散，当浓度足够高时就可以被检测到。此时可以检测到核酸，而且根据传染性病原体的不同，相应的抗原也可以被检测到。随着传染性病原体的扩散，免疫反应开始启动，开始出现相应症状，抗体水平也随之上升至可检测水平。然而，这取决于传染性病原体，此时，免疫系统开始对抗感染，循环中的核酸水平可能开始下降，并随之达到平衡。一段时间后，大多数血源性传染性病原体将自身隔离在首选细胞中，并形成慢性或长期感染。产生的抗体仅表明供者在某个时间内可能被感染并有传播性，但不一定会对该传染性病原体产生任何免疫反应。对于其他仅引起急性感染的传染性病原体，出现抗体标志着循环系统开始对抗感染和清除传染性病原体，以及至少在短期内对该特定传染性病原体产生免疫反应。

血清学筛查这种常规方法，旨在从供者的血液样本中寻找感染的特异性血清标志物。这种方法已使用数年，敏感、可靠、全面且成本效益高，能够识别出绝大多数真正感染的供者（早期感染、近期感染、处于感染期和既往感染）。血清学筛查相对便宜，尽管它需专用特定的设备，但是在考虑所取得的效益及其总体可靠性方面，这种设备并不能特别"高科技"，也不能特别昂贵。分子学筛查的起步较晚，最近才被应用于供体的大规模筛查方案中。事实上，大规模筛查应用仍在发展中，目前定制的筛查系统主要是为血液设计的，而并未涉及其他移植物。分子学筛查以传染性病原体的基因组物质为检测目标，正常情况下，组织内的检测目标浓度低，无法检测，通过扩增使其达到高水平，使其更容易检测到。为了检测到早期感染，理论上，分子学筛查比血清学筛查敏感性更高，但在检测现有或既往感染方面效果较差。因此，分子学筛查只能是血清学筛查的补充，不能取替血清学筛查。此外，与血清学相比，分子学筛查相对昂贵。因为分子学筛查是一种更"高科技"的方法，利用新技术，辅以专业设备，以便于对许多国家的移植物进行大规模自动化筛查。一个尚待解决的主要问题是，分子学筛查的成本是否通过血清学的增量效益来弥补。

一、血清学筛查

血清学筛查是为了在血液中寻找传染性病原体的特异性血清学标记物。这些标记物是由传染性病原体产生的特异性抗原，通常出现在传染性病原体的表面，也有可能是被感染的细胞的表达产物，或者是感染后，免疫系统产生的特异性抗体。表10.2概述了英国输血服务机构对移植物进行筛查需要的筛查的血清学标记物。

传染性病原体的免疫反应通常与保护性免疫有关，实际上，疫苗接种的目的是刺激机体的免疫应答，产生保护性抗体。对于大多数可通过血液和组织传播的传染性病原体来说，除了HBs抗体这种保护性中和抗外，抗体的存在并不意味着保护作用，它的存在仅表明该个体感染过，以及体内存在传染性病原体。大多数血源性传染性病原体重要的共同特征是：通常不能自发缓解的持续性感染。虽然约40%的丙型肝炎病例确实可以治愈，但这些患者与持续感染的患者相比，其血清学特征没有任何区别，因此丙型肝炎抗体的存在不能区分其感染性和免疫性。

虽然免疫分析法有很多用，但其原理大致相同。然而，通常是由于技术（样本和取样）问题而非科学问题，导致有些免疫分析法不适合用于已故供者样本的筛查。一般来说，免疫分析法包括固相分析和液相分析，且检测分几个阶段进行，每个阶段都有保温培养期，可在此期间除去多余物质。固相分析法是捕获可能存在或不存在于液相（样品）中的特定标记物，并对其进行分析。在微孔分析中，根据特异性靶标(Ag用于检测Ab，Ab用于检测Ag)，用抗原或抗体包被，然后使用共轭物检测捕获的目标，该共轭物检测形成一种酶附着的Ag/Ab复合物。这种酶触发显色剂，然后通过显色来指示共轭物的存在，从而通过显色来检测目标物，再对其进行定量检测。

目前，大多数抗原和抗体检测方法无论是单独还是组合检测与特定传染性病原体有关，具有高敏感度和特异度的免疫检测方法，旨在尽早检测到感染过程中的特异性靶点，并在高水平自动化平台上进行。这能够确保高精度和可重复性，从而保证筛查过程的整体可靠性。然而，针对已故供者样本而言，这也是一个问题，因为自动筛查平台是专门为筛查献血而设计的，这主要与自动化样品检测系统有关，而不是分析本身，例如，溶血、容量不足或轻微稀释的样品都因不适合检测而无法处理。如前所述，手术组织移植物实际上和献血完全一致，因为两者的样本都获取自活体供者，这些通常是高质量样本，对于系统来说是最佳样本。然而，已故供者的移植物样本通常会被系统拒绝，因为系统无法正确地检测，所以不会进行取样和测试。此时别无选择，只能对死亡样本使用其他的筛查策略，并对其进行特异性检测。

任何筛查方案都需要考虑两个影响检测结果的指标，与血清学筛查更为相关，尤其是对已故供者血清学筛查的敏感度和特异度。针对已故供者移植物，过去的一个主要问题是其血清学筛查的特异性。许多研究表明，血清学筛查结果阳性率很高，由此放弃了很多移植物。虽然一些已故供者的样本（主要是那些明显质量较差的样本）在进行血清学筛查时确实存在挑战，但我们发现筛查分析的特异性并不是问题所在，而问题是筛查方案的总体敏感度。重要的是，所用的筛查方法必须经过专门验证，以确定该检测方法的特异度和敏感度。特异度较高时（这一点未得到证实），虽然有点浪费但不影响其安全性。然而，只有在供体移植物移植发生感染，且移植后受者也发生感染，才会出现敏感度的问题。因此，对已故供者样本进行检测评估和验证，不会降低检测的敏感度。遗憾的是，已故供者样本本身就存在问题，必须使用间接方法来进行筛查[13]。

二、分子筛查

分子筛查是用来检测血液中是否存在传染性病原体的核酸。在大多数情况下，只要存在病毒核酸就表明有病毒入侵，且具有传染性。目前，分子筛查的靶点是乙型肝炎病毒（HBV DNA）、丙型肝炎病毒（HCV RNA）和人类免疫缺陷病毒（HIV RNA）和特殊的人巨细胞病毒（HCMV DNA）。表 10.2 概述了英国输血服务机构对移植物进行筛查时，需要筛查的病毒核酸。从本质上讲，检测低水平病毒的分子学筛查可分为两个部分，即提取和纯化样品中的核酸，随后对存在的目标核酸进行特异性扩增和检测。样本中"自然"核酸的总量仍然太小，用当前的技术无法进行直接检测，因此需要从样本中提取核酸进行扩增，扩增到一定水平后，通过荧光染料与核酸结合直接显色，也可以通过结合产生化学发光信号的酶来直接测定，直接显色程度或信号与核酸含量成正比，通过这个原理来对核酸进行定量。目前，分子学筛查中主要用到的有两种扩增方法，即聚合酶链反应（polymerase chain reaction，PCR）和转录介导的扩增技术（transcription mediated amplification，TMA）。

聚合酶链反应是一种温度依赖性的 DNA 扩增方法，在一定温度下，较长双链 DNA 分子内的短 DNA 可发生指数式扩增。可用于传染性病原体的基因组的筛查。聚合酶链反应需要使用一对引物，即短序列核苷酸。这些核苷酸与 DNA 两条链上中的每一条链都有特定的互补序列。这些引物通过 DNA 聚合酶进行扩展延伸，以便复制目标序列。复制后，可以再次使用相同的引物，不仅复制另一个输入序列，还可以复制第一轮合成中生成的短序列。这种操作会导致指数扩增。对于 RNA 病毒来说，第一步必须使用逆转录酶（reverse transcriptase，RT）复制 RNA 到 DNA。

转录介导的扩增技术是一种等温方法，在进行筛查的传染性病原体的基因组中允许对 RNA 或 DNA 目标进行指数式扩增，可用于传染性病原体的基因组的筛查，这一点类似于 PCR。转录介导的扩增技术使用两个引物，其中一个引物含有 RNA 聚合酶的启动子序列，另一个引物包括两种酶：RNA 聚合酶和逆转录酶。在基因扩增的第一步，带有启动子序列的引物在指定位点与目标 rRNA 进行杂交。逆转录酶通过从启动子引物末端延伸，形成目标 rRNA 的 DNA 版本。DNA 双链被逆转录酶核糖核酸酶降解，就由此产生 RNA。然后，第二个引物与 DNA 结合，该引物的末端通过逆转录酶合成一条新的DNA 链，形成一个双链 DNA 分子。RNA 聚合酶识别 DNA 模板中的启动子序列并启动转录。每个新合成的 RNA，扩增子再重新进入 TMA 过程，并作为新一轮复制的模板。同样，在 PCR 中，这会导致对数式扩增。

然而，分子学筛查仍然是一种新兴的方法。这里所说的"新兴"技术，并不是指在研究和开发试验中使用了 20 多年的基础技术本身，而是直到最近这项技术已经成功地发展成为完全自动化大规模筛查系统，包括样品制备和分子检测方面，能在 3 ～ 4 小时内提供试验结果，然而样品质量不同仍然是一个需要考虑的因素。虽然系统被设计用于检测不同样本类型，但与血清学系统一样，自动化的初始样本处理系统可以拒绝未检测到的或被拒绝的不合适样本。因为每个样本在核酸提取过程之前都添加了内部控制，所以分子学技术确实比血清学有明显的优势。核酸提取和扩增过程与任何特异性目标同时进行，然后使用单独的检测系统进行。因此，无论是否存在特异性目标，在内部质量控制中，每个样本的评分都应为阳性，并且逐一验证阴性结果。只要内部控制失败就表明在某一时刻失败，无论是由于分子试剂本身失效，还是由于样品中某些物质对试剂产生了抑制作用，这都表明样品的结果无效。

综上所述，分子学筛查的主要价值是检测最近感染供者的早期感染。与分子学筛查相比，血清学标志物也更容易被检测到在感染后期的标志物，且成本也相对较低。最重要的是，除了血清学筛查外，还要确定分子学筛查的其他价值。虽然从理论上讲，分子学筛查能更早检测到早期阶段的感染，但其实际价值与个体传染性病原体的生物学特性、血清学筛查的总体表现以及人群中的感染发生率密切相关。如果有抗原检测方法，分子学筛查通常不会有更多的价值，除非感染的发生率高到足以表明有相当数量的供者可能接触了这种传染性病原体。然而，在低风险人群中，这种情况很少发生。在只有抗体检测和感染窗口期相对较长的情况下，分子学筛查可能才会更有价值。供者的感染率决定了有多少移植物可能通过分子学筛查而不是血清学筛查检测出来。在低风险人群中，可通过分子学筛查方法检测到标志物，而血清学筛查方法往往检测不到，但是用分子学筛查方法检测出来的阳性率极低。目前，在国家统计局收集的捐献血液中，HCV RNA 阳性但血清学检查阴性的捐献血液所占比重约为 1/5 540 万，即在目前的捐献水平下，每 28 年才会出现一例这种情况。

三、残余风险

无论手术组织还是死亡组织，对移植物进行血清学筛查，其总体检测效果都是毫无疑问的。多年来，血清学筛查一直是筛查组织移植物的唯一方法。除了血液稀释［10］的情况外，没有公开的证据表明血清学筛查导致了感染的传播。虽然增加分子学筛查后所带来的益处难以准确量化，至少在理论上，分子学筛查能提高其安全水平，因为血清学筛查有可能无法检测到一些感染者血清标记物。量化难度大是因为已筛查的移植物数量相对较少，确认的阳性供者数量甚至更少，而且几乎无法准确确定供者感染的发生率。总的来说，对移植物进行适当有效的传染病筛查之后，其微生物安全性至少与献血不相上下。

遗憾的是，实验室检验并不完美，出于某些原因有时可能无法检测到标记物。因此，任何筛查方案都没有绝对的敏感度，一旦感染的供体进入移植链，就有可能无法被发现，这就是所谓的残余风险。也就是说，筛查结果为阴性的移植物可能有微生物感染。然而，这通常是由于移植物内没有相应的标记物，而不是没有检测到。

简而言之，尽管供者已被感染且移植物具有传染性，但却未能检测到标记物，可能原因移植物内标记物，但是检测结果为阴性，也有可能是移植物内没有这种标记物。第一种情况可能是由于检测性能差（敏感度低）或检测效果不佳（操作员或系统错误）。但是，如果使用评估良好和高度敏感的检测方法，并且筛查是在一个正式的、设计优良的质量管理体系中进行，由训练有素的员工进行操作，那么就很少会出现这种情况。第二种情况是，无论筛查方案和质量管理体系有多好，更有可能出现缺乏可检测标记物但具有传染性的情况，因为这与供者感染的自然史有关，并且是感染过程的一个正常阶段。

四、窗口期

就残余风险而言，主要威胁来自那些在筛查时已感染但结果为阴性的供者，因为正常筛查目标不存在或存在但低于可检测水平，这种情况普遍存在于早期感染过程中。但随着感染持续，会出现标记物，或标记物浓度会增加，此时检测的话，标记物浓度可能会达到可检测水平，一般会检测出来。在感染后期，感染开始消退时，标记物浓度会下降，可低于可检测水平，但传染性仍然存在。有感染且标记物浓度低于可检测水平的这两个阶段称为感染的"窗口期"，虽具有传染性，但无法通过筛查检测到。

相对而言，特异性抗体在感染过程中出现的时间比抗原晚，抗原出现的时间又比核酸晚。因此，如果筛查目标仅仅是抗体，那么在一段时间内，尽管存在抗原及其相关的传染性，受感染的供者仍会产生阴性的筛查结果。此情况同样适用于抗原（有或无抗体）筛查与分子学筛查的比较。第一次出现核酸与第一次出现抗原之间的间隔时间很短，且在很多情况下，它们看起来非常接近。因此除了抗原筛查或抗原/抗体筛查之外，通过分子学筛查不会获得任何实际的、可衡量的、增量的益处。

从可能处于感染窗口期的供者那里获取的移植物，其总体风险与人群的总体感染水平密切相关，特别是供者人群的感染发生率。感染的发生率越高，供者近期被感染的风险就越大。同时，检测感染移植物的能力取决于是否存在有效适当的筛查方案。敏感度相对较低的筛查方案可能无法检测到近期感染的供者。然而，总体感染风险也取决于实际收集的移植物数量，尽管献血者和组织供者中的感染发生率可能相同，因为这些群体非常相似，但收集的组织移植物总数远远少于献血。因此，可以说，假设筛查试验的灵敏度相同但不高，实际遇到处于窗口期的组织移植物的总概率要远低于献血。在查看英国传染病的实际数量时，已确认的已故供者的感染发病率明显高于献血者[14]，但分母约少了3个数量级，因此无法直接比较这些数字。此外，患者接受的输血越多，可能暴露的潜在风险就越多。因此，认为组织比血液或其他移植物具有更高的感染"风险"也不一定正确。

因此，窗口期是导致组织移植物和血液发生残余风险（尽管非常低）的主要原因，并且制定了筛查方案及策略，以尽可能缩短窗口期。

第五节 结 论

总的来说，移植物发放之前进行筛查试验，能够非常有效地预防传染病传播。因为组织移植物和献血在确定低风险供者、传染病的范围、所用的筛查法和制定的筛查策略方面有很多类似之处，所以用于筛查献血者的基本原则也适用于组织供者。当然，外科组织移植物和血液捐献的筛查几乎没有区别，因为样本都是从活体供者中通过标准的静脉穿刺获取的。对于死亡组织移植物来讲，筛查试验本身是相同的，但样本性质有差异，筛查方案不同。已故供者移植物进行相关的筛查试验，需要确保其过程中的可靠性，特别是所收集样本所得筛查结果具有代表性，能够反映供者和移植物的真实状况。此外，还应考虑所使用的具体筛查方案，因为通常用于献血的筛查方案并不一定是已故供者移植物的最佳筛查方案。特异性问题是一个特别关键的问题，因为特异性差会导致不必要的移植物损失。因为现实问题是移植物供应不足，而需求很多。最后，已故供者可以提供大量不同组织供临床使用，而非特异性的筛查结果将排除大量有临床价值的移植物。

参考文献

［1］Scardino MK, Hwang SJ, Hanna CL, et al. The postmortem sociomedical interview: uncertainty in confirming infectious disease risks of young tattooed donors [J]. Cornea. 2002, 21: 798－802.

［2］Fischer SA, Graham MB, Kuehnert MJ, et al. Transmission of lymphocytic choriomeningitis virus by organ transplantation [J]. NEJM. 2006, 354: 2235－2249.

［3］Cahane M, Barak A, Goller O, et al. The incidence of hepatitis C virus positive serological test results among cornea donors [J]. Cell Tissue Bank. 2000, 1: 81－85.

［4］Challine D, Roudot-Thoraval F, Sabatier P, et al. Serological viral testing of cadaveric cornea donors [J]. Transplantation. 2006, 82: 788－793.

［5］Heim A, Wagner D, Rothamel T, et al. Evaluation of serological screening of cadaveric sera for donor selection for cornea transplantation [J]. J Med Virol. 1999, 58: 291－295.

［6］Padley D, Ferguson M, Warwick RM, et al. Challenges in the testing of non-heart-beating cadavers for viral markers: implications for the safety of tissue donors [J]. Cell Tissue Bank. 2005, 6: 171－179.

［7］Thomas S, Klapper PE, Mutton KJ, et al. Lack of vision, loss of sight: consequences of mandatory HTLV screening in corneal transplantation [J]. Transpl Infect Dis. 2007, 9: 171－172.

［8］Miedouge M, Chatelut M, Mansuy JM, et al. Screening of blood from potential organ and cornea donors for viruses [J]. J Med Virol. 2002, 66: 571 - 575.

[9] Eastland T. Hemodilution due to blood loss and transfusion and the reliability of cadaver tissue donor infectious disease testing [J]. Cell Tissue Bank. 2000, 1: 121 - 127.

[10] Centres for Disease Control. Human immunodeficiency virus infection transmitted from an organ donor screened for HIV antibody [J]. MMWR. 1987, 36: 306 - 308.

[11] http://www.fda.gov/BiologicsBloodVaccines/GuidanceComplianceRegulatoryInformation/ Guidances/Tissue/ucm073964.htm#[EB/OL].

[12] Kitchen AD, Gillan HL. The serological screening of deceased tissue donors within the English Blood Service for infectious agents - a review of current outcomes and a more effective strategy for the future [J]. Vox Sang. 2010, 98: e193 - e200.

[13] Kitchen AD, Newham JA. Qualification of serological infectious disease assays for the screening of samples from deceased tissue donors [J]. Cell and Tissue Banking. 2011, 12(2):117–124.

[14] NHSBT Infection Surveillance Programme Annual Report 2007 [EB/OL]. http://www.hpa. org.uk/web/ HPAwebFile/HPAweb_C/1227255714122.

译者：马婷婷　校译：郑　虹

第十一章　组织和环境监测

第一节　引　言

检测细菌和真菌（酵母菌和霉菌）等感染性微生物对确保移植物的安全性具有重要作用。组织处理前对移植物进行微生物常规检测，组织处理后对移植物进行最后的无菌试验，并在移植过程中防止污染和交叉感染。过去有研究认为受感染的同种异体移植物很少会传播细菌和真菌；但是现在普遍认为供者来源的艾滋病毒、肝炎病毒、朊病毒等其他病毒会严重威胁受者健康。事实上，组织处理过程会导致供者携带人类免疫缺陷病毒、肝炎病毒、人类 T 细胞淋巴病毒、狂犬病病毒、单纯疱疹病毒、EB 病毒、巨细胞病毒和传染性海绵状脑病病毒感染受体 [1, 2]（见表 11.1）。尽管感染风险很低，组织库和标准制定机构还是强调了预防这些病毒感染的重要性。在大多数国家，对患感染性疾病供者进行的血液检测与对献血者类似，都要检测某些病毒抗体和梅毒抗体，必要时检测特定寄生虫。一些国家，移植物供者和献血者还需要检测丙型肝炎病毒和艾滋病病毒。与成分输血的检测相比，移植还要进行细菌和真菌的常规检测以确保患者安全。

表 11.1　已发表的引起移植受体感染的细菌和真菌 [4-23]。

污染源	同种异体移植物	微生物（参考）
脓毒症供体，微生物出现在收集的组织上	肌腱	化脓性链球菌，GrpA [5]
已知感染的活体供者	骨组织	结核分枝杆菌 [6]
未感染供者，采集的组织中存在微生物	心脏瓣膜	白色念珠菌 [7]
未感染供者，采集的组织中存在微生物	角膜	细菌和真菌 [8-11]
未感染供者，采集的组织中存在微生物	骨组织	几种细菌 [12,13]
未感染供者，采集的组织中存在微生物	软骨	索氏梭菌 [14-16]
未感染供者，采集的组织中存在微生物	肌腱	梭状芽孢杆菌 [15,16]
未感染供者，采集的组织中存在微生物	皮肤	绿脓假单胞菌 [17]
组织处理室环境	肌腱	脑膜脓毒性菌 [4]
采集室 / 组织处理室	心脏瓣膜	骚动厄斯考维（氏）菌 [22,23]
组织处理液体或试剂	心包膜	人苍白杆菌 [19-21]
组织处理过程中消毒不到位	一些移植物	几种细菌 [4,5,7-11,14-17]
人为错误：省略最终放射	肌腱	几种细菌 [18]

污染源	同种异体移植物	微生物（参考）
组织最终包装前检测确实有污染，但未检出	软骨	索氏芽孢梭菌［14‐16］
组织最终包装前检测确实有污染，但未检出	肌腱	几种细菌［4,5,15,16］
组织最终包装前检测确实有污染，但未检出	心脏瓣膜	白色念珠菌［7］

对许多进行了骨、角膜、皮肤、心脏瓣膜、肌腱、心包和软骨移植受体来说，死亡供体的同种异体移植物携带的细菌和真菌是导致受体感染和死亡的重要原因［1,3］。大多数传染因子传染性病原体很容易预防。有别于从前的研究结果：感染细菌或真菌的移植物对患者威胁很小，最近报道的一些致命和严重病例值得关注［3,4］。

导致组织发生细菌、真菌感染的原因较多，主要有以下几个方面：①已故供者未诊断出的菌血症和败血症；②供者死亡后短时间内的内源性细菌和真菌感染；③在操作室处理组织过程中发生污染；④污染的试剂；⑤消毒灭菌不到位；⑥包装前最后的无菌试验敏感性差或无效。因此，这些病例引起了人们对准确诊断和排除组织捐赠者细菌性败血症重要性的关注，避免加工处理过程携带大量有毒细菌的捐赠组织，在组织加工过程中使用经过仔细验证的消毒和灭菌步骤，遵循超净室环境监测结果和设定作用水平的趋势，以及在加工过程中使用抗生素时使用经验证的最终无菌试验和抑菌和抑菌试验。

此外，感染病例表明，条件允许情况下应尽可能进行最后的无菌试验，特别要对可以耐受灭菌试验并能保持活性的同种异体移植物进行试验。通过使用有效的组织灭菌方法，可以不对每个组织都进行最后的无菌试验。感染控制重点是从对组织进行最后的无菌试验转变为对组织处理关键环节进行过程控制。本章讨论包括采集的未经处理的组织和移植前的同种异体移植物需要进行微生物检测的各关键环节。

第二节　已故供者组织采集加工前微生物检测

一、检测已故供者移植物

组织处理之前对采集的组织进行微生物检测是很重要的，微生物会导致受体的骨、肌腱、角膜、皮肤和心脏瓣膜感染，供者采集的组织应立即进行采样［2,5,7,12,13,17］。组织处理前进行微生物检测，通常用拭子对每一块采集的组织进行采样，将拭子放在运输媒介中运送至检测室进行细菌培养，通常可以同时检测需氧菌和厌氧菌。标准制定组织［24］要求进行微生物检测。组织库应为微生物培养结果制定标准，确定组织是否适合移植，以及需要采取进行操作步骤。

即使供者存活时没有感染的证据，也常常能从供者采集的组织中检测到微生物污染。拭子法常用于骨和肌腱组织样本，用来检测低毒性和高毒性细菌。据报道，4%～53%的采集组织存在细菌或真菌生长［13,25‐44］。大多数微生物的毒性较低，如凝固酶阴性葡萄球菌。组织库收集的心脏组织，用于制造心脏瓣膜样本。在处理前筛选输送培养基，接种组织后进行培养，从而提高检测灵敏度。浸渍法通常用于检测采集的皮肤碎片。根据移植物类型不同，某些微生物的检出可能会导致移植物不可用，或有助于决定移植物的处理类型。

捐献组织的微生物污染可以从供者所处环境感染，还可以从供者皮肤［40］和进行组织处理的相关人员处感染，也可以是死后肠内微生物通过淋巴管和血管从内向外扩散而来（死亡后机体分解的正常过程）。肠道黏膜是一种非常脆弱的屏障，保护人体免受肠道细菌侵害。肠道黏膜屏障在死亡、短暂低血压或缺血后都很容易遭到破坏。这种内源性微生物传播称为肠道细菌移位 [45-47]。已故供者捐献的移植物可能通过细菌移位而受到污染。

为了控制内源性微生物感染，应在供者死亡后尽快采集移植物且尸体需要冷藏保存。大多数组织库在供者死亡后 24 小时内完成移植物的采集。专业标准要求，如果尸体未冷藏，骨、肌腱和心脏瓣膜移植物的采集必须在死亡后 12 小时内进行；如果尸体已冷藏，骨、肌腱和心脏瓣膜移植物的采集必须在死亡后 24 小时内进行［24］。在一些国家，组织库在供者死亡后 48 小时内进行移植物采集。延迟从尸体供者中采集组织可能会导致厌氧菌和细菌孢子等传染性病原体的感染增加，消毒和灭菌不一定能杀死细菌孢子。尽管有证据支持这一理论，但当供者死于创伤、枪伤或经历了长时间心肺复苏后、进行了尸检和其他尸体操作后，尚不清楚发生肠道细菌移位的风险是否会增加。

微生物污染与采集同种异体移植物所处的环境有关。确保移植物采集环境尽可能清洁，可以减少细菌污染。通过使用采集环境适宜性要求，可以控制移植物采集环境的清洁度［48］。移植物采集会在医院手术室、医院太平间尸检室、地区法医医学检查中心、殡仪馆（太平间）、法医机构或组织库专用移植物采集场所进行。尽管调查结果并不一致，但一项研究报告显示，采集的已故供者组织感染毒性细菌与器官捐赠场所和移植物采集场所有关［49］。275 位供者中有 58 位（21%）发现了有毒细菌，3 586 个组织中有 125 个（3.5%）发现了有毒细菌。相反，在 1 622 个（17.3%）组织中发现了非致病性细菌。

二、活体供者组织检测

活体供者捐献的最常见的组织是股骨头，因为在全髋关节置换术中会丢弃置换下的股骨头。活体供者骨表面的细菌生长比已故供者骨表面的细菌生长要少。全髋关节置换术患者捐献的股骨头中，有 3.4% ～ 22% 发现了细菌感染［50-56］。大多数报告显示，与来自空气和皮肤的细菌感染率相同［50-54］，常见的低毒性细菌感染率为3.4% ～ 5.7%。

第三节　死后血培养

在组织处理和进行细菌和真菌检测时，会获得已故供者的血液样本。死后的血培养阳性结果不能预测感染就是死亡原因，也不能预测同一种微生物会感染采集的组织。因此，死后其血培养不会按照专业标准或政府规定的要求统一执行。

虽然供者死亡时没有被微生物污染，但死后其血培养往往呈阳性，不同文献报道的阳性率分别达23%［32］、32%［25］和39%［57］。大多数分离株为低毒性，最常见的是皮肤表面细菌。Coors 等人［57］检测结果显示，有 13.8% 的菌株为强毒菌，有

25.6% 的菌株为低致病性细菌，血培养阳性结果的半数原因是采集时感染了皮肤表面细菌。研究还发现，在已故供者死后数小时内，血培养阳性率高于血液循环完好供者的血培养阳性率，且供者的死亡时间越长，阳性率越高。

第四节　组织处理室的环境监测

同种异体移植物移植可引发儿童重症脑膜炎、脓毒性细菌性关节炎和细菌性心内膜炎合并菌血症，这些移植物在组织处理过程中从污染的洗涤液和污染的洁净室中感染了细菌 [5, 19-23]。环境致病菌主要为人嗜铬杆菌、白念珠菌和脑膜白念珠菌。这些案例说明洁净室控制微生物的重要性。

严格遵守在洁净室中进行组织无菌处理的相关操作，控制进入洁净室的材料和工作人员的材料污染，是处理移植物的过程中防止细菌污染的首要保障。使用无菌技术、无菌设备、无菌用品和无菌试剂，进行常规清洁和微生物监测都有助于在洁净室进行组织处理时防止移植物污染。记录空气和物体表面的细菌和真菌是否存在以及浓度，有助于监测洁净室中微生物的量。需要监测的其他污染源包括墙壁和其他有缺陷的地方、缝隙、连接处或厚残留物表面和潮湿的污水池，这些位置进行常规清洗并使用消毒剂、杀菌剂和杀孢剂后，可能还会残存微生物。

一、洁净室分类

组织处理过程中有许多因素会增加组织感染的可能性（见表 11.2）。在洁净室内进行移植物处理是控制微生物感染的最重要预防措施之一。洁净室主要根据室内空气清洁度进行验证和分类。空气清洁度是根据空气中颗粒浓度来划分的。大多数颗粒是没有活性的，活性颗粒包括有活性的微生物、细菌和真菌（酵母和霉菌）。根据活性颗粒物和无活性颗粒物的总颗粒物水平进行洁净室分类如表 11.3 所示 [58]。

表 11.2　组织处理过程中影响微生物感染因素

空气中、物体表面、污水中的微生物
从工作人员身上和设备上脱落的微生物
受污染的溶液、试剂和冲洗液
受污染的外科用品、机械
洁净室清洁和消毒不足
组织消毒不充分
组织杀菌不充分
处理或灭菌过程中的错误
最后的无菌试验中采样不充分
用最后的无菌试验处理抗生素残留物干扰

表 11.3 依据空气中微生物水平对洁净室分类

分类	≥ 0.5 μm 颗粒 / m³	空气中微生物活性，阈值水平（cfu/m³）	微生物培养板，阈值（培养 4 小时后，直径 90 mm 的 CFU 个数）	大致 EU 级	相当于 209E 的分级
ISO 2	4	0	0		N/A
ISO 3	35	0	0		1
ISO 4	35	2	0		10 级
ISO 5	352	1	1	A, B	100 级
ISO 6	35,200	7	3		1,000 级
ISO 7	352,000	10	5	C	10,000 级
ISO 8	3,520,000	100	50	D	100,000 级
ISO 9	35,200,000	N/A	N/A		室内空气

本表根据下列标准编制：

①国际标准化组织 14644-1；②1997 年 1 月修订《欧洲联盟（European Union，EU）无菌药品生产质量管理规范指南》附件；③美国药典（United States Pharmacopeia，USP）<1116>；④2004 年 9 月，美国食品药品监督管理局，《无菌环境加工生产无菌药品工业指南》CGMP；⑤旧美国联邦标准 209E

试验标准、最佳操作和行业趋势都有助于提高所需的清洁度水平。组织处理洁净室通常遵循与医疗器械和制药公司的相同操作标准。许多地区常把洁净室清洁度分为 A 级或 ISO 5 级（以前称为 100 级）或欧盟 A 级或 B 级。洁净室操作标准见美国药典（United States Pharmacopeia，USP）、欧洲药典和国际标准化组织（International Organization for Standardization，ISO）。必须定期监测空气中颗粒物浓度，以确保符合洁净室标准要求。

二、洁净室空气中活性微生物采样

除了对微粒进行空气采样可以确保洁净室清洁度和空气质量外，对在组织处理过程中可能感染移植物的活性微粒（微生物）进行采样也同样重要。应该监测特定类型的微生物以及每种类型微生物的浓度；也应根据监测结果来建立合理的基线水平，并确定高于基线水平的偏差。空气中微生物计数通常由两种装置采样获得：主动和被动空气采样装置。空气样本可以提供单位时间或单位体积（每升）空气中平均菌落形成单位（colony forming units，CFU）数量。这就是所谓的平均菌落形成单位（CFU），因为生长成可见菌落的物质可能是以单个微生物或微生物群开始的。

三、被动空气采样装置：沉降板

被动空气采样装置是将琼脂板置于洁净室某个地方打开一定时间，通常是 30 ～ 60 min 或长达几个小时。微生物在琼脂上进行培养繁殖，记录菌落数量。如果琼脂板打开太久，会变得干燥，不利于菌落生长。沉降板是最常用的空气采样装置，基本不需要培训，成本低，使用简便，但不能根据定量数据提供单位空气体积 CFU。

四、主动空气颗粒物采样

有多种设备可用于采集活性空气颗粒物样本，选择一种并以一定速率从洁净室中抽取空气，让空气接触平板或条状琼脂。空气采样装置在捕获活性微生物方面有着不同的效率。离心采样器是利用高速旋转气溶胶，依靠离心力让空气充分接触气溶胶，将空气颗粒物推向沉降板并固定在液体培养基中。过滤采样器是利用真空将空气推向过滤器（如明胶膜或纤维素纤维）来收集活性颗粒物，将活性颗粒物置于琼脂培养基上培养，然后进行计数。冲击取样器是当空气通过液体介质时，撞击装置将颗粒物困在液体介质中，然后利用真空状态将微生物吸引到琼脂表面的设备。

采集结果通常以每升或每立方米的空气 CFU 表示。这些设备的优点是可以采集洁净室特定位置的空气。例如，通过特定 HEPA 过滤器和邻近设备同时采集空气，形成空气湍流（形似电动带锯）。

五、洁净室表面微生物采样：接触板

表面微生物可以使用接触板或"RODAC"板（一种微生物复制检测和计数的平板的商标名）进行取样，这些装置含有无菌营养琼脂培养基，培养基于接触板两侧呈微凸状，以便可以接触到平坦、规则的表面。表面微生物会附着在琼脂表面，在适当条件下经培养后，可提供表面 CFU 的定量结果。当 RODAC 样本提示洁净室的清洁度在 100 级（A 级, ISO 5 级）时，通常将警报级别设置为 1 ～ 2 CFUs。在清洁度为 10 000 级（C 级, ISO 7 级）区域中，警报级别通常为 5 ～ 10 CFUs，而在 100 000 级（D 级, ISO 8 级）区域中，大多数将警报级别设置为 25 ～ 50 CFUs。

接触板使用简便，应用广泛，但不适用需要擦洗的不规则表面。如果近期对表面进行了消毒，采样前需要确保消毒剂已完全干燥。"RODAC"板使用通常混有中和剂的琼脂，以对抗存在于采样表面的消毒剂残留。

六、洁净室表面微生物采样：拭子采样法

拭子采样法适用于从不规则表面（例如管道、设备和下水道）获得微生物计数。拭子采样后，将拭子置于管内的无菌液体中进行震荡，然后对液体进行检测；或将拭子在琼脂板上划线，培养后检测。两种方法中，前者相对较好，但需要特定设备和培训。

七、采样位置

没有任何标准可以明确需要对洁净室中哪些区域进行检测以及记录活性微生物数量。一般来说，根据常识确定需要检测的洁净室关键位置。通常，最初应对与同种异体组织移植过程中直接接触的所有位置进行监测。如果移植物在桌面放置了一段时间，应定期监测该区域表面微生物污染情况。

对洁净室初步监测或进行新的组织处理过程时，最好对尽可能多的区域进行采样，直到获得足够多的样本，来确定哪一个位置的清洁度是能够表示房间总体清洁度的最佳指标。长远来看，应将检测位置数量减少到更合理水平。

八、采样时间

洁净室环境污染有两个高风险时间段，应经常在高风险时间段进行空气和表面微生物采样，以监测污染情况。最严重的污染高风险时间段是洁净室进行清洁消毒后到操作人员开始进行组织处理前（立即进行组织处理预处理）的这段时间。操作人员身上以及他们带入房间的物品、设备和组织上会携带微生物，当操作人员进入刚消毒过的洁净室

时，微生物会脱落并污染洁净室。微生物随后也会出现在组织处理过程中。第二个高风险时间段是在组织处理完成后到洁净室清洁消毒前（立即进行术后处理）的这段时间。在整个组织处理过程中以及操作人员缺乏清洁意识时，可能会存在违反无菌技术操作原则的行为。

九、趋势分析和操作标准

洁净室环境监测程序中，需要鉴定分离株的属级，如果可能，还应鉴定分离株的种级。记录分离株类型和浓度，检查和确定污染趋势。洁净室微生物常规检查可以确定毒性传染性病原体或污染增加趋势，当污染趋势不断上升时需要采取纠正措施。制定一系列纠正措施，以尽快将组织处理室恢复到可接受清洁度水平。监测结果超出警戒限度时，工作人员应及时干预，识别污染源并采取预防措施，以确保同种异体组织移植物的安全性，避免伤害受者，避免造成组织库的经济损失。监测结果超过警戒限度时，还应增加污染位置的采样频率。

第五节　处理后同种异体移植物进行最后的微生物检测

一、对移植物进行最后的微生物试验

致命和非致命的细菌和真菌会感染软骨、肌腱和心脏瓣膜移植物受者，虽然移植物最后的微生物试验结果呈阴性，但受者确实感染了细菌和真菌 [5，7，14–16]。微生物感染病例强调了最后的微生物试验的必要性、敏感性和有效性。最后包装之前对完全处理过的组织进行的微生物试验，通常称为最终无菌试验。根据组织处理类型和消毒灭菌类型不同，当每批组织处理完成时对每个同种异体移植物、每个已共同处理的组织、预先确定的组织数量进行最终无菌试验。试验可用于检测好氧和厌氧的细菌和真菌（酵母菌和霉菌）。心血管移植组织通常要检测结核分枝杆菌。与组织库中其他关键步骤一样，也应对最终无菌试验进行验证，以确保该试验可靠有效地达到预期目标，验证时应注意采样方法和杀菌抑菌检测。如果同种异体移植物没有进行最终灭菌，则应在最终包装前对每个移植物进行最后的微生物试验。

最终微生物试验目的是证明组织没有受到细菌和真菌污染。由于试验不包括病毒感染检测，因此不能准确地称为无菌试验。无菌状态应该是指不存在任何活性微生物，包括病毒。同种异体移植物进行了最终无菌试验就错误地假设了整批次移植物都没有微生物污染或移植物已进行了消毒。仅靠最终无菌试验是无法确定整批组织是否存在微生物污染。主要通过对所有移植物的无菌处理过程或灭菌过程来验证整批组织是否存在微生物污染。验证过程表明，设定 SAL 为 10^{-6} 可对最大预期微生物数量进行有效灭菌。统计学显示，通常不能通过检测少量组织样本来推断整批次组织是否存在微生物污染。

最终微生物试验的缺点是会出现假阴性结果，许多致命和非致命的细菌和真菌污染了软骨、肌腱、骨移植物，但未能检测出相应的阳性结果（见表 11.1）。出现假阴性的原因可能因为采样错误，更可能因为处理过程中残留的抗生素使微生物出现生长抑制，必须进行最终无菌试验来避免出现假阴性。最终无菌试验显示存在微生物生长时，应该

进行调查，在组织处理过程中找出导致微生物污染的一个或多个原因。对同一个移植物进行微生物试验，得出了一系列阳性结果是值得关注的。一项调查表明，对几种移植物进行最终微生物试验结果均为阳性，是由于组织处理过程中使用了微生物污染的水[59]。

二、采样方法：拭子采样法

历史上，拭子采样法在组织库中广泛应用，是一种可以确定组织中是否存在细菌和真菌的定性试验。拭子法可用于组织采样、环境监测和最终微生物试验。拭子法的优点是，成本低，无须培训操作人员，无须特殊仪器设备，很早之前就已投入使用。缺点是因操作人员的采样过程、检测组织的类型并且采集微生物（大多数可用拭子采样法）效率低，拭子采样法的试验结果变化很大；拭子采样只能得出采集到的组织是否存在微生物（定性结果），而得不出定量结果。

采集组织时，许多组织库例行用拭子法对骨和肌腱组织表面进行细菌和真菌检测。对整个同种异体移植骨表面进行拭子采样培养得出的细菌检出率，远低于将全骨浸泡在培养液中的细菌检出率[30, 38]。拭子法的灵敏度很大程度上取决于操作人员采集水平、拭子采集所到之处占组织的百分比，以及拭子转移过程（把拭子上微生物转移到培养基中进行检测）。这些人为变量很难控制。

组织处理前要对采集到的组织进行常规微生物监测，拭子法检测（非定量检测）不能保证组织的消毒和灭菌过程可以完全消灭污染源，也不能保证已检测移植物的安全性。需要定性检测、定量检测以及过程监控共同进行来确保移植物的安全性。组织库已将拭子法（定性检测）应用于其他方面，例如用于高毒性微生物的移植物放弃移植的检查。有些同种异体移植物不能进行强效消毒或灭菌，拭子法对于这类移植物尤其适用，强效杀菌消毒过程可能会损害某些移植物的活性、结构和有效性。

虽然组织库在组织处理时已经进行了适当的验证试验，还需要对移植物进行微生物控制。组织库要求微生物控制和验证试验提供去除对过程能力的理解，或杀死已知数量和类型的微生物。因此，初始过程验证和后期定期验证中，要记录组织中微生物数量和种类，而不是仅记录种类。许多因素会导致组织中采集到的微生物数量无法预测（见表11.4）。研究表明，移植物上的微生物数量可能很多，每根同种异体移植骨[60]上微生物数量会超过160万CFU。拭子试验结果阳性不能确定组织上是有一个微生物还是有一百万个微生物。

另外，组织可以进行改良拭子试验，获得微生物数量估计值（定量）并验证试验效力。想要获得微生物数量估计值，就要保证拭子可以采集移植物的所有微生物，以及拭子上所有微生物的检出率。

为验证试验效力，切断拭子尖端放入无菌溶液中，采集拭子尖端微生物（通常使用某种震荡或涡流），通过膜滤器过滤液体（通常是$0.45\mu m$），将过滤物放置在琼脂培养皿上培养。培养后，进行微生物计数并用菌落形成单位（CFUs）记录。虽然改良拭子试验不能准确地确定微生物数量，但可以很好地估计组织中微生物的初始数量。改良拭子试验比定性拭子试验需要更多设备，因为改良拭子试验必须使用膜过滤系统。改良拭子试验及其验证方法在ISO 11737-1[61]中进行了说明。

表 11.4　影响组织处理前采集到的组织微生物检测可靠性的因素

死后肠道细菌移位会导致微生物数量不可预测
采样方法效率低于 100%
采样中操作人员人为行为
样本储存和运输方面存在缺陷
微生物检测和鉴定试验的有效性
组织经过灭菌后，拭子采样不一定能够取到高浓度微生物

三、拭子采样效率验证

拭子采样通常回收率较低。拭子只能获取组织中 5% 的微生物，但显示检出率却在 80% 以上。计算检出率并将其作为一个转换系数，用拭子采样获得数据来估计微生物数量。验证定量拭子试验的检出率有两种方法：彻底冲洗样本法或接种样本法。使用彻底冲洗法评估拭子采集效率时，首先用拭子多次采集组织上微生物，通常要进行 3～4 次。每次采集后，进行定量拭子试验，以确定微生物数量和类型。将第一次拭子采集的微生物数量与历次拭子采集微生物总数进行比较。示例如下：

采集样本 1：23 CFU

采集样本 2：15 CFU

采集样本 3：8 CFU

采集样本 4：1 CFU

回收率计算是用采集样本 1 的 CFU 数量除以所有采集样本的 CFU 数量总和。

$$23/（23+15+8+1）=23/47=0.489 \text{ 或 } 48.9\%$$

如果使用多名技术人员并在多天内采集检验，可以减少操作误差，计算出更准确的回收率。回收率可用于评价拭子上的微生物采集程度。另一个需要确定的值是用来评价组织中微生物采集程度。使用彻底冲洗法确定该值，需要每次使用不同拭子对同一块组织进行多次采样，然后分别测量不同拭子上微生物数量，如上文所述方法。

使用拭子采样来检测微生物数量的一个难点是回收率情况复杂。为了获得正确的组织采样回收率，用组织中采集的微生物数量与拭子中采集的微生物数量相乘。因此，如果从组织中采集微生物的回收率为 55.8%，拭子采集微生物的回收率为 48.9%（如上），则累积值为：

$$0.558 \times 0.489 = 0.273 \text{ 或 } 27.3\%$$

该回收率可通过以下方法校正拭子从组织中采集的微生物数量（例如，当拭子采集微生物数量显示为 18 时）：

拭子上微生物计数 / 回收率 = 微生物数量估计值 18 CFU/0.273 = 65.9 CFU（66 CFU）

（进行拭子采样的同种异体移植物）

当采集的组织本身的微生物数量较低时（大多数组织本身的微生物数量都不高），推荐使用产品接种法计算回收率。产品接种法是向组织中接种已知数量的微生物，然后进行拭子采集、提取、过滤、培养和计数。使用产品接种法验证拭子采样回收率时，不需要对同一组织或同一拭子进行多次提取，因为接种到组织中的微生物数量是已知的。

如果已知组织本身微生物数量较低，并且产品接种法使用了正确微生物（接种的微生物需要很容易与组织上常见的微生物区分开，如萎缩芽孢杆菌），通常不需要在试验前对组织进行无菌处理。使用产品接种法计算微生物回收率，公式如下：

$$46\ CFU/61\ CFU = 0.754\ 或\ 75.4\%$$

用产品接种法与彻底冲洗法以相同的方式估算移植物接种后的回收率可用于调节生物菌落计数。

四、采样方法——整个同种异体移植物的浸泡萃取法（微生物数量检测试验）

浸泡萃取法通常比拭子法的微生物回收率更高，并且移植物在试验后还可以使用。浸泡萃取法是将组织（单块或多块）放入无菌溶液中，并提取无菌溶液中微生物（类似于上文所述的棉签尖端获取微生物法）。用其他方法过滤或检验萃取液，然后进行培养和计数。

医疗器械常用萃取液是 0.1% 蛋白胨和 0.1% 聚山梨酯 80（一种洗涤剂）溶液，也称为 D 类流体。蛋白胨可以维持适当渗透压，形成有利于微生物生长的良好环境；聚山梨酯 80 有助于从组织中采集微生物。如果移植物进行浸泡萃取后还要用于移植，必须使用其他方法尽可能清除萃取液残留，需要查明这种类型萃取液会对同种异体移植物的有效性和受体的安全性产生什么潜在影响。此外，萃取液也可以是无菌水或缓冲液。

浸泡萃取法与拭子法相比，可以获得更为一致的数据，因为变量更容易控制。萃取法通常是利用设备进行机械振动而不用拭子法来获取微生物。萃取法比拭子法需要更多设备，进行更多培训。

萃取法影响因素之一是从组织中提取的并积聚在萃取液中的脂质。脂质积聚会使萃取液难以通过 0.45μm 过滤器。这种情况下，可以使用多个过滤器过滤多份等量萃取液或使用浇注平板法。

五、采样方法——破坏性试验

破坏性试验通常将组织浸入含有微生物的培养基中进行培养。培养结束时，评估试验结果为阳性或阴性（定性试验）。破坏性试验通常需要组织培养 14 天，使用好氧菌专用培养基（如胰蛋白酶大豆肉汤）和厌氧菌专用培养基（如硫乙醇酸盐流体培养基）进行试验。破坏性试验通常适用于同其他组织相同不用于移植的那部分组织或来自同一供者的其他组织（如从移植物上修剪下来的伴生组织和组织碎片）。

破坏性试验因为是对组织本身进行试验所以灵敏度很高；与组织中采集微生物的能力无关。缺点是试验组织必须丢弃，而且破坏性试验是定性试验而非定量试验。破坏性试验通常用于心血管组织的检测，因为心血管组织不能进行灭菌消毒（会影响心血管组织生存能力和功能）。

六、细菌／真菌抑制试验

在进行最后的微生物试验之前，需要确定组织是否适合移植时，应进行细菌／真菌（B/F）抑制试验，以确保同种异体移植物本身的抑菌行为不会影响试验的可靠性。B/F试验阴性与缺乏活性微生物有关，而与同种异体移植物的表面或内部某些抑制微生物生长的物质所致的假阴性结果无关（例如处理过程中使用的抗生素或消毒剂残留）。试验表明，向有培养基和同种异体移植物的培养皿中，以少于 100 CFU/ml 来添加细菌和真菌的稀释培养物（如金黄色葡萄球菌、铜绿假单胞菌、造孢菌、白色念珠菌、尼日尔念珠菌、萎缩念珠菌）。微生物在含有移植物组织的液体培养基中培养时出现浑浊生长 [62，63]。

组织处理过程中通常会接触到酒精、过氧化物、冲洗剂和抗生素，这些物质会残留在组织中。B/F 试验之后，组织库会进行最终的微生物试验，使用大量预先确定的培养液（根据 B/F 试验确定数量）来稀释残留物，以防止抑制微生物生长的残留物出现。另一种降低残留物抑制作用的方法是在无菌试验培养基中加入添加剂。常见添加剂包括聚山梨酯 80、卵磷脂和巯基乙酸钠。

七、同种异体移植物的最终无菌试验

最终无菌试验通常适用于无菌同种异体移植物样本，但如果正确进行了灭菌确效试验，最终无菌试验则可以不用进行。适当的灭菌确效试验至少可以确保组织无菌保证水平（sterility assurance level，SAL）为 10^{-6}，表示灭菌后组织中发现非无菌的可能性为百万分之一。最终无菌试验可以证明组织进行了正常灭菌，需要对灭菌后 100 万份组织样本进行试验。如果仅对灭菌后 10 个组织样本进行试验，结果呈阴性，该数据表示组织 SAL 为 10^{-1}，表明灭菌后组织中发现非无菌的可能性为十分之一。进行多次最终无菌试验，如对 100 万个同种异体移植物样本进行试验，可以将组织的无菌保证水平从 10^{-1} 降低至预期的 10^{-6}。

在灭菌后对同种异体移植物进行检测，通常表明移植物不会进行灭菌确效试验，而且灭菌过程不一定能够对组织进行有效灭菌。灭菌确效试验可以通过控制验证过程来取代最终无菌试验。例如，灭菌确效试验需要制定指标来验证灭菌过程是否有效，并需要足够的剂量以达到预期的 SAL。通常，灭菌确效试验的指标是适用于大多数灭菌类型的生物灭菌确效指示条（一种生物指示剂）；或者是已接受适当剂量辐射的放射性指示条。即使不进行最终无菌试验，使用生物指示剂或放射性指示剂、控制组织接种的微生物数量以及进行符合规范的灭菌确效试验，都可以确保灭菌过程的有效性并可以达到预期的 SAL。

八、过程验证和无菌保证

在此之前，组织库通常会根据其他组织库中有良好的安全记录和良好功能的流程为基础，来开发组织处理方法，而不是通过分析整个处理过程中的微生物指标来开发组织处理方法。通常有效的组织处理过程包括最终无菌试验。进行最终无菌试验意味着整个组织处理过程在控制之中，并且整批组织均处于无菌状态。

许多组织库在开发组织过程中采取的改进方法——在组织处理开始时，接种用一种或几种高效价微生物接种组织，形成安全的异体组织移植物，让移植物参与整个加工处理过程，在组织处理结束时检测微生物生长情况。虽然这种方法可以提供有关整个过程的微生物信息，但不能称之为真正的"过程验证"。

近年来，出现了一种更为常见的过程验证方法，可用于记录组织处理过程中微生物减少的可预测性和再现性。需要单独评估组织处理中每个步骤，包括组织清创、冲洗过程以及每次使用灭菌剂和消毒剂的过程。按顺序对每一步组织处理进行过程确认可以从微生物减少（对数灭菌）的角度或从影响保持组织外观、形状和功能的角度进行评估。

过程验证数据可以从微生物学角度和组织功能角度来说明如何优化组织处理步骤。另一方面，过程验证数据可以评估组织处理中的一个步骤是否有效，如果无效可能会取消。逐步进行过程验证有助于确定组织处理过程中变量（如时间、温度或溶液浓度）的

有效范围。过程验证不仅有助于建立最佳组织处理方法，而且有助于校正组织库进行组织处理时出现的不可避免的偏移。有效的过程验证耗时长、成本高、组织需求量大，但是中期和长期的效益大于初始成本和时间。

九、过程控制试验代替最终组织试验

真正的过程验证试验可以证明改进的消毒或灭菌过程的有效性，从而减少对最终组织无菌试验的依赖。过程验证试验可以帮助组织库确认，在组织处理过程中哪些消毒灭菌步骤对组织的最终微生物状态影响最大。应对每一个关键步骤进行监控或试验，而不能在组织处理结束时减少常规组织试验。这种监测或测试的范围包括组织接触溶液的微生物学分析和组织接触前后的溶液的化学分析。

充分的过程验证可以证明，由于过程控制使用了更大量的样本，所以能更好地代表成品组织的微生物状态。例如，组织处理过程中，对组织使用的 3 种不同培养液进行了微生物试验，可以 100% 代表成品组织的微生物状态，而不是只代表 10% 的组织的微生物状态；对 10% 的经过处理的组织进行微生物试验，也可以 100% 代表成品组织的微生物状态。进行过程验证时，必须解决如确认洗涤法的灵敏度（浸泡法不需要确认）的一些问题。

过程验证不能减少对所有成品组织的检测，但该过程验证可以减少试验中破坏组织的总数量。组织处理结束时，对组织进行常规检测表明，组织处理过程在保证组织的微生物学安全性方面存在不确定性。上述表明，缺乏对过程验证能力的了解。从科学角度来看，过程验证有利于消除移植物的微生物污染。真正的过程验证已证实能保证组织安全。但是，验证灭菌过程只适用于灭菌前已知的组织的微生物数量和类型时，初始验证和使用过程中时，通过整个组织处理过程中对进入组织的微生物数量进行定期监测。

第六节　移植前同种异体移植物的微生物检测

由于担心移植组织受到感染，一些医生建议在组织处理前就对移植组织进行培养。大多数组织库和组织库相关组织不推荐这种做法。

如果在移植前立即进行组织采样，需要数天才能获得试验结果，很难应用于临床。少数组织处理前采样有助于确定同种异体移植物是否会引起术后感染。Aho 等人报道显示，63 例未经处理的冷冻大段骨移植物中有 2 例感染了深层细菌。移植前，从同种异体移植物中分离出了铜绿假单胞菌和表皮葡萄球菌，随后从感染部位也分离出了以上两种细菌。从供者采集的移植组织和冷冻储存前的移植组织的微生物培养结果均可以是阴性。阴性结果可能是采样不充分造成的。

通常，移植前组织采样的微生物培养呈阳性，可能是由于采样时从手术室中感染了微生物。如果移植物分离株是一种低毒性细菌或者仅在移植物上发现少量细菌时，阳性结果不重要或可能会出现假阳性；接受过常规预防性抗生素和抗生素冲洗的受体不会引发感染。Hou 等人［53］的研究表明，移植前微生物培养会有假阳性结果，因为有些细菌不会导致患者感染。冷冻骨解冻后，在移植前进行常规微生物培养，1 353 例骨移植物中有 22 例（1.6%）拭子微生物培养结果呈阳性。但这 22 名患者中只有 4 名患者

（18.2%）发生感染。但是有一例外，微生物感染的受体伤口处采集的细菌与解冻的同种异体移植物上采集的细菌不同。伤口处检测发现是念珠菌，而移植物采样拭子培养结果是酵母菌状微生物。如果进行进一步试验，就无法证明，酵母菌状微生物是偶然发现的，还是代表了同种异体移植物感染现状。

移植前组织微生物培养可能会产生假阳性结果，假阳性会引起严重后果，但不会影响患者健康，也不需要对患者进行检测和额外注射抗生素。Mermel 等人［64］研究发现，移植前，对4例骨移植物进行采样，微生物培养发现了嗜酸单胞菌。后来发现，这4例移植物微生物培养结果是假阳性，原因是微生物学实验室中用于制备组织样本的水浴超音波振荡器受到污染，而移植物本身没有受到污染。

第七节　结　论

微生物污染对组织移植物来说是一个真正风险，组织库对微生物污染的组织进行细菌和真菌检测，有助于控制微生物污染风险。微生物监测包括组织处理前对采集的组织进行监测、对组织处理室环境进行监测和对组织进行最终无菌试验。在组织处理的每个步骤中，仔细验证微生物数量递减，可以确保同种异体移植物的安全使用。

参考文献

［1］Eastlund T, Strong DM. Infectious disease transmission through tissue transplantation. [M]// Phillips GO. Advances in tissue banking, vol 7. Singapore: World Scientific Publishing Company, 2003.

［2］Eastlund T. Viral infections transmitted through tissue transplantation.[M]// Kennedy JF, Phillips GO, Williams PA. Sterilisation of tissues using ionising radiations. Cambridge: Woodhead Publishing Limited, 2005.

［3］Eastlund T. Bacterial infection transmitted by human tissue allograft transplantation [J]. Cell Tissue Bank. 2006, 7: 147‒166.

［4］Cartwright EJ, Prabhu RM, Zinderman CE, et al Transmission of Elizabethkingia meningoseptica (formerly known as Chryseobacterium meningosepticum) totwo tissue allograft recipients [J]. J Bone Joint Surg.2010, 92(6): 1501‒1506.

［5］Centers for Disease Control and Prevention. Invasive Streptococcus pyogenes afterallograft implantation‒‒Colorado, 2003 [J]. MMWR. 2003, 52: 1174‒1176.

［6］James JIP. Tuberculosis transmitted by banked bone [J]. J Bone Joint Surg 35B:578.

［7］Kuehnert MJ, Clark E, Lockheart SR, et al. Candida albicans endocarditis associated with a contaminated aortic valve allograft: implications for regulation ofallograft processing [J]. Clin Infect Dis. 1998, 27: 688‒691.

［8］Schotveld JH, Raijmakers AJ, Henry Y, et al. Donor-to-host transmitted Candida endophthalmitis after penetrating keratoplasty [J]. Cornea. 2005, 24: 887－889.

［9］ Al-Assiri A, Al-Jastaneiah S, Al-Khalaf A, et al. Late-onset donor-to-host transmissionof Candida glabrata following corneal transplantation [J]. Cornea. 2006, 25: 123－125.

［10］ Harshvinderjit SB, Weinberg DV, Feder RS, et al. Postoperative vancomycin resistant Enterococcuc faecium endophthalmitis [J]. Arch Ophthalmol. 2007, 125: 1292－1293.

［11］ Centers for Disease Control and Prevention. Clostridial endophthalmitis after corneatransplantation--Florida, 2003 [J]. MMWR. 2003, 52: 1176－1179.

［12］ Tomford WW, ThongphasukK J, Mankin HJ, et al. Frozen musculoskeletal allografts. A study of the clinical incidence and causes of infection associated with their use [J].J Bone Joint Surg. 1990, 72A: 1137－1143.

［13］ Aho AJ, Hirn M, Aro HT, et al. Bone bank service in Finland. Experience of bacteriologic, serologic and clinical results of the Turku Bone Bank 1972－1995 [J].Acta Orthop Scand. 1998, 69: 559－565.

［14］ Centers for Disease Control and Prevention. Public health dispatch: update: unexplained deaths following knee surgery－Minnesota, 2001 [J]. MMWR. 2001, 50:1080

［15］ Centers for Disease Control and Prevention. Update: allograft-associated bacterial infections－United States, 2002 [J]. MMWR. 2002, 5:207－210.

［16］ Kainer MA, Linden JV, Whaley DN, et al. Clostridium infections associated with musculoskeletal-tissue allografts [J]. N Engl J Med. 2004, 350:2564－2571.

［17］ Monafo WW, Tandon SN, Bradley RE, et al. Bacterial contamination of skin usedas a biological dressing [J]. JAMA. 1976, 235:1248－1249.

［18］ Centers for Disease Control. Septic arthritis following anterior cruciate ligament reconstruction using tendon allografts－Florida and Louisiana, 2000 [J]. MMWR. 2001, 50:1081－1083.

［19］ Centers for Disease Control and Prevention. Ochrobactrum anthropi meningitis associated with cadaveric pericardial tissue processed with a contaminated solution－Utah, 1994 [J].MMWR. 1995, 45:671－673.

［20］ Chang HJ, Christenson JC, Pavia AT, et al. Ochrobactrum anthropi meningitis in pediatric pericardial allograft transplant recipients [J]. J Infect Dis. 1996, 173:656－660.

［21］ Christenson JC, Pavia AT, Seskin K, et al. Meningitis due to Ochrobactrum anthropi: an emerging nosocomial pathogen.A report of 3 cases [J]. Ped Neurosurg. 1997, 27:218－221.

［22］ Reller LB, Maddoux GL, Eckman MR, et al. Bacterial endocarditis caused byOerskovia turbata [J]. Ann Int Med. 1975, 83:664－666.

［23］ McNeil MM, Brown JM, Carvalho ME, et al. Molecular epidemiologic evaluation of endocarditis due to Oerskovia turbata and CDC Group A-3 associated with contaminated homograft valves [J]. J Clin Microbiol. 2004, 42:2495－2500

［24］ Pearson K, Dock N, Brubaker S. Standards for tissue banking [M]. 12th edn McLean: American Association of Tissue Banks, 2008

［25］ Martinez OV, Malinin TI, Valla PH, et al. Postmortem bacteriology of cadavertissue donors: an evaluation of blood cultures as an index of tissue sterility [J]. Diagn Microbiol Infect Dis. 1985, 3:193 - 200.

［26］McMahon CA, Lamberson HV. Comparison of bacterial contamination of cadavericbone donations collected under operating room and morgue conditions [C]. Baltimore: Proceedings 13thAnnual Meeting American Association Tissue Banks, 1989.

［27］Bennett M, Johnson J, Novick S, et al. Prevalence and growthrate of microbes found at procurement of cadaver and living donor bone and connective tissue [R].Proceedings 15th annual meeting, American Association of Tissue Banks, Clearwater Beach,FL, 1991.

［28］Chapmen PG, Villar RN. The bacteriology of bone allografts [J]. J Bone Joint Surg. 1992, 74-B: 398 - 399.

［29］Scofield C, Klitzke K, Eastlund T, et al. Variables affecting bacteriologic contamination of tissue allografts acquired at procurement. Proceedings 18th annual meeting [R]. American Association Tissue Banks, San Francisco, 1994.

［30］Vehmeyer SB, Bloem RM, Petit PLC. Sensitivity and negative predictive value of swabcultures in musculoskeletal allograft procurement [J]. Clin Orthop. 1994, 300:259 - 263.

［31］Martinez OV, Malinin TI. The effect of postmortem interval and manner of death onblood and bone marrow cultures from non-septic cadaver donors of tissues for transplantation [R].In: Proceedings of the 96th meeting American Society of Microbiology, New Orleans, LA, 1996.

［32］Deijkers RLM, Bloem RM, Petit PLC, et al. Contamination of bone allografts. Analysis of incidence and predisposing factors [J]. J BoneJoint Surg. 1997, 79-B: 161 - 166.

［33］Bettin D, Harms C, Polster J, et al. High incidence of pathogenic microorgan?isms in bone allografts explanted in the morgue [J]. Acta Orthop Scand. 1998, 69:311 - 314.

［34］Journeaux SF, Johnson N, Bryce SL, et al. Bacterial contamination rates during bone allograft retrieval [J]. J Arthroplasty. 1999, 14:677 - 681.

［35］Vehmeyer SBW, Bloem RM, Deijkers RLM, et al. A comparative study of blood and bone marrow cultures in cadaveric bone donation [J]. J Hosp Infect. 1999, 43: 305 - 308.

［36］Vehmeyer SBW, Bloem RM. Bacterial contamination of post-mortal bone allografts. Advances in tissuebanking [M]. Singapore: World Scientific, 1999

［37］Forsell JH, Liesman J. Analysis of potential causes of positive microbiological culturesin tissue donors [J]. Cell Tissue Bank. 2000, 1:111 - 115.

［38］Vehmeyer SB, Bloem RM, Petit PL. Microbiological screening of post-mortem donors - two case reports [J]. J Hosp Infect. 2001, 47:193 - 197.

［39］Vehmeyer S, Wolkenfelt J, Deijkers R, et al. Bacterial contamination in post-mortem bone donors [J]. Acta Orthop Scand. 2002, 73:678 - 683.

［40］Martinez OV. Microbiological screening of cadaver donors and tissues for transplantation. Advances in tissue banking[j]. World Scientific Publishing, 2004, 7, 143 - 155

［41］Martinez OV, Buck BE, Hernandez M, et al. Blood and marrow cultures asindicators of bone contamination in cadaver donors [J]. Clin Orthop Relat Res. 2003, 409:317 - 324.

［42］Malinin TI, Buck BE, Temple HT, et al. Incidence of clostridialcontamination in donors' musculoskeletal tissue [J]. J Bone Joint Surg Br. 2003, 85:1051 - 1054.

[43] Ibrahim T, Stafford H, Esler CN, et al. Cadaveric allograft microbiology [J]. Internal Orthop. 2004, 28:315 - 318.

[44] Van Baare J, Vehmeijer S, Bloem R. Bacterial contamination of bone allografts in the Netherlands [J]. World Scientific Publishing, 2004, 7, 133 - 141.

[45] Fukusima R, Gianotti L, Alexander JW, et al. The degree of bacterial translocation isa determinant factor for mortality after burn injury and is improved by prostaglandin analogs [J].Ann Surg. 1992, 216:438 - 445.

[46] Steffen EK Berg RD. Relationship between cecal population levels of indigenous bacteria and translocation to the mesenteric lymph nodes [J]. Infect Immun. 1983, 39:1252 - 1259.

[47] Mejima K, Deitch EA, Berg RD. Bacterial translocation from the gastrointestinal tracts of rats receiving thermal injury [J]. Infect Immunol. 1984, 43:6 - 10.

[48] American Association of Tissue Banks. Guidance Document No. 2: Prevention of contamination and cross-contamination at recovery: practices and culture results [R]. American Association of Tissue Banks, McLean, VA. www.aatb.org.

[49] Johnson D, Anderson M, Nelson N. Factors affecting procurement culture results [R]. Proceedings of the 26th annual meeting of AATB, Boston, 2002, 23 - 27

[50] Nather A, Vikram D. Femoral head banking: NUH Tissue Bank experience [J]. Orthopedics. 2007, 30:308 - 312.

[51] Prather J, Eastlund T, Steckler D, et al. Causes ofdiscard of femoral head allografts donated by living donors in a regional surgical bone bank [R].Proceedings 14th annual meeting. American Association of Tissue Banks, McLean, VA. 1990.

[52] Salmela PM, Hirn MY, Vuento RE. The real contamination of femoral head allograftswashed with pulse lavage [J]. Acta Orthop Scand.2002, 73:317 - 320.

[53] Hou CH, Yang RS, Hou SM. Hospital-based allogenic bone bank: 10-year experience [J]. J Hosp Infect. 2005, 59:41 - 45.

[54] Scofield C, Eastlund T, Larson N, et al. Causes of discard of femoralhead allografts donated by living donors in a regional surgical bone bank [R]. Proceedings 17thannual meeting, American Association of Tissue Banks, Boston, 22 - 25 Oct, 1993.

[55] Saies AD, Davidson DC. Femoral head allograft bone banking [J]. Aust NZ J Surg. 1990, 60:267 - 270.

[56] Sommerville SM, Johnson N, Bryce SL, et al. Contamination ofbanked femoral head allograft: Incidence, bacteriology and donor follow up [J]. Aust NZ J Surg. 2000, 70: 480 - 484.

[57] Coors LA, Koster LA, Matthijsen NMC, et al. Factors that influence blood culture contamination in cadaveric musculosketetal tissue donors [R]. Proceedings of the combined 17th annual meetings of the European Association of Tissue Banks and the British Association of Tissue Banks, Edinburgh, Scotland, 92. 12 - 14.

[58] International Organization for Standardization. ISO 14644-1:1999[R] Cleanrooms and associated.controlled environments - Part 1: Classification of air cleanliness.

［59］Farrington M, Matthews I, Foreman J, et al. Bone graft contamination from a water de-ionizer during processing in a bone bank [J]. J Hosp Infect. 1996, 32:61－64.

［60］Ronholdt CJ, Bogdansky S. Determination of microbial bioburden levels of preprocessing allograft tissues. Sterilisation of tissues using ionising radiations [M]. Cambridge: Woodhead Publishing Limited, 2005

［61］International Organization for Standardization. Sterilization of medical.devices － Microbiological methods － Part 1: Estimation of the population of microorganismson product [R].

［62］United States Pharmacopeia. [71] Sterility Tests [M] USP/NF. United States Pharmacopeial Convention, Rockville, MD. 2003:2011.

［63］United States Pharmacopeia. [71] Sterility Tests [M] In: USP/NFp. United States PharmacopeialConvention, Rockville, MD. 2003:2013.

［64］Mermel LA, Josephson SL, Giorgio C. A pseudo-epidemic involving bone allografts [J]. Infect Control Hosp Epidemiol 1994, 15:757－758.

译者：冯　湛　校译：郑　虹

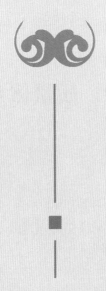

第四篇　质量保证

第十二章 质量体系的建立

优秀不是一种行为，而是一种习惯。

——亚里士多德（公元前 384 年—公元前 322 年）

每一个组织库建立的理论基础和操作准则都必须以"质量"控制为核心。组织库的所有工作人员都应遵守工作环境的基本要求，有助于提升工作质量。组织库工作环境的基本要求是在全面质量管理体系和质量计划（旨在控制并确保符合组织库既定的期望）的指导支持下确立的。组织库的专业人员应该了解质量管理的重要性，因为组织库可以提供多项服务，并且在许多层面上都有客户和利益相关者；包括供者和供者家庭，组织库的同事，设备和试剂供应商，移植专家和移植受者。现在的组织库提供集中且有限（例如，组织采集）的服务；或者说组织库提供的服务是一系列非常复杂的操作（包括获得捐赠同意书/授权书，供体筛查，传染病检测，组织采集，对组织进行处理、检测、储存、分配），其中可能涉及不同类型的细胞或组织。在组织库发展良好的国家中已经制定了质量管理法规，无论组织库在捐赠中进行哪项服务，都需要将质量管理应用于服务中。但是应该清楚的是，成功应用地质量管理相关概念超出了法规的要求。本章提出了原著者对质量管理体系在组织库做出怎样调整，以及现在为什么质量体系能够渗透到细胞和组织库行业中。此外，作者还概述了组织库领导层应如何理解"质量"概念并应用于组织库运营，以确保代表性组织库的发展、执行和维护。综上所述，列出了组织库如何对流程进行持续评估，以确保组织库流程的可靠性和受控性；组织库如何开发系统来调查问题和识别导致问题出现的漏洞，从而采取措施解决问题并防止问题再次发生。在组织库中，应将科学知识与勤奋态度结合起来，不断改进，从而达到示范性实践。实际上，这为建立组织库和给予优质的组织库服务提供了可行性建议。

第一节 质量工具

在此，必须提到质量管理领域的两个领军人物，他们的理论构成了质量管理概念的基础，质量管理概念可应用于公司管理、产品管理、服务机构。20 世纪 50 年代，约瑟夫·朱兰（Joseph Juran）提出了质量管理对企业成功的重要性。朱兰将质量策划、质量控制和质量改进结合起来提出了一个概念，称为"朱兰三部曲"[1]（见

表 12.1)。"三部曲"是成功管理的基础。与此同时，爱德华兹·戴明（W.Edwards Deming）提出了类似的管理方法，但他的理论（计划、执行、检查和行动）易于接受，简化并持续改进了质量管理过程。两位学者都认为质量管理是一个不断发展的过程，需要在收集、分析相关信息或数据的同时进行质量管理，从而为企业产品和企业生产力（包括成本控制）提供了改进的方向。戴明博士提出了"渊博知识体系"[2]（见表 12.2），有助于质量管理获得长期成效；还提出了"戴明 14 点"[3]，有利于建立商业模式的有效性。

另一位在全面质量管理和企业文化建立方面的领军人物是约翰·伍兹（John A. Woods），伍兹于 1998 年在《质量年鉴》第五版上发表了《质量文化的六大价值观》[4]（见表 12.3）。伍兹认为，任何组织业务都是由包含特定部分组成的系统构成，系统内组成相互影响。观察整个系统的运行，通过提升工作人员和其他客户的信仰、价值观、态度和行为方面的质量管理，来学习如何将质量管理变得智能化。为了改变组织行为，需要实施一种可行的质量管理方法。支持质量文化的每一个价值观都是其他价值观的逻辑延伸，必须由管理层领导运营，而且管理层必须绝对支持整个组织的质量管理实践。

伍兹提出的质量文化的六大价值观，都是理想主义的，是一种价值观念，利用组织中每个人必须提供的东西形成一个相互依赖的系统。六大价值观包含协同工作和高质量运营属性：团队合作、忠诚度、责任感、对组织的个人认同感、倾听代入感、增加知识和理解、评估和改进流程绩效，以及从经验中学习到的积极态度。与内部和外部客户成功沟通，旨在改进质量管理流程，有助于完成组织任务和目标。了解利益相关者和客户需求对于建立质量管理计划的模块构建至关重要。六大价值观的质量管理概念和其他概念构成了现在使用的许多行业标准和规范的基础，包括细胞和组织库的行业标准。具体来说，组织库希望提供专业服务来保障公众的捐赠行为，通过质量管理为受者提供安全有效的细胞或组织移植物。如上所述，这些想法（或使命）可以通过将有效地高质量工具应用与组织库运作中来实现，这是对健全质量管理的期望。

表 12.1 质控理论 — "朱兰三部曲" [1]

质量计划
　　识别客户
　　明确客户需求
　　开发满足客户需求的产品功能
　　开发能够满足产品功能的程序
质量控制
　　评估实际质量绩效
　　将实际绩效与目标绩效进行比较
　　纠正差异
质量改进
　　建立必要基础设施，来改进年度质量管理
　　确定改进项目的具体需要—改进项目
　　提供资源、方案和培训

表 12.2　戴明博士—"渊博知识体系"　[2]

相互作用： 系统理论 　　了解组织运营的整个流程，涉及商品和供应商、生产商和客户的各个环节 变异理论 　　质量变化的范围和原因，测量中使用抽样统计 知识理论 　　知识的必要性和限制性 心理理论 　　了解团队人员人性

表 12.3　伍兹—"质量文化的六大价值观"　[4]

价值观1：我们都在一起：公司、供应商和客户 　　　　——相对于"每个人只为自己而战" 价值观2：没有下属或上级 　　　　——相对于"老板所知即最好" 价值观3：开诚布公的沟通至关重要 　　　　——相对于"沟通受限和保密" 价值观4：每个人都可以获得所有操作的全部信息 　　　　——相对于"公司高层控制大部分信息，仅在必要时共享" 价值观5：注重团队工作 　　　　——相对于"注重个人工作" 价值观6：没有失败或者成功，只有获取经验 　　　　——相对于"成功是一切，不能容忍失败"

第二节　循序渐进的历史观点——标准和法规

标准就是制定、协商同意后公布的原则，这些原则表明了最佳实践的价值和预期。标准的制定类似于完美或高质量的食谱的制定，食谱也是通过缜密推理来达到既定目标。在细胞和组织库方面，美国组织库协会（AATB）于1984年制定的《组织库准则第一版（标准）》[5]，是发行的有关组织移植最佳实践的第一份正式出版物。《组织库准则第一版（标准）》基于所有质量计划的基本要素发布的行业标准：书面程序。1978—1981年制定了拟议标准暂行准则，暂行准则将组织库描述为操作各种组织类型。尽管这些《组织库准则》已经发布，但在1986年AATB还发表了一份程序手册，进一步完善了组织处理的标准化方法。很快，AATB就整理发布了《组织库技术指南（1990—1992年）》，其中概述了组织库操作的逐步程序，尤其是处理方法和供者筛查程序。最终，《技术指南》纳入《组织库准则》，在1996年第七版中发生了变化，出现了"质量保证和质量控制程序"这一概念并将其应用于所有组织库中。《组织库准则》中的新主题包括：记录管理；组织采集和运输；一般操作准则（包括程序指南、专业人员培训及能力要求；安全措施；以及设施和设备）。基于近年来医疗器械和制药商的要求，补充准则规定了一种质量管理方法，类似于"标准操作规范"或"药品生产质量管理规范（GMP）"概念。这些自发性标准之所以会改变，因为美国 FDA 指定了少数几个 FDA 和 AATB 均认可的组织库作为生产替代心脏瓣膜的制造商。20 世纪 90 年代初，组织库将冷冻保存的同种异体心脏瓣膜移植物列为第三类医疗器械，这是最高级别的医疗器械，必须得到严格控制。组织库必须遵守 GMP 要求，无论细胞和组织库分类（或没有分类）如何，将质量控制概念纳入《组织库准则》都是合乎逻辑的。此外，Ted Eastlund 和 Jeanne V. Linden（公共卫生学硕士）这两位血库专业人员，跨领域担任了 AATB 的关键职位，Ted Eastlund 任总裁，Jeanne V. Linden 任标准委员会主席。这一点很重要，因为同样是在 20 世纪 90 年代初，FDA 的"血液行动计划"中，联邦政府加大了对血液机构的监督力度［6］，将质量体系应用于血库的管理当中，这类似于药品制造业。为了应对这些变化并更好地为其组织库服务，AABB（以前称为美国血库协会，American Association of Blood Banks）确定了十个质量体系要素（Quality System Essentials, QSEs），QSEs 是质量体系中必须遵守的最低限，并开始在 QSEs 基础上构建标准组织库。这一调整在 1997 年发布的第 18 版《AABB 血库和输血服务标准》中得到了明显的体现。献血和安全输血（最终可以保证数百万输血受者的安全性）相关服务面的质量审查，与细胞和组织的捐献储存、移植方面的质量审查有许多相似之处。美国 FDA 随后于 1998 年发布了《人体细胞组织优良操作规范》，该计划描述了良好组织规范的最终发展方向，并于 2004 年出版发行。

大多数关于细胞和组织库质量体系的出版物在发行之前，其他专业也会应用质量体系概念。作为组织库的专业人士，我们可以把从质量体系中获得的知识应用到医疗器械、制药业等行业的运营中。由于医疗器械、药物、血液制品以及细胞和组织移植都面对人类受者，因此控制这些产品的安全和质量至关重要。不良反应可能导致受者出现并发症甚至死亡，因此必须建立质量体系来避免医疗事故的发生。将质量体系的概念应用于细胞和组织库之前，已经出现了针对制造商质量控制的出版物，例如国际标准化组织（International Organization for Standardization，ISO）发布的志愿性标准。1987 年首次发布发行了关于质量保证和质量管理的 ISO 9000 系列标准［8］，由于该标准适用范围大、认可度高，于是产生了巨大国际影响。ISO 9000 系列标准侧重于产品生产的过程、程序和实践，适用于各种规模及类型的制造业和服务业公司。最终，欧洲标准化委员会（Comité Européen de Normalization，CEN）批准将 ISO 9000 系列标准作为涵盖质量管理体系的欧洲标准来使用。表 12.4 列出了 ISO 9000 系列标准的主要组成。

表 12.4　ISO 9000 质量管理体系（quality management systems，QMS）系列标准［8］

ISO 9000：2005 质量管理体系 —— 基础和词汇 解释执行的优势、增强信心和满足感、术语的融会贯通、合规性审核要求以及标准制定和人员培训准则。 ISO 9001：2008 质量管理体系 —— 要求 描述管理职责、获得产品和实现服务、使用测量和分析、促进持续性改进和提高客户满意度（以上为 ISO 注册认证标准）

ISO 9004：2000 *质量管理体系 —— 执行改进指南

重点以客户和其他相关方的满意度为基础，提出持续性改进的指导意见和建议。（注：TC176 即品质管理和品质保证技术委员会（发布了 ISO 9004）的工作计划，包括在 2009 年 8 月之前更新 ISO 9000 质量管理体系系列标准。）

一般来说，质量管理体系（quality management systems，QMS）应该满足以下几点：①遵守监管要求；②承诺对产品质量负责；③生产安全的产品；④为客户提供满意的服务和产品。质量管理体系应包括：①合适的组织结构；②明确的职责划分；③书面的程序及过程；④必要的资源。管理层必须充分听取利益相关者的意见来了解组织运营情况，以便他们可以意识到何时需要进行改进，以及及时授权全体工作人员做出改进。一些组织的垮台是由于组织部门、服务部门和（或）供应商在"操作间"中独立工作造成的。这种孤立状态可能是非生产性的，并且是出现误差、目标不能实现和引起利益相关者不满的原因。QMS 概念简单，适用于细胞和组织库，但成功应用 QMS 会很复杂。有许多组织库的操作是相互联系的，例如组织库中不同人员都实施规定操作，保证捐献和移植成功进行。如果这些专业人员在"操作筒仓"中独立工作，可能就会出现失败，而这些失败本来是可以避免的。如果工作人员按程序顺序操作并只与直接接触的人员进行沟通，则整个系统就可能无效，预期目标就无法实现。例如，如果公众不理解器官捐赠的法规或缺乏对这些法规的相关教育，他们可能就无法实现捐赠，导致移植受者无法获得足够数量的细胞或组织移植物。谁负责向公众传达这些信息？是那些能够直接接触供者的人，还是与移植相关的各种医疗工作人员（例如，细胞 / 组织处理人员、医疗管理工作人员、使用同种异体移植物的外科医生）呢？是否只有寻找潜在供者的一线人员可以进行转诊过程，或者利益相关者们是否应该积极参与和支持转诊过程呢？组织库处理专业人员（决定同种异体移植形式）如何知道移植物最终使用者（外科医生）的需求或受者的移植结果？组织库专业人员采集到组织并将其运输到另一个组织机构进行处理时，应该告知其他组织机构的专业人员移植物功能原理以及及处理组织移植物的方法，以及成功移植的具体案例。根据对从事组织接收的工作人员的要求，应该对工作人员进行相关教育（例如，控制污染和防止交叉污染、适当的组织包装和标签、技术规范、使用适当的试剂和材料、保持适宜的运输温度等）。如果供应商更改了供应给组织机构的设备规格和试剂规格，或者组织机构订购了其他产品替代了常规产品，必须确保这些变化是客户（组织机构）可接受的。但是，如何控制这种情况呢？提供描述责任和预期的书面协议、合同和 / 或公认标准操作规程是有益的，但定期审计对于监控移植的合规性也至关重要。职能履行与广泛沟通之间的联系有助于全面了解利益相关者的预期，包括从组织捐赠、采集、处理、储存和使用或其他最终处置的全过程。组织机构完善的质量管理体系能够发展和预防上述误差，并提高内部工作人员和外部客户的满意度。

其他 ISO 标准构成了质量管理体系，在组织库中应用质量体系方法时提供了帮助。其中一个标准是 ISO 13485：2003《医疗器械质量管理体系规范要求》，取代了 1997 年发布的 EN 46001、EN 46002 和 1996 年发布的 ISO 13488。欧洲规范（European Norm，EN）仅适用于欧盟，但是 ISO 似乎更加偏爱 EN 因此在开发 ISO 标准时对其进行了复制，使 EN 与国际公认标准进行了协调。EN 46001 标准、EN 46002 标准等同于 ISO 9001 和 ISO 9002，但它们是专门面对医疗器械制造商的。美国、日本和加拿大也将 ISO 9001 标准和 ISO 9002 标准纳入有关医疗器械的《药品生产质量管理规范》，质量体系要以 ISO 9000 系列标准为基础建立。

大约在 1996 年的同一时间，美国食品和药物管理局（FDA）推出了《医疗器械质量体系条例》（Quality System Regulation，QSR）（§1271.820）。相关要求见 §1271.803 医疗器械报告、§1271.806 医疗器械报告更正和修订以及 §1271.821 医疗器械跟踪。FDA 在意识到具体需求后，发布了《医疗器械质量体系手册小型实体合规指南》；《工艺验证原则指南》；《FDA 全球医疗器械质量体系要求指南》；《质量体系检验技术》（the Quality Systems Inspection Technique，QSIT）。1998 年，加拿大发布了类似的医疗器械法规，被选为参照质量管理和质量保证标准，如 ISO 和加拿大标准协会的同等标准（Canadian Standards Association，CAN/CSA—ISO 13485 和 13488）。类似的指示和要求均与国际采用的 QSM 标准相关，最终在未来 10 年内出现在全球组织和细胞库的各种法规中。

1997 年，阿姆斯特丹条约第 152 条第（4）条第（a）款规定，"安理会……应采取以下措施来促进《质量体系条例》的实施：为了保证人体器官和物质、血液和血液制品的质量和安全，制定高标准措施；任何成员国都可以制定更严格的保障措施。"欧洲议会制定的欧盟共同体条例计划将人类组织纳入"人类起源的物质"。欧洲议会和欧盟理事会最终制定和发布了《人体组织和细胞一号指令》，"2004 年 3 月 31 日欧洲议会和欧盟理事会通过了第 2004/23/EC 号指令，关于人体组织和细胞的捐赠、获得、检验、处理、保存、储存和分配方面的质量和安全标准"[9]。在《人体组织和细胞一号指令》中，"质量"一词出现 30 次，"质量安全"一词出现 24 次。第 16 条对质量管理作出了说明和规定，包括以下质量体系文件：①标准操作程序；②指南；③培训和参考手册；④报告表；⑤捐赠者记录；⑥组织或细胞最终受者信息。各国在制定组织和细胞相关指令之前都颁布了一些规定，为组织库质量的提高提供了指导方针。

由于全球性法规将含有人体细胞和组织的相关产品定义为医疗器械，所以在组织库的日常运营中也应遵守 GMP 规定。人体细胞组织优良操作规范（good tissue practice，GTP），正在制定使用人体细胞和组织的方法和标准规范。2001 年，美国 FDA 组织库发布的注册条例规定，如果一个细胞或组织移植物与另一种管制产品结合使用，或确定两者为非同源性物质[10]，则定义该组合移植物为一种生物制剂，必须遵循 GMP；或定义为一种医疗器械，必须遵守医疗器械法规（包括 QSR）。可以定义使用这些"产品"的组织库为医疗器械制造商，这是将质量计划概念引入传统组织库的理论基础，该概念在 20 世纪 90 年代中期被纳入 AATB 标准。应该说明一下，组织和细胞库工作人员通常不愿意将同种异体移植定义为"产品"或"器械"，也特别不情愿将组织库定义为"制造商"。然而在工作中，规范化术语的使用比我们对工作的情感和人性的尊重更有价值。我们必须适应并学习规范化术语，但这并不意味着我们要丧失道德或失去对人性的尊重。对供者、移植物和未来受者的尊重是每个组织/细胞库工作人员必须具备的优秀品德。

2000 年，澳大利亚医疗用品管理局（Therapeutic Goods Administration，TGA）公布了《澳大利亚人体血液和组织优良生产规范》[11]，包含对组织库建立 GMP 的期望。

该书概述了质量体系要求，包括：质量目标、组织结构、监控体系和管理评审。还包括 ISO 9000 系列标准中的质量体系概念，并将质量体系概念应用于血库和组织库。由于同种异体移植物所具有的生物学特性、机械特性和治疗目的，同种异体移植物需作为药物或医疗器械进行监管，因此与美国食品药品监督管理局对人体细胞和组织产品的命名类似。TGA 还计划制定和出版关于人体细胞和组织库的进一步规定［12］。

2001 年，英国卫生部发布了《组织库操作守则》（组织库是以治疗目的提供人类来源的组织），将质量体系要求融入组织库活动中。《组织库操作守则》包括以下要求：①质量体系；②组织库设施；③人员的职责与培训；④供者选择；⑤组织、服务和材料的控制；⑥过程控制；⑦包装、贴标签和运输；⑧记录文件；⑨特殊考虑事项。

近年来，德国和奥地利的管理部门也把人体组织同种异体移植物定义为"医疗产品"。"医疗产品"这一名称超出了欧盟在《人体组织和细胞一号指令》的规定，会稍后加以说明。在欧盟委员会第 2003/94/EC 号指令［14］中描述了欧盟关于人类使用药品的规则，要求符合优良生产规范。"医疗产品"和"物质"的定义为可适用于人体的组织和细胞（参考第 2001/83/EC 号指令［15］以及所有修订），当并没有特定引用人体组织、细胞或移植物。最终发布的关于人体组织和细胞移植的三项指令之一（第 2006/86/EC 号指令），参考了第 2003/94/EC 关于处理区空气质量标准的规定。2003/94/EC 号指令是 GMP 的进一步应用，具体解释见《欧盟优良生产规范指南》第 4 卷，《人类与兽类用药指南》（见 2005 年和 2008 年修订版）［16］。第一章描述了《质量管理》的要求，2008年初增添的附录 20 描述质量体系框架内所需的质量风险管理（quality risk management，QRM）。附录 20 与 ICH Q9《质量风险管理指南》相对应，该指南提供了"风险"感知的决策原则和框架。QRM 是一种有用的一种质量改进方法，也是基于科学决策的风险评估方法。ICH（International Council for Harmonization）全称为人用药品注册技术要求国际协调会议，其目的是维护质量安全和保障效能，以及在全球范围内起到监管公共卫生的义务。将质量管理体系（QSM）应用于组织库中，QSM 得以实践并能提供实质性控制。在组织库中质量管理负责人应该了解质量管理体系概念（QSM）并在组织库业务中应用 QSM。

必须说明的是，通过在政策和程序中建立关于质量体系的自愿性标准，并应用于组织库业务中，增加了质量体系的使用价值。监管者以组织库专业人员的专业知识为基础，参考已发布的行业标准，指导出台了一系列关于管理细胞和组织库业务的国家法规和其他文件。这在美国、欧洲和加拿大表现得最为明显。早在 20 世纪 80 年代中期，美国组织库协会（AATB）就已经制定了专业标准和指导方针，其他的细胞和组织库也制定了组织库使用标准，通过提供指导方针和促进安全实践来指导组织库工作。专业化自愿性标准在应用了长达十多年之后，政府制定了国家法规和文件。从 20 世纪 90 年代中期到 2002 年，以下细胞和组织库专业协会已经发布了组织库使用标准：欧洲组织库协会（European Association of Tissue Banks，EATB）；英国组织库协会（British Association for Tissue Banking，BATB）；西班牙组织银行协会（Asociació n Española de Bancos de Tejidos，AEBT）；欧洲肌肉骨骼组织协会（European Association of Musculoskeletal Tissues，EAMST）；国际细胞治疗协会（ISCT）和欧洲骨髓移植协作组（EBMT）联合认证委员会（Joint Accreditation Committee— ISCT and EBMT，JACIE）；美国眼库协会（Eye Bank Association of America，EBAA）是最早制定标准的组织之一。1994 年，欧洲理事会开始制定关于细胞和组织库的安全和质量保证的"建议和决议"文件，并于 2003 年发布了第 1 版《器官、组织和细胞移植的安全和质量保证指南》[17]。2007 年发布的第 3 版指南全面地描述了质量管理体系的必要性。为了帮助所有正在开展细胞和组织库项目的国家（没有对细胞和组织库进行监管），世界卫生组织（World Health Organization, WHO）于 2004 年和 2005 年召开了相关学术会议，会议集结了许多国家的组织库专家。各国组织库专家共同讨论并制定了全球性标准，用于保障组织使用安全、保障组织细胞捐赠和移植的道德性和公平性。会议产生了两个有用"备忘录"，可供国家卫生当局使用。2005 年，发布了《关于用于移植的人体细胞和组织的最低标准的基本安全要求》[18]，2006 年发布了《获得用于移植的安全有效的细胞和组织》[19]。除其他关键因素外，以上两个文件都促进了质量体系和质量计划的应用。这些协会/组织通过发布标准和准则来提高用于临床的组织和细胞的安全性。全球范围的细胞和组织库的专业人员，早在相关法规制定之前，就已经通过自愿性标准保证了组织和细胞的安全和质量。

2004—2007 年，美国、欧洲和加拿大相继出台了关于细胞和组织的关键法规。2004 年，美国 FDA 发布了《细胞和组织条例》（美国联邦法规第 21 条，第 1271 款），该条例是关于细胞和组织的安全和质量方面的最终规定，其中的 D 部分描述了现行优良组织操作规范[20]（Current Good Tissue Practice, CGTP）要求。《细胞和组织条例》描述了"现行优良组织操作规范的核心内容"，可直接控制传染病的引入或传播，具体内容包括：相关设备设施；控制和监测环境；相关仪器；控制处理过程；组织采集；标签控制；组织储存；关于人体细胞、组织及其衍生产品（HCT/P）的采集接收、预分配装运和分配；以及捐献者的资格确定、筛查和测试。此外，《细胞和组织条例》还包括控制作用，以下是需要控制的内容：建立和维护质量计划；工作人员；记录；跟踪；投诉文件；程序；过程更改；过程验证；资格免除和替代品。现在，FDA 是根据 9 年前美国组织库协会发布的标准进行监管的。需要注意 CGTP 中的要求和质量体系法规（应用于定义为"医疗器械"的产品）与现行优良组织操作规范中的类似要求（应用于定义为"生物制品"的产品）之间的差异。现行优良组织操作规范（CGTP）并没有完全覆盖质量系统规范（QSR）或现行优良生产管理规范（CGMP）的内容，一些列表表明不同规范之间存在十几处差异。这些列表见于 FDA 发布的《产业指导原则草案：现行优良组织操作规范（CGTP）》和《关于人体细胞、组织及其衍生产品（HCT/Ps）制造商的附加要求》（1/16/2009）[21]。其中包括这些是有意义的规定：所有供者资格要求；预防传染病的感染或阻止其传播；禁止人群聚集；预分配装运；确定供者资格后访客量发配 HCT/P；记录保存 10 年（以及 3 年的设施清洁和卫生记录）。上述列表显示了，金属和塑料等材料（人造材料）的人体组织和细胞；所有捐赠者资格要求；预防传染病的感染或传播；禁止联合使用；预分配装运；只有在捐赠者资格确定后，才能分配 HCT/P；相关记录需要保存 10 年（设施清洁和卫生记录需保存 3 年）。2002 年，FDA 发布了一份相关文件，即《工业指南—人体移植组织处理程序的验证》[22]，由于 FDA 需要对组织处理过程进行指导，以避免移植受者因接收了不当处理的移植物而造成的不良反应[23, 24]。《工业指南—人体移植组织处理程序的验证》明确了组织微生物的确认试验不充分的问题[24, 25]。FDA 发布的指南缺乏必要的指导性细节，例如"如何对人体细胞和组织进行充分的确认试验"方面。根据 FDA 发布的指南要求，组织库可以获得数据记录，来证明用于防止污染程序的有效性。

如其他组织库的技术手册所述，核实先前确认程序的完整度以及是否正确实施，或进行文献检索，以证明执行的程序在预防传染病污染方面是有效的（例如，使用环境保护局批准的实验室表面化学消毒剂），或通过评估生产能力来预防生产过程中发生污染。

在撰写本文时，AATB 特地成立了一个工作组，该工作组正在制定涵盖"微生物监测计划"各方面的指导方针，包括过程确认的具体指南和适用于各种人体组织类型的微生物培养的过程确认。

2004 年 3 月发布了具有里程碑意义的〔第 2004/23/EC 号指令〕[9]，除了颁布相关指令之外，还提出了组织库的建立需要有监督质量管理支持的质量体系。整个指令描述了明确的质量相关信息，还规定了负责人必须是具备资质且具有以下责任：采购；测试；处理；储存；有义务管理组织库；对以下过程进行质量管理，包括监督专业人员、检查、程序、规章、第三方协议、技术要求，以及处理严重不良事件和严重不良反应。第 1 条（d）款中描述了质量体系的定义，质量体系是指"对组织结构、规定的责任、程序、处理过程和资源进行质量管理，包括直接或间接提高细胞和组织质量标准的所有活动"。2006 年 10 月 24 日，委员会发布的〔第 2006/86/EC 号指令〕[26] 也对质量管理进行了定义，是指"在质量方面指导和控制组织的协调活动"。在该指令中，附录 I 详细解释了如何获取和维护质量管理体系，包括：组织和管理；专业人员；设备和材料；设施 / 场所；文件和记录；质量检查。2006 年 2 月 8 日，委员会发布的〔第 2006/17/EC 号指令〕[27] 也对质量管理进行了定义，如"验证性"（对设备或环境进行"资格认定"）和"可追溯性"（包含了捐献者的选择程序、选择标准和实验室测试要求）。欧洲议会和理事会，于 2007 年 11 月 13 日发布了〔第 1394/2007 号〕关于先进治疗药品的法规（EC），并修订了〔第 2001/83/EC 号指令〕和〔第 726/2004 号法规（EC）〕[28]。〔第 1394/2007 号〕关于先进治疗药品的法规（EC）补充了上文列出的〔第 2004/23/EC [9] 号指令这个母指令和〔第 2006/86/EC 号指令〕,〔第 2006/17/EC 号指令〕的两个子指令，均适用于"高级医用产品"。"高级医用产品"包括基因治疗产品、体细胞治疗产品和组织工程产品。该指令描述了组合产品的分类，制定了进一步的控制措施（制定标签、上市后的疗效），要求对"高级医用产品"进行最终的监管审查（评估产品特性），因为它们不仅操作简单，而且具有非同源性功能。这类似于美国 FDA 要求对此类产品进行正式审查和命名。

近几年，北美、整个欧洲和澳大利亚制定了组织和细胞法规，国际原子能协会（the International Atomic Energy Association，IAEA）制定了《组织库国际标准》[29]，拉丁美洲和亚洲 / 太平洋、中东和非洲等 30 个国家的组织库工作人员会使用《组织库国际标准》。《组织库国际标准》从早期版本发展到了 2005 年发布的最终版本，该版本描述了建立质量管理体系的必要性。适当质量管理体系的基本要素为：组织结构和责任；文件；过程控制（SOP）；记录保存。《组织库国际标准》详细描述了这些基本要素，参考 ISO 9000 系列标准和质量要求（质量保证、质量控制计划）制定了质量管理标准和 GMP 标准。2007 年，国际原子能机构发布的《组织同种异体移植物辐射灭菌：验证和常规控制要求——操作规程》[30]，对全球组织库具有重要意义。《操作规程》对具有技术挑战性的组织治疗过程进行质量控制。《操作规程》详细说明了组织鉴定、验证和确认过程。国际原子能机构资助和组织的与上述文件有关的培训方案是迄今为止最成功的培训过程。

上述培训过程可以通过互联网授课或面对面授课，并有机会获得大学文凭。现在，可以通过光盘学习培训课程。

伴随着国家法规的发展，加拿大卫生部于2007年6月在《加拿大公报》上发布了《人体细胞、组织和器官移植安全条例》[31]。同时还发布了一份指导草案，该草案于2009年4月初定稿为《关于细胞、组织和器官机构、人体细胞安全、组织和器官移植的指导文件》[32]。细胞、组织和器官（Cell，Tissue and Organ，CTO）条例必须涵盖"质量保证体系"定义。2000年，加拿大卫生部与加拿大标准协会（Canadian Standards Association，CSA）签订合约，以促进《国家标准》的发布，旨在最大限度地提高细胞、组织和器官移植的安全性、质量和性能。加拿大标准委员会已认证CSA为加拿大标准发展组织，并在CTO条例的部分内容中引用了CSA标准。CAN/CSA Z900.1—03[33]标准描述了质量管理对质量保证计划、质量控制和质量管理监督责任的必要性；强调了标准操作程序和记录控制的必要性。特别是对于组织而言，在CAN/CSA Z900.2.2—03《组织移植物》[34]的法令中，详细描述了组织移植物处理中最终质量保证/质量控制评审的职责。

第三节 重要的质量项目

10年来，AATB每年都会组织并举办年度质量保证研讨会，主要由代表组织库的质量计划和监管部门的专业人员提出组织库的相关质量问题。在通过公开讨论和角色扮演表达个人观点并进行信息共享，提出了实用性日常主题（如质量审核、培训、绩效评估、投诉处理、标准作业程序等）。近年来，由于眼部组织和常规组织（骨骼、软组织、皮肤、心脏、血管）在操作过程中都遇到了棘手的状况，质量概念受到了关注，因此EBAA一直赞助质量保证研讨会。

2004年，欧洲建立了欧洲组织库质量体系（European Quality System for Tissue Banking，EQSTB）[35]，包括四个具体目标：

（1）分析欧洲不同组织库的使用标准或指南，重点发现各组织库协议之间的异同。根据欧洲人体组织和细胞指南来重新制定标准操作程序。

（2）通过欧洲多国的网络数据库建立一个组织登记中心。建议使用标准化数据和协议，从不同的组织库接收关于供者选择、组织提取、处理和移植的标准化信息。

（3）设计和验证一种专门的培训模式来培训组织库工作人员，该培训模式需要得到欧盟各成员国的认可。该培训模式旨在培养合格的专业人员，最终检测他们的知识掌握情况。

（4）欧洲发布的〔第2002/0128号指令〕（Concepts of European Directive，COD），要求创建欧盟认证组织库试点模型，建立可比较的国家检查和鉴定结构。

专业知识丰富的成员国组织库工作人员制定了综合计划，在完成为期3年的课程后取得了成功。它制定了两个基本指南：

（1）《组织库建议指南》（2007年）[36]，其中包括：

①质量体系。

②法律和监管框架。

③标准。

④质量安全关键点。

（2）《审核组织库指南》［37］（2007），其中包括：

①自我评估。

②内部自我审核。

③外部同行审核。

④第三方审核。

欧盟委员会赞助的另一个重要项目是欧盟组织库的检查标准和培训（European Union Standards and Training in the Inspection of Tissue Establishments，EUSTITE）［38］，目前该项目仍在进行之中。根据〔第 2004/23/EC 号指令〕第 5、6 和 7 条及其相关指令确定了 EUSTITE 项目主要目标是，优化和协调主管部门对采用欧盟组织库的组织提取和审核时所采取的标准和方法。第二个目标是提出与世界其他地区类似的不良事件和不良反应的定义、分类和报告。欧盟组织库的检查标准和培训有四个主要组成部分：

①在检查组织库的最佳做法方面达成共识；

②为组织机构进行检查制定切实可行的准则；

③为检查员设计和测试实地培训方案；

④建立处理不良事件、不良反应报告的试点方案。

目前为止，该项目已经发布了实用的指南文件：

（1）《组织与细胞提取检查和组织库——主管部门指南（2008 年）》［39］。内容包括检查员资格培训、检查安排、检查类型、实施检查和评估检查系统，以及多个描述性附录。

（2）《人类组织与细胞的警戒和监测工具（2008 年）》［40］。内容包括：欧盟在处理严重不良事件中需要担当的角色和责任；反应 / 事件的触发报告；与利益相关者进行沟通；评估严重程度分级的工具、责任划归工具、评估不良事件和不良反应影响的工具；报告表；警戒系统评估；多个附录。

EUSTITE 项目是细胞和组织库的独一无二且具有开创性的项目。细胞和组织库的参与者应该熟悉 EUSTITE 项目相关文件，并将这些质量体系纳入各地组织库的质量计划中。

第四节　组织库中 QMS 和 QC 的实际应用

当审查各个规章、标准和指导时，组织库负责人有责任将质量文化概念应用于特定操作中。这不是意见小事，而是一项重大责任。虽然可以指定任何人为负责人，但不仅负责人需要有责任心，所有工作人员都必须有责任心。组织库管理层应将上文所述的质量文化概念［4］渗透到所有工作人员心中。这里并不是说简历组织库的质量管理可不负最终责任，而是具体工作人员（或管理层）需要彻底了解他们所负责业务之间的相互联系，质量的各种影响因素，以及质量文化概念的固有局限性，这就是戴明提出的"渊博知识体系"概念［2］。管理层还应该开发、控制、监测和改进与公司职能相关的质量管理体系（见 Juran 三部曲［1］）。以下列表提供了将 QMS 和 QC 应用于组织和细胞库功能的方法示例。以下列表可用于评估质量管理系统，但不能包含全部质量管理系统，适用性也可能不同。

第五节　一般质量管理责任

一般质量管理责任包括：①积极监督质量体系／质量计划；②财政责任；③未来规划。这些责任的组成部分具体包括：

1. 积极监督质量体系／质量计划（致力于提高质量）

1）组织结构图

（1）明确质量体系管理职责。

（2）工作人员：资历合格、有经验、技能熟练、受过专业化培训。

2）建立质量政策和质量目标

（1）制定符合政策的可衡量目标；定期审查。

（2）QP（监测系统）的适用性和有效性。

（3）制定和维护质量手册。

3）确保组织内部的"质量"沟通

（1）明确责任和权力。

（2）达到适当的水平。

（3）强调客户、法规和法律要求的重要性。

4）数据收集、传播、分享

（1）审计、测量／监测、数据分析、投诉、召回。

（2）包括处理严重不良事件／不良反应（SAE，SAR）。

（3）持续主动地进行质量改进（如 CAPA）。

2. 财政责任（预算）

1）必须做出承诺以确保有合适的资源

（1）基础设施／工作人员。

（2）工具、设备、用品、足够数量的工作人员等。

2）规章约定

明确目标和责任，包括详细的质量协议。

3. 未来（战略）规划

1）年度人物评估

2）组织生存能力

（1）五年计划。

（2）成长和发展。

（3）应对"灾难"（内部或外部影响）的计划。

组织库质量管理体系建立需要考虑的要点见表 12.5，第三方协议示例（书面合同或其他安排）见表 12.6，需要进行质量控制的组织库功能或行为,（所有职能都需要的书面程序）见表 12.7，组织库质量控制程序示例见表 12.8，组织库质量控制程序示例见表 12.9，组织或细胞处理的关键点见表 12.10。

表 12.5　组织库质量管理体系建立需要考虑的要点

质量计划包括:质量手册和其合规性；熟练验证和资格认证；审核计划（内部和外部）；计算机/软件验证；识别关键职能和制定所有业务的绩效指标；CAPA 计划；移植物从捐赠到最终处置的可追溯性以及处理召回。

设施管理包括:足够的设施规模；适当的设备；良好的位置；及时维护（清洁、维修）；设施检查和检查时间表；在合适的情况下，按指定时间间隔进行环境监测。

人员管理:资格认证；入职培训和在职培训/再培训；培训材料；通过绩效审计/通过书面能力测试文件；指定人员担任关键职能；全面描述的职位职责；足够数量的工作人员。

设备、供应品和试剂:制定规范；鉴定（标记设备的 IQ、PQ、OQ *）；维护（设备校准、预防性维护）；供应商资格鉴定；系统管理, 如：水、蒸汽、通风、工程、辐射。

政策和程序:工作指导和工作人员效率；文件控制；变更控制；数据处理(尽可能涵盖所有相关功能)。

第三方协议（书面合同或其他安排):必须明确界定各方的责任和期望；定期对第三方进行质量审核；每个合同中都应包含"质量协议"。

表 12.6　第三方协议示例（书面合同或其他安排）

一、供应商
　　受控的选择流程（供应商资格审查表）；设定供应规格
二、服务
　　供者转诊
　　供者筛选
　　同意/授权
　　组织采集
　　组织处理
　　"检验"（实验室）—供者：传染病；组织培养物，质量检验
　　仪器灭菌/组织辐照服务
　　设备安装、校准和维护：IQ，OQ，PQ *（冰箱、警报器、消毒器等）
　　高危生物废物处置
　　设施清洗
　　运输（组织或人员）
　　发放：组织采集和植入；召回；中介机构

*IQ，OQ，PQ = 安装确认（installation qualification）、运行确认（operational qualification）和性能确认（performance qualification）。,

质量控制（Quality Control，QC）—由质量保证 (QA) 程序所要求的专门检测，用于监测组织移植物获取、处理、保存、质量和检测准确性。这些可能包括但不限于：确保组织库设备和操作程序准确性和可靠性的性能评估、检查和控制，以及对供应品、试

剂、设备和设施的监测。

2008 年，美国组织库协会以 A2.000 术语定义为基础，制定并发布了第 12 版《组织库标准》。

表 12.7　需要进行质量控制的组织库功能或行为（，所有职能都需要的书面程序）

供者转诊
同意 / 授权
供者筛选 / 评价（包括实物评估）
供者检测—血样检测（血浆稀释度检查）、必要检测、已批准的试剂盒以及实验室的检测结果是否可以共享？
组织采集（获取）/ 包装 / 标签 / 运输
组织接收和验收 / 储存 / 检疫
组织处理 / 保存 / 包装 / 标记 / 贮存（监测）
组织检测：培养结果；质量结果，例如：残留水平（水分、钙、标记物浓度水平等）
设施控制—环境控制或监测等
设备维修，包括 IQ，PQ 和 OQ
质量保证审查—供者和移植物记录审查
检验合格组织的发放
对不合格组织进行适当处理
组织的发放和运输
移植物使用回馈信息 / 最后处置信息
从开始到最终处置的供者和组织信息跟踪信息（唯一 ID/ 编码）

表 12.8　组织库质量控制程序示例

标准化操作程序（Standard Operating Procedures，SOPs）
包含步骤、材料和方法的说明
使用标准化格式
标题、ID/ 编号、签名 / 审查、目标、定义等
包括合适的安全预防措施
说明与其他政策、程序或工作说明之间的关系
适用于功能 / 步骤执行人员
必要时必须进行验证（例如：与组织处理有关）
见"验证主计划"
可能需要材料进行"完全验证"，根据已制定的步骤和方法去执行（记录是否按程序去执行）
为上述内容确定容忍限度
微生物监测程序
环境控制和（或）监测
指定时间间隔
清洁
空气质量：在处理过程中和静止状态下，计算活性颗粒物

微生物培养
验证每种类型细胞 / 组织的培养技术
监测正在进行的微生物培养
充分保证：敏感性度和特异度
采集率研究：杀菌和抑制真菌试验
验证处理方法以确保 SAL（无菌保证水平）
为上述内容确定容忍限度

记录
要求：
操作的同时要进行记录
完整性、准确性、易读、不易受损、储存安全 / 受到保护、可用性 / 可检索性
保留时间（10 年、30 年）
确保组织所有步骤中的可追溯性（从组织采集到最终处置）
供者和受者信息的保密
类型：
供者：转诊、同意、筛查、"试验"以及捐献后家庭相关事务处理
组织：类型、数量、采集、处理、保存、包装、贴标签、培养结果、"试验"、释放、储存 / 监控、分配、召回和最终处置
人员：资质、工作人员培训和能力评估
工作场所：清洁和维护
设备：清洁和维护（校准）
投诉、严重不良事件（SAEs）、严重不良反应（SARs）
政策、程序、工作指南
活动日志 / 数据库，跟踪趋势 / 性能指标
电子记录！
安全管理、用户责任和问责、变更控制、确认与核实

文档控制
需要统一的文件格式和识别系统
确保一致性，避免混乱
初次使用之前，需要对文件进行许可。
定期、有计划的适当的核查制度
修订必须容易识别（更改 / 历史记录文件）
维护主要档案
程序和格式
标签
所选类型—储存、分配和使用期间，标签要与同种异体移植物保持适当黏附性 / 附着性
匿名
移植物的可用性（又称为设计控制文件）
控制系统确保使用的版本格式是当前的
工作人员培训完成后开始执行
文件"规则"（例如，更正规则、可读性、不易损坏）
签名日志（工作人员用姓名首字母签署文件）

续表

质量审查
审查时间表/计划（频率：定期、一年一次、两年一次、根据过程或人员变更进行调整）
内部审查
所有操作；由认真或负责工作的合格人员执行
外部审查
供应商/承包商（例如：履行职能的代表机构）
第三方：强制的还是可选择性的，"公众信任"问题
对投诉、违背、偏离、召回的调查
SAEs（严重不良事件；又称错误、事故）— 分为可控事件和不可控事件
调查、根本原因分析、确定解决方案、进行影响评估、实施纠正和预防措施（CA/PA）；监控/验证有效性；管理审查
SARs（严重不良反应）— 分为可控反应和不可控反应
承认（警惕）、报告（监督）、调查、解决、纠正措施、向主管当局报告
CAPA（纠正和预防措施）

注：质量计划人员应该有高标准要求。系统检查是整个质量计划的关键部分。验证所有关键步骤是否按预期完成并进行适当记录是一项艰巨的任务，并且是取得一致的、成功的结果所必需的。在审计过程或其他过程中，都应以好奇但专业的方式对移植双方进行询问

表 12.9　衡量保证和期望

必要因素：
资格 = 对设备、试剂、材料、设施或人员进行评估（规范和检查）
确认 = 对处理、测试或索赔等过程进行评估（必须显示数据）
验证 = 遵循过程证据；过程有效性证据（文件和质量控制）

评估处理过程。什么需要控制（鉴定、确认或验证）？这将用于质量手册中提出的"总体计划"。处理过程可能涉及以下步骤（见表 12.10）。

表 12.10　组织或细胞处理的关键点

获取细胞/组织
具体要求（使用核对表）
包装完整性（运输包装和直接包装）
运输条件（温度）
时间限制
标签（识别码）
其他要求（文件、血样、运输培养基等）
记录
是否符合要求？（接受或拒绝）
记录日期、时间和工作人员（根据政策和程序）

存储
具体要求（温度控制）

场所要求
环境控制
建立规范 / 要求，警戒级别，限制
确定需要控制的关键区域（存储、处理 / 包装和不同存储区）
建立环境分类 / 等级要求（例如，A、B、C、D）
制定维护和监控要求［清洁、温度、湿度、空气质量（可接受范围和空气颗粒物）］

用品 / 设备 / 仪器
材料 / 试剂（确定规格要求）
根据用途（如包装、标签、水、介质、抗生素、消耗品等）确定要求（如纯度、等级、浓度）。
设备
储存装置、带锯、消毒装置、分析仪、"水系统"等。
验证安装确认（IQ）、操作确认（PQ）以及性能确认（OQ）
仪器 / 工具
钻头、刷子、剪刀、手术刀、刀片、镊子、卡尺等。
质量（等级）和其他考虑因素（例如，多用途消毒）

处理（过程控制）
化学、物理方法
灭活或去除危险因素或"成分"
辐照、消毒剂、抗生素、表面活性剂等。
脱细胞术、超声波、离心、浸泡、洗涤、细胞分离以及过滤等。
保存方法
冷冻、冻干 / 脱水、冷冻、玻璃化等。
包装方法
密封包装

监测（评估治疗的过程控制和设施控制）
微生物监测
培养方法（B&F 测试等）；环境监测；设备、工具 / 仪器和工作表面的清洁 / 消毒
质量（物理或生理规格）
水分残余水平、钙残余水平、BMP 活性、拉伸强度、细胞活力等。
要求：有效期、无菌保证水平、抗生素治疗、细胞毒性、残余量、效力等

工作人员
资质、培训、能力

第六节　未来考虑事项

　　由于在现实生活中，经常会用到来自国外的组织和细胞同种异体移植物，因此所有组织库都应该遵守统一的组织和细胞库条例。随着越来越多的国家成功建立了组织库，并且发现细胞和组织中移植物的储存超过额定存储量，所以增设组织库。不应该出现因规章制度不规范而造成供体不足，对那些需要进行移植手术患者的健康造成不良影响，否则还会导致意想不到的后果。这是一种错误的"预防原则"。进行无私捐赠的供者不应决定移植物的受者，我们希望移植物能够得到使用，并保证可使用的移植物不会过期。

我们知道成功的质量计划可以确保组织的安全供应，但这不仅适用于组织库。我们的使命是为患者提供安全有效的同种异体移植物，这在一定程度上取决于接受和使用的人，因为他们对准备移植的细胞与组织进行妥善的储存、运输和处理过程中发挥着关键作用。提供或管理组织的工作人员应该应用质量体系［41］。各个组织库必须共同努力，以保证组织处理的安全性。

我们学到的经验教训可以改善组织库的运营，但也应该通过讨论、出版、演示和教育等项目与专业同事分享经验教训。我们鼓励大家这样做。

第七节 结 论

奥尔德斯·哈克斯里（Aldous Huxley, 1894—1963）是一位著名的人文主义学家，他描述了社会中的种种疑惑，引用他的一句话：

人们不能从历史的教训中学到很多东西，这是所有历史教训中最重要的一条。

然而不幸的是，这句话在现在看来仍然无比正确，公众对组织和细胞安全性的期望较高，我们应该维护这种期望。移植行业中，移植相关过程会对人们产生密切而深刻的影响。这就要求通过制定高标准，严格措施，并通过监督，确保利益相关者（包括组织库工作人员）得到满意的结果。一般来说，组织库必须提供捐赠机会（作为公共权利），应该成功进行捐赠（良好的道德行为），并且保证供给临床使用的安全性（不会造成伤害）。将质量这个简单的概念成功地贯穿于整个捐赠移植过程，有助于组织库保持公信力。建立和遵循良好的质量体系，并在应用过程中，根据经验教训，不断调整完善，最终满足内部和外部所有参与者的期望。在过去的半个世纪里，组织库发生了巨大的变化，同时在管理方面积累了一定的经验，但必须继续改进完善，通过在日常工作和生活中培养"质量"观念来使组织库达到最佳状态。高质量要求必须成为习惯。

致谢

谨向 Deirdre Fehily 女士致以敬意和衷心的感谢。组织库工作人员感谢 Deirdre 在整个欧洲细胞和组织库工作中，为开发和推广了质量概念所做的大量努力。Deirdre 的工作使很多不知名的移植物受者受到了益处，同时使组织库和移植过程更加安全，我们对此，表示感谢，感谢她在组织库质量体系中所做的贡献。

参考文献

［1］Juran JM. The quality trilogy: a universal approach to managing for quality [J]. Qual Prog. 19（8）: 19-24, 1986.

［2］Deming WE. The new economics for industry, government, education. Center for Advanced Engineering Study [M]. 2nd ed. Massachusetts: Massachusetts Institute of Technology, 2000.

［3］Deming WE. Out of the crisis [M]. Massachusetts: Massachusetts Institute of Technology Press, 1986.

［4］Cortada JW, Woods JA. The six values of a quality culture. The Quality Yearbook [M]. McGraw-Hill, 1998.

［5］Mowe J. Standards for tissue banking [R]. Arlington: American Association of Tissue, 1984

［6］Blood Action Plan [R]. Rockville, Food and Drug Administration, 2001.

［7］Tissue Action Plan [R]. Rockville, Food and Drug Administration, 2005.

［8］The ISO 9000 family [EB/OL]. Global management standards. http: //www.iso.org/ Accessed 30 May 2009.

［9］Directive 2004/23/EC of the European Parliament and of the Council of 31 March 2004 on setting standards of quality and safety for the donation, procurement, testing, processing, preservation, storage and distribution of human tissues and cells [EB/OL]. http: //eurlex. europa.eu/ LexUriServ/LexUriServ.do ? uri=OJ: L: 2004: 102: 0048: 0058: EN: PDF. Accessed 30 May 2009.

［10］U.S. Department of Health and Human Services, Food and Drug Administration, 21 CFR Parts 207, 807, and 1271; Human Cells, Tissues, and Cellular and Tissue-Based Products; Establishment Registration and Listing; Final rule. Federal Register: 2001 [EB/OL]. http: //frwebgate.access.gpo.gov/cgibin/getdoc.cgi ? dbname=2001_ register&docid=fr19ja01—4.pdf. Accessed 30 May 2009.

［11］Therapeutic Goods Administration, Australian Code of Good Manufacturing Practice — Human Blood and Tissues [EB/OL], 2000. http: //www.tga.gov.au/manuf/gmpbltic.pdf. Accessed 30 May 2009.

［12］http: //www.tga.gov.au/regreform/index.htm. Accessed 30 May 2009.

［13］UK Dept of Health, Code of Practice for Tissue Banks [EB/OL]. 2001. http: //www. dh.gov.uk/en/PublicationsandstatisticsPublications/PublicationsPolicyAndGuidance/ DH_4006116. Accessed 30 May 2009.

［14］Commission Directive 2003/94/EC of 8 October 2003 laying down the principles and guidelines of good manufacturing practice in respect of medicinal products for human use and investigational medicinal products for human use [EB/OL]. http: //ec.europa.eu/

enterprise/ pharmaceuticals/eudralex/vol1_en.htm. Accessed 31 May 2009.

[15] Directive 2001/83/EC of the European Parliament and of the Council of 6 November 2001 on the Community code relating to medicinal products for human use （Consolidated version: 30/12/2008）[EB/OL]. http：//ec.europa.eu/ enterprise/ pharmaceuticals/ eudralex/ vol1_en.htm. Accessed 31 May 2009.

[16] http：//ec.europa.eu/enterprise/pharmaceuticals/eudralex/vol4_en.htm. [EB/OL]. Accessed 30 May 2009.

[17] http：//www.coe.int/t/dg3/health/Source/GuideSecurity2_en.pdf. [EB/OL]. Accessed 30 May 2009.

[18] http：//www.who.int/transplantation/AM—SafetyEssential%20HCTT.pdf. [EB/OL]. Accessed 30 May 2009.

[19] http：//www.who.int/transplantation/AM—HCTTServices.pdf. [EB/OL]. Accessed 30 May 2009.

[20] U.S. Department of Health and Human Services， Food and Drug Administration， 21 CFR Parts 16， 1270， and 1271； Current Good Tissue Practice for Human Cell， Tissue， and Cellular and Tissue—Based Product Establishments； Inspection and Enforcement； Final Rule —11/24/2004 (CFR Volume 69, Number 226); http：// frwebgate.access. gpo.gov/ cgibin/ getdoc.cgi?dbname = 2004_register & docid=fr24no04 —9.pdf. [R] Accessed 30 May 2009.

[21] U.S. Department of Health and Human Services, Food and Drug Administration, Draft Guidance for Industry: Current Good Tissue Practice （CGTP） and Additional Requirements for Manufacturers of Human Cells, Tissues, and Cellular and Tissue — Based Products （HCT/Ps）[EB/OL], January 2009. http：//www.fda.gov/ BiologicsBloodVaccines/GuidanceComplianceRegulatoryInformation/ Guidances/Tissue/ ucm062693.htm. Accessed 30 May 2009.

[22] U.S. Department of Health and Human Services, Food and Drug Administration, Guidance for Industry: Validation of Procedures for Processing of Human Tissues Intended for Transplantation, Final Guidance[EB/OL], March 2002, http://www.fda.gov/ BiologicsBloodVaccines/GuidanceComplianceRegulatoryInformation/Guidances/Tissue/ ucm073429.htm. Accessed 30 May 2009.

[23] Update：allograft—associated bacterial infections — United States （2002） MMWR[EB/OL]. 51（10）.http：//www.cdc.gov/mmwr/preview/mmwrhtml/mm5110a2. htm. Accessed 30 May 2009.

[24] Invasive Streptococcus pyogenes After Allograft Implantation [R]. Colorado: Centers for Disease Control and Prevention （CDC）, 2003.

[25] Kainer MA et al. Clostridium infections associated with musculoskeletal—tissue allografts [J]. N Engl J Med. 2004, 350: 2564–2571.

[26] Commission Directive 2006/86/EC of 24 October 2006 implementing Directive 2004/23/ EC of the European Parliament and of the Council as regards traceability requirements, notification of serious adverse reactions and events and certain technical requirements for

the coding, processing, preservation, storage and distribution of human tissues and cells [EB/OL].http://eurlex.europa.eu/ LexUriServ/ LexUriServ.do ？ uri=OJ：L：2006：294：0032：0050：EN：PDF Accessed 30 May 2009.

［27］Commission Directive 2006/17/EC of 8 February 2006 implementing Directive 2004/23/EC of the European Parliament and of the Council as regards certain technical requirements for the donation， procurement and testing of human tissues and cells [EB/OL]. http：//eurlex.europa.eu/ LexUriServ/site/en/oj/2006/l_038/ l_03820060209en00400052 .pdf. Accessed 30 May 2009.

［28］Regulation （EC） No 1394/2007 Of The European Parliament And Of The Council of 13 November 2007 on advanced therapy medicinal products and amending Directive 2001/83/EC and Regulation (EC) No 726/2004 [EB/OL]. http：//ec.europa.eu/ enterprise/ pharmaceuticals/eudralex/vol1_en.htm Accessed 31 May 2009.

［29］IAEA International Standards for Tissue Banks [EB/OL], 2005. http：//www.int— tissuebank.com/ bulletin/list.asp？ bid=Documents&code=doc. Accessed 1 Jun 2009.

［30］IAEA Radiation Sterilization of Tissue Allografts： Requirements for Validation and Routine Control − A Code of Practice [EB/OL], 2007. http：//www.int—tissuebank.com/ bulletin/list.asp？ bid = Documents&code=doc. Accessed 1 Jun 2009.

［21］Safety of Human Cells, Tissues and Organs for Transplantation Regulations [N]. Canada Gazette, 2007−6−27 (13).

［32］Guidance Document for Cell, Tissue and Organ Establishments, Safety of Human Cells, Tissues and Organs for Transplantation [R]. Health Products and Food Branch, Health Canada 2009.

［33］CAN/CSA Z900.1−03 （2003） Cells, Tissues, and Organs for Transplantation and Assisted Reproduction: General Requirements [R], Jan 2003.

［34］CAN/CSA Z900.2.2−03 tissues for transplantation [R]. Update No. 3, 2007.

［35］M. Manyalich, A. Navarro, J. Koller, et al. European Quality System for Tissue Banking [J]. Transplantation Proceedings. 2009, 41(6): 2035−2043.

［36］Guide of Recommendations for Tissue Banking [R]. European Quality System for Tissue Banking （EQSTB），2007.

［37］Guide for Auditing Tissue Establishments [R].European Quality System for Tissue Banking (EQSTB), 2007.

［38］http：//www.eustite.org/

［39］http：//www.eustite.org/files/InspectionGuidelines_Final%20Edit_July08.pdf. Accessed 30 May 2009.

［40］http：//www.eustite.org/files/ToolsDeliverable10210508.pdf. Accessed 30 May 2009.

［41］Eisenbrey B, Eastlund T, Gottschall J. Hospital tissue management − a practitioner's handbook [M]. Bethesda: jointly published by AABB, EBAA, and AATB; AABB Press, 2008.

译者：刘　艳　校译：郑　虹

第十三章 IT 系统

IT 系统包括支持 IT 服务所需的硬件、软件和文件编制组件，并能够提供技术解决方案。然而，IT 系统只是整体系统的一部分。操作流程和过程需要与 IT 系统进行交互，让 IT 系统根据需求运行，以便 IT 系统进行更好的工作。

为了确保获得一个合适的技术解决方案，必须明确界定系统中所需要素的运行要求。

IT 系统的模块考虑不周可能会导致系统的可用性、安全性、质量、可维护性和成本方面等出现重大问题。在这些细节方面的忽略会导致很多技术问题，而不是解决方案方面的问题。换句话说，细节方面的忽略不会解决操作问题，可能会改变问题的实质，使问题变得更糟。

第一节 运行要求是什么？

考虑一下运行环境。需要解决的问题是什么？需要达到什么样的结果？IT 系统旨在提供或支持哪些流程（例如：捐赠者管理、过程控制、库存控制、患者管理和数据分析）？

为了保证能够对运行的要求进行充分理解并符合实际情况，需要人员要对业务流程非常了解。再者选择合适的人员至关重要，因为不合适人员往往提出的只是假设，而不是事实。最终，让人们从正确的层面上认识系统是很重要的，错误的认识往往会对系统有影响。

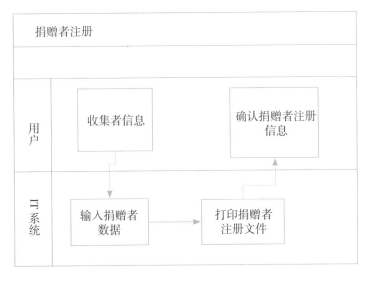

图 13.1 整体流程示意图

目前有很多高端的设备工具和技术用于确定、规划和分析操作业务流程，关于这方面的书籍也有很多，这些书籍会用最简单方式告诉你如何逐步操作，需要注意什么人负责什么内容，具体到用什么工具操作以及何时、何地、为什么和如何证明，这样才能够获得具有启发性的经验。图 13.1 显示了捐赠者登记程序。为了能够使每个流程达到使众人理解的水平，还需要添加具体详细信息。

这个练习非常有用，经常会发现已有流程中的缺陷。有些问题的解决可能在于对运行过程的相对简单的修改。请牢记，如果操作流程在理论上运行不好，那么实际操作中也运行不好。IT 系统并不会纠正有问题的操作流程。

从操作业务流程规划中可以得到的另一好处是建立标准操作程序（standard operating procedures，SOP）。在规划流程中，应强调 IT 系统用户界面，开发出系统操作时用户使用的程序。

第二节　使用 IT 系统的原因

在确定是否有必要建立 IT 系统之前，需要考虑以下问题：

（1）是否能够连续重复操作，例如：测试结果输入？

（2）过程是否需要复杂的方案，例如：病毒学重复测试管理？

（3）是否有必要保存和检索大量数据，例如：捐赠者和患者的详细资料？

（4）流程的全部或部分是否容易导致人为错误的出现，例如：产品代码输入？

（5）流程是否分散在部门或站点之间，例如：收集、测试和储存？

如果对这些问题中的一个或多个回答是肯定的，那么，定义并且开发合适的 IT 系统是运行解决方案的一部分。

第三节　IT 系统带来的好处

IT 系统能够带来重要的业务效益。应考虑运行环境和希望得到的益处。哪些是优先考虑事项？了解优先考虑事项有助于识别适合的 IT 系统中有哪些是重要事项。组织库运行中 IT 系统带来的潜在好处可能包括以下部分：

（1）纸质记录很容易丢失或损坏，IT 系统会取代堆积如山的纸质记录，例如：捐赠者和患者信息记录。

（2）在需要时，能够快速方便地获取结构化的捐赠者和患者信息。

（3）流程的标准化和效率化，例如：多个位置使用相同的流程。

（4）减少抄录或翻译错误，例如：条形码系统使用和测试结果的电子信息传输会减少这类错误发生。

（5）安全性提高，对敏感性数据进行访问控制，例如：设置与系统登录有关的访问级别

（6）可追踪性，例如：捐赠者 – 捐赠者提供的组织 – 接受捐赠的患者。

（7）能够对大量数据进行收集、索引、搜索和分析，例如：运营和管理报告。

（8）执行复杂协议和方案，例如：病毒学重复检测管理。

事实上，现代组织机构运行需要具备上述大部分因素（如果不是全部的话）。这些因素对于保障移植物安全和遵守现代法律规范至关重要。例如：捐赠者和患者之间要具有可追踪性〔欧盟指令 2004/23/EC〕。人工处理的实验结果很容易发生错误，尤其是处理大量数字和复杂数据时。目前，随着核酸检测方法的成熟应用，抗原/抗体联合检测也同样被广泛使用。因此，需要复杂方案来处理具有重复反应结果的组织和捐赠者数据。在这种情况下，错误范围比较大，因此，有必要使用某种形式的自动数据传输和处理系统。

第四节　建立运行要求文件

一旦了解使用 IT 系统解决方案的原因，就可以开始对具体工作细节进行定义，用户操作所需文档/规范的具体细节应该发给供应商。应根据功能和非功能性需求制定要求。每项要求都应考虑是强制性还是非强制性。对强制性要求要进行认真仔细地考虑，因为该要求的具体规定可能会将有良好解决方案的供应商排除在外。描述"问题"并让他人提出解决方案往往更好，但这种方法的弊端是最终方案的选择难度更大，因为提出的解决方法可能会有很大差异。

一、功能性需求

功能性需求是指系统必须做某事的陈述。组织库管理中一个典型例子就是"……必须能够登记捐赠者的详细信息"。该要求可以进一步扩展，详细说明捐赠者的详细信息是什么，例如：姓名、年龄和性别等，甚至还要指定特定的数据格式，例如：性别有效值＝M 或 F。另外，还需要考虑其他系统数据的相关性，数据定义和格式应该保持一致，例如：日期格式。

二、非功能性需求

非功能性需求是指系统应如何运行。当出现新函数，且人们对新函数感兴趣时，这类非功能性需求往往会被遗忘。然而，如果组织库中的系统要具有可用性，非功能性需求对于需求说明至关重要。列举一个非功能性需求的例子例如"在提出要求后 2 秒钟内标签必须打印出来"。如果打印机打印标签耗时 5 分钟，那么打印的标签就会作废。典型的非功能要求与可访问性、可扩展性、有效性和性能等领域有关，还必须考虑到运行和今后发展的问题，如果没有其他实质性数据，7 年内，数据合理增长速度为 4%～8%。

第五节　技术解决方案

针对运行要求文件而言，IT 系统是不同技术的组合，例如：数据库管理系统、数据输入法和数据传输协议。在这些技术组中，可能存在许多选项。在组织库环境中，所有或部分选项可能会具有优势。每个选项都应该考虑质量和安全性、系统和数据完整性以及与其他系统和操作互联等方面的要求。

第六节　条形码

条形码是一种具有可读性格式的数据，用条形码扫描仪就可以读取数据并进行解码，然后将获得的信息发送到 IT 系统，进行处理和记录。条形码能够使用检验和分层数据结构，为数据传输提供了一种安全途径。条形码通过减少人为输入相同数据的数量，可以降低数据转录错误的发生风险。条形码还会减少系统输入无效数据的风险。

目前，主要的条形码有两种类型：线性条形码和二维码，每种条形码都有很多条形码符号，且每种条形码都有各自的优缺点。需要指出的是，条形码符号仅仅是传递数据结构的工具，条形码具有构建重要的系统数据的能力。

一、线性条形码

激光扫描仪通过发出的光束来读取线性条形码符号，例如美国血液委员会（American Blood Commission，ABC）[1] 和国际输血学会（International Society for Blood Transfusion）使用的条形码 ISBT128 [2]（ICCBBA 许可 [3]）。ABC 条形码应用范围窄，识别时不完全但具有唯一性。ISBT128 条码更受欢迎，因为它在识别各种类型的数据时具有唯一性。

二、二维码

二维码（例如：DataMatrix 2D [4]）能够安全有效的传送大量结构化数据。最常见的二维码是矩阵码，矩阵码的方格内具有很多方格或点，且矩阵码的大小小于传统的线性条形码。

第七节　射频识别

射频识别（RadioF requency Identification，RFID）是一种广泛用于快递和零售行业中跟踪移动包裹的技术。这种技术应用于医疗保健行业的某些领域，但是由于这种技术可能会对其他医疗设备（例如：起搏器 [5]）产生干扰作用，使用时，必须做出选择。尽管 RFID 在组织库跟踪物品方面具有潜在优势和吸引力，但是，RFID 在组织库中的应用还处于起始阶段，还需要进行更多的测试来了解低温或液氮储存中存在的各种问题。

第八节　电子数据交换

电子数据交换（Electronic Data Interchange，EDI）是用于构建信息的一套标准，实现在无人干预的情况下系统和业务之间电子信息的交换。EDI 标准独立于软件或通信技术，使用发件人 / 接受人协定的方法（例如：调制解调器和电子邮件）来传送信息。对于组织库来讲，EDI 通常用于实验室的检测设备与组织管理系统之间数据传输。

第九节　数据库管理技术

目前有多种数据库管理系统，例如：Oracle［6］和 Microsoft SQL［7］。数据库管理系统用于管理内部的大量相关数据，对这些数据进行接收、存储和检索。正确使用这项技术，不仅有助于在实际操作过程中确保数据的完整性，还有助于进行有效地检索数据，确保系统性能具有可操作性。有些IT应用程序只能在某些特定技术的数据库上运行，而有些能够在各种数据库上运行。不同的技术、实施方案和技术支持，所涉及成本具有很大的差异。

第十节　选择 IT 系统

在理想的环境下，系统的选择不会有任何限制，根据要求完成情况进行选择即可。不幸的是，很少单位能够用得起这种昂贵的服务系统。在选择IT系统时，要考虑时间、精力和成本，因此，在向潜在供应商发放ORD之前，应该充分了解选择方法。目前，尚无选择IT系统的绝对方法，但是，单位通常采用设置选择标准，每个标准根据相对重要性进行权重赋值。得分最高的备选IT系统是最符合企业需求的系统，因此，在此阶段，该系统就是首选解决方案。无论供应商对要求理解有多透彻，无论你对该解决方案和相关实施理解得有多好，但该系统并不是完美无缺的，入选标准中还可能有其他信息因素未考虑在内，这些因素包括哪些？我认为这一选择过程是做决定的依据，但该过程并不妨碍考虑其他相关因素。对于一系列复杂要求来讲，一旦供应商对某些要求理解透彻之后，会对初始方案进行相应调整，然后使用评分方法对系统进行反复评价。

对系统进行评估的过程中，要不断查看强制性要求。有些功能函数看起来非常好，尤其是使用彩色图形来展示有关普通数据的不同观点时，这样重点很容易偏离。假设"你只要简单地按一个按钮就可以得到这个结果。"目前还没有发现通过简单的东西就可以获得最有用的结果，除非投入大量的想法和精力来定义要求，开发功能函数并收集数据。另外，还需要考虑到未来可能需要增加新的功能函数，否则5年后可能会被淘汰。

第十一节　IT 系统的成本

在计算IT系统的"真正"成本时，应涵盖系统实施的所有要素，当一些重要成本被忽视，可能会给预算带来压力，导致研发不可持续。长期发展，可能会降低投资预期的回报。成本包括在5～7年内持续支持和维护系统的费用，根据要求功能（例如：注册登记捐赠者的能力）定义系统的IT应用部分是比较容易的。

定义硬件和操作平台要求是不同的，有些IT应用只能在某些特定平台上运行，将买家与平台紧密的绑在一起，这与现有 IT 服务有很大区别。专业 IT 辅助，非功能性需求以及任何现有 IT 基础架构等方面对于成本估计都是非常重要。

如果 IT 应用程序需要在专用新硬件上运行，那么初始成本可能会很高，加上专业支持和维护费用，导致成本会迅速增加，而不再具有吸引力。

必须充分考虑 IT 应用的持续支持和维护成本。运行要求会发生变化，例如：有新组织样本需要管理、需要开设新端口和法律政策变化，所有这些变化会要求 IT 系统作出调整，软件和硬件也要发生相应调整。了解成本是如何来的以及来自哪里对于确定 IT 系统的"真正"成本至关重要。采购方会对起始供应价格进行比较，但会使 IT 应用与供应商紧密结合在一起，这样，相对较小的变动也需要找供应商，一旦 IT 应用程序开始运行，成本也会大幅度上涨。

因此，在选择系统时，需要考虑需要用户自己可以控制多大程度的修改权限（例如：参数驱动的测试定义）以及哪些更改必须依赖于供应商。然而，用户能够控制的修改权限越大，对高技术员工的依赖程度越大，需要这类员工来有效管理该系统。

运行增长是另外一个容易忽略的方面。理想情况下，IT 系统的大小应与运行程度相适应，且能够适应预期增长，而没有成本增加。运行增长会导致成本显著增加，这会极大地影响 IT 系统在长期运行中的成本。

对这一方面不透彻了解会导致系统运行成本较高，在短时间无法满足运行要求。如果无法支持系统或是系统运行不良，该 IT 系统应该淘汰掉，除非有足够的资金来支撑系统更新费用。

这一领域没有对错，需根据具体情况来最终确定如何做。真正好的方法就是在决策过程中，确保所有的要素都考虑进去了，且要理解各种要素真正的含义。

第十二节　IT 系统的实施

人们往往会低估 IT 系统实施所投入的精力和时间。很多 IT 系统实施超支的其中一个原因就是最开始的设想无法实现。即使是在一个小型组织库中，投入的精力也会非常大，且投入的精力也不一定和系统大小或复杂性直接相关。

如何在不同环境中成功实施 IT 系统有很多参考性意见。然而，我们认为 Michael Hawksworth 提出了 6 个基本步骤适合于任何环境，并且非常适合组织库应用。

一、什么是成功

成功的 IT 系统是什么样的？ IT 系统实施后，会产生什么样的成果？还需要依赖的其他因素有哪些？需要牢记运行要求。如果 80% 的组织可以通过该系统进行标注，这算是成功吗？如果另一家机构的组织样本必须进行重新标注才可以进入你的库存，这算是成功吗？在 IT 系统实施之前，要考虑影响成功的 IT 因素和非 IT 因素，以及能够确保成功需要采取的措施，例如：血液和组织已经采用的国际编码方法（如 ISBT128）。从一开始就建立这些标准，能够确定实施范围和依赖程度，有助于 IT 系统实施的成功。

二、确定优先事项

一般很少会有一个目标或是仅需解决一个问题。一般需要一个方案来解决一些问题，例如：印刷标签、注册登记捐赠者和电子接受测试结果。虽然不同的人可能会看到不同的优先事项，最好的做法是就优先事项进行讨论，达成共识。在 2 秒内打印出标签是否比正确地将捐赠者信息和组织样本联系起来更重要？

设置优先等级可以让我们更专注于重要事项，而不会把时间和金钱浪费在运行速度减少一秒等不重要事项，同时确保所有患者的身份信息都包含在内。

这种办法也可以为阶段实施提供机会。如果最重要的功能能够相对较快地完成，那么就有机会更快地获得系统带来的益处。不太重要的功能可以在以后阶段增加。有些工作人员在维持操作过程运行的同时，还要应对新系统，这种方法可通过利用成本效益分析减轻这类人员的压力。

三、避免修改

在系统实施过程中，可能需要对系统进行不同级别的修改。有些低级别的修改（例如：参数配置）是不可避免的，但对需要进行设计或源代码修改的重要系统变化应尽量避免。如果选择的应用程序合适，则不需要进行重新设计。如果系统无法在几个步骤内将捐赠者信息和组织样本联系起来，这个系统是否适合？如果屏幕背景颜色为灰色的，而你想要蓝色，这个的重要性又有多大？

基础设计级别的修改耗时又昂贵，还会影响系统的稳定性。

系统配置修改的可能性非常大，例如：定义测试代码，然而，一旦系统进入正式测试阶段，这些修改会显著增加时间、精力和资金上的投入。

四、为改变做好准备

有些人愿意接受改变，也有很多人不愿意改变。参与系统运行的最终用户和管理人员从早期就应该接受改变。如果为了适应新系统，需要调整业务流程，那么识别和沟通的越早越好。

尽可能让更多层次的人员参与到要求定义、测试和实施规划中，这样更多层次的人就会参与到这个过程中，对这个过程有所了解。这样的做法是为了让人们了解到将会发生什么。

五、获得行政支持

如果行政主管支持系统实施，那么，在最困难时期获得行政决策和支持就更加容易，另外，也更容易获得成功实施的资源。

第十三节　资金和人力

人们往往会忽视工作人员投入的时间，例如：在实施过程中，部门经理和用户所要花费的时间。那些负责捐赠者知情同意、组织处理和组织分配的管理人员最适合定义这些领域的要求，跟踪测试系统运行情况，因此，在系统的这个研发和实施过程中，都要咨询这些人员的意见。否则实施时间会增加，且方案还不是最佳的。

谁来负责运行？供应商可以提供这方面的服务，但是谁来管理运行方面的事情？如果没有这方面的技术和经验，那么在实施过程中，可能需要耗费大量资金。

第十四节　实际实施

采用结构化的方法来进行项目管理和实施是一个良好方法。在组织库管理中，交付一个项目时，必须采取一种基于防范风险的方法，例如：根据良好自动化生产规范(good automated manufacturing practise，GAMP5 [9])指南进行的受控环境中的项目 II (projects in controlled environments II，PRINCE2 [8])。相关管理人员希望在后期运行测试中，这个级别的控制和结构能够展示出来。

第十五节　系统测试

系统实施的一个重要部分是测试。当计划一次安装启用时，有40% 的安装程序需要进行测试。测试可分为不同类型的测试，通常包括功能测试、负荷和性能测试以及用户验收测试。

功能测试应着眼于系统要求，测试功能时要确保 ORD 要求得到满足。

负荷和性能测试将用户数量和交易数量等运行负荷应用于系统，衡量系统性能，确保系统运行时能够实现其目的。

一旦安装启动，应该让组织库选出的代表进行用户验收测试。该测试往往会选择实际操作对系统进行测试，其测试结果要符合预期效果才算通过。

除了要求系统进行修改，系统修改结束后，还应继续进行测试。从 GxP（是一种自动化图像处理软件）的角度来看，保持好已测试状态很重要。如果可能的话，建议使用自动化测试工具来创建测试计划和测试脚本，因为这样做可以使整个系统生命周期中系统维护和再利用变得很容易。

第十六节　用户培训

早些接触系统是有好处的，一旦系统稳定下来以及对最终系统具有代表性的系统出来后，就要对用户进行正式培训。

至关重要的是，用户必须得到充分培训，并且对系统有信心，能够操作该系统。当用户培训和相互信任方面存在问题时，系统早期运行就会出现问题，因为用户出错将导致系统无法正确使用。最终可能会产生错误的系统视图信息。

第十七节　管理 IT 系统

IT 系统的管理方式会对组织库运营产生重大影响，另外，组织库管理专业知识也会对 IT 系统管理产生影响。如果组织库规模很大，或是组织库属于较大机构的一部分，那么该组织库应具备硬件设施，且能够管理内部系统。为更好适应硬件和通信连接装置、培训熟练员工以及系统可用性方面都需要投入精力和成本，我们要考虑这方面的问题，例如：不管什么原因，系统不能用了，且持续一周，这会带来什么影响？这就要求内部管理需要能够涵盖运行需求的所有方面。

有些供应商会提供"仅主机服务"或"全面管理服务"。不同的供应商提供的服务和支持都不同。"仅主机服务"一般是指供应商将系统应用安装到硬件上，并确保硬件支持该系统运行需求。"全面管理服务"是指供应商对硬件系统提供服务，还会对应用提供服务，且会对服务质量方面提供某种保证。

要根据组织库的资源和能力对这两种服务进行比较。

然而，即使是全面管理服务也需要组织库的工作人员进行一些工作。必须有人管理服务合同，并处理服务级别性能的任何问题。另外，还有某些工作仍然是组织库在做，或是至少需要组织库进行监督，例如：新用户注册、密码管理和添加新测试代码。组织库相关专业人员应需具备 IT 系统开发和保留操作方面的一些知识，这是因为如果供应商或系统发生变化，他们则无法进入某些重要的运行功能模块。

第十八节　结　论

我希望大家能够认识到规划和运行要求在组织库 IT 系统建立中的重要性。我们要特别认真考虑这些要求的评估问题以及如何让系统运行符合这些要求。虽然在这过程中，会涉及费用成本问题，但是我们还要选择最合适的系统，确保系统运行良好，且能够及时更新，还要考虑安全性、GMP 和可追踪性等方面的问题。一个专业的 IT 系统应该符合现代组织库管理的基本要求。

参考文献

［1］American blood commission (CCBBA) now (ICCBBA, see Ref 3) [R].

［2］International Society of Blood Transfusion [R]. www.isbt-web.org.

［3］International Council for Commonality in Blood Banking Automation [R]. www.iccbba.org

［4］Data Matrix Data Matrix was invented by RVSI/Acuity CiMatrix, who were acquired by Seimens AG in October, 2005 and Microscan in September 2008 [R]. www.microscan.com

［5］Van-der Togt R, Van-Lieshout EJ, Hensbroek R, et al. Electromagnetic interference from radio frequency identification inducing potentially hazardous incidents in critical care medical equipment [J]. The Journal of the American Medical Association. 2008，29 (24),: 2884-2890.

［6］Oracle Corporation [R]. www.oracle.com

［7］Microsoft Corporation [R]. www.microsoft.com.

［8］PRINCE2 (PRojects IN Controlled Environments) is a process-based method for effective project management. Version 2 [R]. www.prince2.com

[9] International Society for Pharmaceutical Engineering (ISPE) Good automated manufacturing practice version 5 (GAMP5) [R]. www.ispe.org

译者：段可然　校译：王政禄

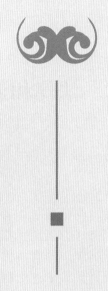

第五篇　法律与道德

第十四章　法律和道德问题

第一节　引　言

几乎所有的医疗服务都涉及患者与医务工作者的互动，因此，医疗道德通常涉及患者的权利和提供医疗服务的医务工作者所承担的义务。然而，输血和人体组织移植还涉及另一个群体——细胞、组织或器官的供者，供者的问题要从人道主义方面，而非专业方面考虑。本章主要讨论供者这个群体的权利以及与这些权利对应的其他社会人员（包括医疗保健专业人员，甚至是从这种治疗中受益的患者）应承担的义务。

在历史上，人权的性质和范围是不断发展变化的，目前在联合国于 1948 年 12 月 10 日发布的《世界人权宣言》（Universal Declaration of Human Rights，UDHR）中有所体现。1976 年［1］，《公民权利和政治权利国际公约》（International Covenant on Civil and Political Rights）［是在《世界人权宣言》上制定的］生效，所有批准该条约的国家仍受其约束［2］。《世界人权宣言》第 12 条是关于保护个人隐私、自主权和尊严的条款。第 25 条是关于个人为获得健康和福祉，获得相关医疗保健的规定。作为现代医疗技术的一个重要组成部分，包括细胞、组织和器官移植以及输血等可用于很多疾病的治疗。UDHR 不仅保证患者在适当情况下有权获得这种治疗形式，同时还应确保供者是在非干预或任何形式的压力之下而自愿提供移植物的。

本章将讲述供者和受者人权问题中的三个基本伦理要求：移植物使用必须符合道德伦理要求；捐赠和实际捐赠可能带来的任何后果都必须获得有效的知情同意；对供者不会造成损害。

第二节　人体组织使用（移植与输血）方面的伦理问题

西方国家基本已经普遍接受了将人体组织移植用于治疗或研究和教学。然而，有些人反对将人体组织用于治疗，这些反对者通常是耶和华信徒。有关组织器官捐赠是否是对身体的不尊重一直在伊斯兰群体内部存在着争论。但伊斯兰学者达成的共识是器官捐赠不仅是允许的，而且实际上是可取的。其他人提出反对意见的可能仅仅处于个人原因，虽然这种情况不常见，但是个人不参与组织移植的权利是必须受到保护的。西方社会普遍不能接受将人类组织用于食物、服装、装饰和娱乐等其他潜在用途。娱乐与教育之间的界限有时很难精确界定：争议性人物德国解剖学家 Gunther von Hagens［3］公开展示人类尸体解剖过程，而他的观众是普通大众，不是医学生，这是否模糊了教育与娱乐之间的界限引起了争论。很多人认为人类尸体解剖过程的展示会让人不舒服，但需要指出的是，新的法律框架确实允许公开展示人类尸体或尸体部位［见 Human Tissue Act 2004, Schedule 1, Part 1, Purpose 5］。

第三节 同意的重要性

同意是输血和人类组织器官移植中的核心伦理问题。同意的重要性来自 UDHR 中——"人类家庭所有成员的均有尊严、平等和不可剥夺权利"的概念。在征得同意之前，不得对人类采取任何措施。根据《简易牛津词典》，"同意（consent）"是指自愿同意或是默许他人提出的提议或愿望。因此，同意是基于对所涉问题的理解而有意采取的自愿行动。纳菲尔德生物医学伦理委员会报告的撰写人认为［4］，人们永远不可能详尽无遗地描述所有情况，且会有无法完全理解的可能性，所以要避免使用"知情同意"和"完全知情同意"这些词汇。这里引用一段话：

伦理道德的重要条件不在于获得完全的同意，而在于这种同意是否是人们的真实意愿表达。这是在缺乏同意情况时需要关注的主要问题。无论在法律还是伦理道德上，只要有推翻同意的依据，就不符合同意的要求。同意具有可撤销性：当出现暴力、胁迫、欺骗、操纵、错误描述、重要事实未告知以及存在利益冲突等任何一种情况时，同意可撤销。

英国上议院拒绝接受北美所谓的知情同意"客观标准"［5］。但考虑到完全理解是无法实现的，因此要求表示同意的人必须充分理解同意所具备的各种条件，在此基础上作出的同意才是有效的。本章将使用"有效同意"一词来描述这种同意。有效同意的实质在于同意之人在最终同意时是未受到胁迫或操纵，并对此作出明确的声明。

第四节 所有权问题

很多情况下，需要征得某人同意是因为这个人是有关组织的所有者或是需要参与到某些操作过程。所有权是同意组织移植的基础吗？ 1999 年 7 月 10 日《卫报》发表题为"我的身体属于我"［6］的文章之后，编辑收到了几封来信，从信中可以看出西方社会对这些问题有着不同的看法。一些人认为自己的身体就是自身的财产，根据他们的意愿以个人财产的方式来处理自己的身体，他们希望能够自己决定其组织的特定用途或选择具有某些特征（宗教；种族）的受者。而另一些人则认为自己死后，身体对自己来说没有任何用处，其应该成为社会财产，从而为大多数人的最大利益服务，这是一种"尸体功利主义国有化"观念。然而，传统的法律立场是，由于身体或身体部位不是财产，因此不能基于所有权对身体或身体部位的处置提出各种要求。令人困惑的是，有一些法律认为，当组织以某种重要方式被加工处理后，它就会成为加工者或者加工机构的财产。这种观点很难有伦理基础，且会导致各种问题产生；未处理的股骨头不会是组织库的财产，但冷冻保存的瓣膜就是组织库的财产。处理后的组织用于组织学检查时，这类组织不是病理科的财产。但事实上，没有必要涉及财产的概念；所有权与合法占有之间是有区别的（我合法拥有图书馆的书，但书是图书馆的财产）。组织库合法拥有捐赠的组织样本，但组织库不属于也不需要成为其所有者。同意的要求是出于对人权方面的考虑，而不是所有权。

一、活体供者

移植物的供者在捐赠移植物时可以是活着的状态，也可以是死亡状态。从活体供体上获得组织的一种情况是供者正在进行对其自身有益的手术，例如：供者正在进行髋关节置换术，此时从髋关节上置换下来的股骨头可用作移植物。还有一种情况就是供者并没有进行治疗，但通常是经深思熟虑后进行自愿捐赠，捐赠对象通常是亲属，例如：向亲属捐赠肾脏或部分肝脏。任何一种方式的活体捐赠行为均需获得供者的同意，且供者有权指定自己组织的使用条件。正如我们所讨论的，组织捐赠同意需要获得三方面的同意：捐赠本身的行为、组织的使用和捐赠后果。人类组织管理局（Human Tissue Authority）会对活体捐献者的所有捐献行为进行独立审查，确保捐赠者充分意识到捐赠行为可能会带来的任何风险，并确保供者在捐赠时没有受到胁迫。

（一）同意捐赠

有效的捐赠同意书要求向供者完整披露捐赠过程，并说明捐赠行为可能会给其带来的任何风险或不良影响。如果捐赠过程没有对供者的健康带来益处（例如捐赠肾脏），完整说明相关信息就尤其重要。

（二）同意使用

有效的使用同意书需要向受者描述与移植过程有关的信息，对于所设想的下列任何一般用途，应提供一个简单的说明：

（1）作为移植物来治疗某些疾病。

（2）伦理道德认可的学术研究。

（3）商业医学机构使用。

可向组织捐赠者提供一份详细的书面说明。在作决定时，不同供者对需要了解的细节类型和详尽程度不同，因此需要帮助供者本身对所收到的细节做出评价。有时我们根本无法确切地知道在组织捐献时，组织最终的用途以及使用时间。这时，应该让供者了解这种情况。如果是用作研究或商业用途，需特别注意的是，在征得供者同意时要提供充分资料以便让其完全了解这些信息。特别是当组织用于未指明的研究时，即便供者完全同意，这也不会被视为有效同意［4］。

（三）同意捐赠的后果

有效同意还要求供者理解并接受捐赠可能带来的任何后果，这包括供者和受者可能会发生感染以及对无法移植的组织物进行的必要处置。可以想象的是，在组织捐献者可以要求不被告知其病毒检测结果，因此在进行组织捐献时可以允许这种行为的出现。然而，这会对供者和移植医生之外的第三人产生影响，除了收集匿名组织用于流行病学研究外，对供者家庭的照顾义务是捐赠的一个条件，这样就会使一些潜在的捐献者失去捐献的机会。

　　机构有向移植物受者披露供者信息的规定，反之亦然。如果供者死亡，这点就会非常重要，下文将详细讨论这方面的内容。

　　在组织移植过程中可能会出现这种情况：在足够的时间内，无法获得供者的有效同意，这就导致了一个问题"先收集组织，之后再征得供者的同意，这种事后同意行为是否有效？"如果是在治疗性的手术过程中，患者的组织切除后可用作移植物，当手术结束后患者同意将切下来的组织进行捐赠，那么此时的事后同意行为是有效的。例如，分娩后的胎盘和脐带血、术后放置到无菌容器的股骨头，在获得患者的有效同意之前是无法进行捐赠的。如果患者不同意捐赠组织，胎盘、脐带血或股骨头就要按照正规方式做出相应处置。但是，如果捐献者有足够的考虑时间，那么事前征得同意是一种规范，无法获得事前同意一般都会有充分的理由，且应该将理由进行记录。

（四）撤回同意

　　在很多情况下，一般都允许供者撤回同意，这为供者提供时间进行充分考虑，这段时间被称为"冷静期"。《人权和生物医学公约》第 5 条规定，对卫生领域的任何干预只能在获得当事人同意的情况下进行，且当事人有权随时撤回同意［7］。这个规定不能直接适用于组织库管理，尤其是考虑到捐赠和使用的时间问题。在捐赠程序开始之前，当事人撤回捐赠同意是合理且符合道德要求的，但捐赠程序开始以后再撤回同意是不合理的。捐赠就是捐赠，供者应该接受已确定捐赠的组织是无法追回的事实。那么问题来了，"捐赠一段时间后，是否可以撤回使用同意？"很明显，当移植已经移植给受者后，或是当受者为接受特定移植物开始接受治疗时，同意就无法撤回了，这是因为同意撤回会损害无辜第三方的自主权。供者也不能以产权（见上文）撤销为理由撤销组织库已获得的组织捐赠许可。一旦进行捐赠，使用同意不可撤回。然而，精确的组织跟踪意味着当供者要求储存的组织不得用于受者时，在不损害他人利益的前提下，组织库明智的做法是同意供者的这个要求，且对于组织库来讲，这样做也不会有很大的难度。

二、已故供者

　　活体供者有效同意的三要素也适用于已故供者，但有一个根本差异就是需要征得死者亲属的同意，从而间接地符合了已故供者的意愿。关键问题在于这些亲属的做法是根据自己的意愿行事，还是作为已故供者的代理人。1961 年和 2004/2006 年的《人类组织法案》都明确表示，以供者的意愿为先，如果有证据表明已故供者愿意捐赠组织器官，亲属一般不会表示反对。但大多数人对其亲属的遗体会有强烈的感情，获得已故供者有效同意会受到亲属态度的很大影响。然而，我们还必须注意，当供者是一个法律上的完全行为能力人时，我们要适当尊重供者自己的意愿。事实上，当供者在填写捐赠卡或是在供者登记册上签名时，可能不会完全了解捐赠有关内容。他可能没有与家属谈论过这些问题，也可能没有考虑到亲属的反应。于是出现了一个这样的问题："这些因素是否影响同意的有效性？"只要将供者需要了解的信息都尽可能多地提供给他，那么他们登记为潜在捐赠者的行为就是有效的。虽然只有约 20% 的潜在供者填写过捐赠卡，但捐赠卡和登记的重要价值在于已故供者向亲属表明了自己的意愿。

　　获得供者同意捐赠的捐赠卡就是向供者的亲属表明捐赠是死者的意愿。尊重死者最后遗愿是人类文明的象征也是合乎道德的，而且确实有些人强烈反对亲属不顾死者的遗愿而行事。然而，当亲属和死者的意愿冲突时，要同时满足两者的意愿是不可能的，因此，要均衡两者的意愿，在有关亲属始终充分了解相关问题后，一般是以在世人的意愿为主。另外，必须指出的是没有亲属的合作，就无法获得可靠的医疗纪录和行为记录。

目前使用的面谈程序非常详细，针对亲属的信息一般不会有隐瞒也不会缺少。另一方面，人们可能会问，是否总是需要这么多的细节来建立有效的同意，在这个过程中亲属们究竟吸收了多少信息，尤其是那些很难用非技术术语解释清楚的关于捐献组织用于科学研究的信息。将组织用于科学研究的需求一直在增加，并且未来还会进一步增长。但是目前，高达50%的亲属拒绝将组织用于研究。在某些情况下，科研伦理委员会可能会规定要提供的信息的范围。更重要的是，要以一种能被容易理解的方式表述这些信息，且要根据不同亲属制定个性化的知情同意书。与活体供者一样，为亲属提供更详细的资料是一种很好的方法。

准确记录知情同意情况对于已故供者特别重要，因为面谈过程是通过电话进行，而不是面对面。录音这种形式不影响同意书的有效性，同意书的有效性仅仅与协调员和被记录人之间的讨论内容有关。如果后来对双方所达成的协议内容存在不确定性，记录的内容对双方都具有价值。协调员培训非常重要，未经训练的医院工作人员即使获得已签名的知情同意书，但也是无效的；这类知情同意书是具有风险的，因为它们可能会被病理科医生或太平间工作人员视为已获得了对这类组织进行采集的权限。

第五节　已故供者捐赠组织的处理

亲属往往会关心的是进行组织捐赠后，归还给他们用来进行埋葬的东西有哪些，这一点应该向亲属解释清楚。还必须向亲属解释清楚的是，所有无法用于移植的组织，无论是来自处理过程中剩余的组织，还是过时未使用的组织和已经用于科研的组织，均会进行处理而不归还亲属。另外，还应该让亲属意识到，组织库可能会通过一些程序多次处置某些组织。目前，这些组织是以医疗废物的形式焚化处理的，可能这种处理方法与一些亲属所希望的处置方法相悖。这方面有时会使用"恭敬处置"这个词，但其确切含义尚不清楚。在处置捐赠组织的所有阶段（包括最终处置阶段）都要给予尊重，这是公认的观点。问题是在某些人看来将"处置"这词与"恭敬"这个词联系起来可能就会意味着应该有庄严的仪式，而对于其他人来讲，这种仪式没有必要而且也不合适。鉴于"恭敬"一词有着不同的含义，因而最好避免使用"恭敬"这一词语。

第六节　供者与受者间的信息传递

输血是匿名的，大多数组织捐献也是匿名的。如果供者去世，通常在捐赠数天后向其亲属发一封感谢信，感谢他们无私地为他人做出的捐赠。然而，对于某些捐献者，尤其是将器官移植给受者的已故供者，通常提倡提供一些有限的受者信息给供者家属，这能够给供者家属一些安慰，有助于缓解亲属的悲痛情绪和向普通人群宣传移植手术的好处。应该在受者获得器官捐赠后通知捐赠者，进行捐赠的重要结果是信息要在捐献者和受者之间的相互传递。但笔者反对这种做法。首先，供者亲属无权获取受者有关信息：供者亲属只是作为供者的代理人，表达供者意愿而没有独立做出决定。事实上，提供这些信息会让受者有负债、义务和内疚的感觉，供者亲属可能还想与受者保持联系。供者的一部分组织还活在受者体内会让供者亲属更难接受供者已经死亡的事实。供者亲属获得受者信息后也会出现很多问题，有时信息可能不是很准确，有些移植不会成功，而且在相对较长的时间内，一个供者的组织可能会用于多个受者。所以采用输血服务匿名理念和为公共利益的捐赠利他主义，可以避免这类问题的发生［8］。但是，如果这项政策发生变化，并且受者的详细信息被传递给供体家庭（或者反过来），那么那些同意并接受移植的人应该知道，他们可能会在晚些时候收到或者被要求提供相关信息给对方。

第七节　法　律

2004 年《人体组织法》和 2006 年《人体组织法（苏格兰）》是英国有关组织库管理的法律 [9，10]。这些法律规定人体组织切除、储存或使用需要满足下列两个条件：一是用于规定目的；二是获得有效同意（或是苏格兰授权）。规定目的包括：确定死亡原因；确定在患者死后对其所使用药物或其他治疗的效力；获取生者或死者相关信息，这些信息可能与他人（包括未来之人）有关；公开展示；解剖检查；与人体疾病或功能有关的研究以及移植。

《威斯敏斯特法案》明确规定了如下人员可以基于同意：

活体供者：他/她的同意。

已故供者：如果供者在死亡之前就做出决定，由他/她给予同意。否则，供者在活着的时候需要在证人面前，指定由某人负责知情同意事项，且供者和指定之人在合理时间内就同意事项进行过交流，指定之人才可以就同意事项做出决定。否则，应该由符合条件的亲属做出同意决定。

不完全行为能力：如果他/她具有完全行为能力，由他/她给予同意。否则，只有按照规定在国务卿允许的情况下才可以这样做。

推定：如果组织来自活体供者，但因无法联系到供者因而缺乏供者信息，或是可以联系到供者，但没有做出决定且没有理由认为供者是拒绝同意的情况时，如组织使用是为了提供符合他人利益的医学信息，则人体组织管理局认为这种情况下可以推定同意。

下文将会讨论"推定同意"这个概念。此外，还会具体讨论可以同意儿童作为供者的方面的问题。另外，该法律来列出了合格亲属顺位，如下所示：

①夫妻或伴侣；

②父母或子女；

③兄弟姐妹；

④祖父母、外祖父母、孙子、孙女、外孙、外孙女；

⑤兄弟姐妹的子女；

⑥继父、继母；

⑦同父异母兄弟、同母异父兄弟、同父异母姐妹、同母异父姐妹

⑧密友。

同一类别中的关系具有相同的顺位。必须获得最高顺位的亲属的同意。如果同一顺位中有两个以上的亲属，那么需要获得每一个亲属的同意，同意才有效。但是，如果有亲属不愿处理就同意事项做决定，或是没有能力做决定或是在有效时间内无法与该亲属取得联系进行沟通，那么可以不考虑该亲属的意见。苏格兰的法律规定更简单，尽管在意图或实践上可能没有什么不同。

《威斯敏斯特法案》还规定了相关的定罪与处罚。未经同意（除非有关人员认为已合理地经获得同意），进行组织规定目的的操作，或进行非规定目的的操作，都是非法行为。禁止将用于移植的人体组织用于商业交易。若违反规定，会处以罚金或 3 年以下监禁，或同时罚金并监禁。现有已经获得的人体组织不需要征得同意。法律还对博物馆有关超过 100 多年的解剖、病理或考古标本以及宗教标本等做了相关规定。最重要的是，改法案还设立了人体组织管理局，以规范化相关人体组织的使用，HTA 在苏格兰以及英国其他地区均有效。然而，血液和任何从血液中提取的物质除外。人体组织管理局发布了实施细则，用于组织机构监督和许可。实施细则的其中一条规定了实际中如何处理同意这一核心问题。该细则特别指出，"给予同意是一个积极行为。"不拒绝并不表示同意（第 17 款）。在推定同意中，这是个有趣的问题。

第八节　推定同意

英国卫生部（Department of Health）最近进行了一项关于"推定同意"的意见调查。在该调查中，争论的焦点是移植器官严重短缺（确实如此），然而有很多潜在的供者却基于各种原因没有在供者同意登记册上签字，使其无法成为真正的供者。提出的一个建议就是用退出登记代替同意登记。根据这一理念，如果供者没有选择拒绝，推定供者同意。这显然与《同意实施细则》第 17 款相矛盾。事实上，"推定同意"一词就是自相矛盾的，因为根据《简易牛津词典》，"同意"是自对他人提议的一种自愿同意或默许。由于同意是一种自愿行为，因此不能推定：给予同意之人必须采取行为表示肯定。事实上，推定同意根本不是同意！但更重要的一点是，同意在医疗程序中的作用已得到详尽的伦理分析，上文提到的纳菲尔德生物伦理学理事会对人体组织有关同意的分析可能是最准确分析 [4]。在此，人们认为，获取同意的本质就是"自愿的人不会受到任何伤害"这个格言所表达的内涵。作者认为，真正的同意仅限于用具体方式描述出来的行为。因此，必须与潜在供者或其亲属进行交流使得他们获得足够多的所需信息，从而给予有效的同意。没有异议的潜在供者并不意味着其会同意成为真正供者。没有进行退出登记的理由有很多，任何一种理由导致的退出登记都会导致推定同意不成立：忽略了这个问题；错误理解这个问题；无法做出决定；不愿配合政府总体规划；懒惰；健忘以及分心。事实上，目前的趋势是增加而不是限制个人做决定的权利；而退出登记将是朝着相反方向迈出的一步。

现实中一个重要问题就是目前没有证据表明采用退出登记制度会增加供者人数；如果公众对这种登记制度的反应是负面的，甚至会使供者人数下降。来自其他国家的证据并不不是令人信服的，这是因为会有其他混淆因素（例如：移植协调员的数量和运作方式）影响数据的可靠性。在实践中，拒绝登记制度实际上是一种选择加入制度，因为供者会出于安全考虑征询亲属的意见，如果亲属表示反对，捐赠不会发生。事实上，其他欧洲国家经验显示，退出登记这种制度本身不会使器官捐赠数量增加。另一方面有证据表明采用广泛和有效的器官检索系统对器官捐赠数量具有重大影响。

这里的结论是，选择退出登记制度不仅会带来伦理道德方面的问题，还会侵犯个人权利。卫生部器官捐赠工作组第一份报告第 4 条和第 9 条建议［11］提出的改进和增加移植协调员制度以及改变医院态度能够大大增加用于移植的组织和器官数量，这与我们具有的常识一致。当然，要在这方面取得良好效果，需要大量的额外开支。令人欣慰的是，工作组现在做出的报告建议保留现行的同意登记制度。政府接受这一建议，但首相暗示如果采用这一建议后，用于移植的器官数量没有增加的话，他可能还会考虑采用拒绝登记制度。

解决移植器官和组织供应的人道解决方法可能依赖于组织工程技术的发展和人工器官和组织的发展。最重要的是，改善生活和人类物质供应需要改善公共教育。

致谢

作者是血液服务处的一名顾问，目前也是组织常务咨询委员会主席。他主持 2003 年 SACTSC 各小组成员之间关于《组织捐赠同意问题》的讨论。参会人员有 Brenda Almond 教授（英国赫尔大学，社会价值研究中心）、Jane Griffiths 女士（北泰晤士河，供者移植协调员）、Elizabeth Melville（爱丁堡，SNBTS，组织协调员）、Jan Purkis 女士（布伦特伍德，NBS，组织协调器）、Fiona Regan 医生（科林达，NBS 和 BBMR，医生顾问）、Francis Rushambuza 医生（利物浦和雷克瑟姆组织库 NBS，医生顾问）和 Chris Womack 医生（彼得堡医院，组织库，病理顾问）。

我感谢这个小组的所有成员。本章在很大程度上借鉴了血液服务的有关报告。然而，全部内容是由我来编写的。我还要感谢 Asad Khan 博士就伊斯兰关于器官捐赠和移植的立场提出的建议。

参考文献

［1］The Universal Declaration of Human Rights, United Nations, 10 Dec, 1948 [R]. Available at http://www.un.org/Overview/rights.html

［2］The International Covenant on Civil and Political Rights, 23 Mar 1976 [R]. Available at http://www.unhchr.ch/html/menu3/b/a_ccpr.htm

［3］Gunther von Hagen. See this link for a 'More4' documentary [R]. http://www.channel4.com/ more4/documentaries/doc-feature.jsp?id=57

［4］S. McLean. Human Tissue. Ethical and Legal issues [J]. BMJ (Clinical research ed.), 1995, 310 (6992): 1423-1424.

［5］ Jones MA. Informed consent and other fairy stories[J]. Med Law Rev, 1999, 7: 103 - 134.

［6］ Letters to the Editor [N]. Guardian, July 10th 1999.

［7］ F William Dommel, Duane Alexander. The Convention on Human Rights and Biomedicine of the Council of Europe [J]. Kennedy Institute of Ethics Journal,] 1997, 7(3): 259 - 276.

［8］ Titmus RM. The gift relationship. From human blood to social policy [M]. London: Allen and Unwin, 1970.

［9］ Human Tissue Act [R]. The Stationery Office, 2004

［10］ Human Tissue (Scotland Act 2006) [R]. The Stationery Office

［11］ Reports of the Organ Donation Taskforce [R]. Available at this link http://www.dh.gov.uk/en/ Healthcare/Secondarycare/Transplantation/Organdonation/index.htm

译者：毕森盛　校译：郑　虹

索 引

W

X

Y

Z

译者：马婷婷　校译：王政禄